五年制高职专用教材

医药卫生大类专业

基础护理技术

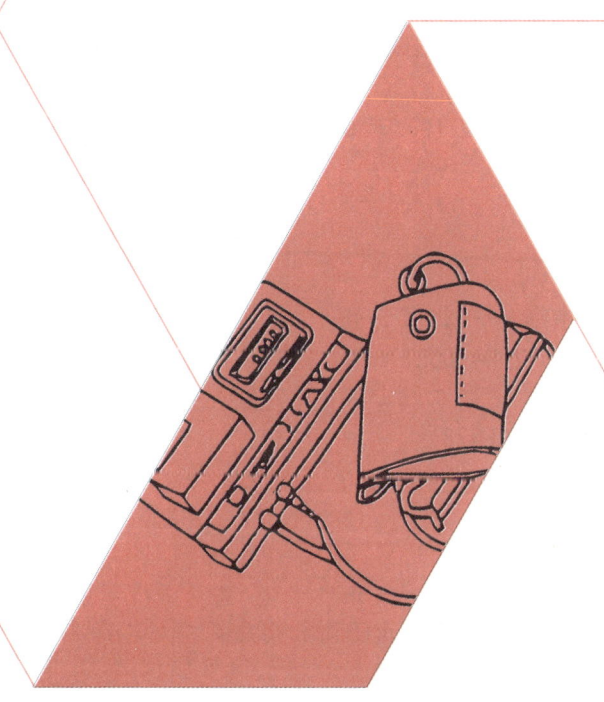

■ 主编 赵月秋 王 琳

中国教育出版传媒集团
高等教育出版社·北京

内容提要

本书是五年制高职专用教材，依据五年制高等职业教育护理专业人才培养方案，以及基础护理课程的主要教学内容和目标要求进行编写。

本书以护理专业所需的职业能力为依据，梳理基础护理的相关知识和技能，融入新技术和新方法，并与护士执业资格考试大纲的要求有机结合，设计了8个模块的内容，包括医院和住院环境、预防和控制医院内感染、患者出入院护理和病案管理、患者基本生活需要与护理、病情观察和标本采集、治疗基本方法、危重患者抢救和护理方法、临终关怀，共28个项目，71个任务。本书配套建设数字化辅教辅学资源，可扫描书内二维码或登录高等教育出版社新形态教材网（https://abooks.hep.com.cn）获取相关资源。详细使用方法见本书最后一页"郑重声明"下方的"学习卡账号使用说明"。

学生通过学习，掌握护理学的基本理论、基本知识和基本技能，学会用护理程序的思想和工作方法指导护理实践，用专业护理技术帮助护理对象满足生理、心理和治疗需求，并能够在现代护理观的指导下，确立以护理对象为中心的整体护理观，培养良好的职业素养，为后续的专科护理及从事临床护理工作奠定良好的基础。

本书可作为职业院校护理、助产专业教学用书，也可供护理专业及相关专业人员、自学者参考。

图书在版编目（CIP）数据

基础护理技术 / 赵月秋，王琳主编. -- 北京：高等教育出版社，2024.12. -- ISBN 978-7-04-062796-1

Ⅰ. R47

中国国家版本馆CIP数据核字第20249LF478号

Jichu Huli Jishu

| 策划编辑 | 崔 博 | 责任编辑 | 尤 丹 | 封面设计 | 张 志 | 版式设计 | 徐艳妮 |
| 责任绘图 | 马天驰 | 责任校对 | 张 然 | 责任印制 | 张益豪 | | |

出版发行　高等教育出版社　　　　　　　　　咨询电话　400-810-0598
社　　址　北京市西城区德外大街4号　　　　网　　址　http://www.hep.edu.cn
邮政编码　100120　　　　　　　　　　　　　　　　　　http://www.hep.com.cn
印　　刷　唐山嘉德印刷有限公司　　　　　　网上订购　http://www.hepmall.com.cn
开　　本　889mm×1194mm　1/16　　　　　　　　　　　http://www.hepmall.com
印　　张　21.75　　　　　　　　　　　　　　　　　　http://www.hepmall.cn
字　　数　450千字　　　　　　　　　　　　　版　　次　2024年12月第1版
插　　页　1　　　　　　　　　　　　　　　　印　　次　2024年12月第1次印刷
购书热线　010-58581118　　　　　　　　　　定　　价　52.00元

本书如有缺页、倒页、脱页等质量问题，请到所购图书销售部门联系调换
版权所有　侵权必究
物 料 号　62796-00

出版说明

五年制高等职业教育(简称五年制高职)是指以初中毕业生为招生对象,融中高职于一体,实施五年贯通培养的专科层次职业教育,是现代职业教育体系的重要组成部分。

江苏是最早探索五年制高职的省份之一,江苏联合职业技术学院作为江苏五年制高职教育的办学主体,经过20年的探索与实践,在培养大批高素质技术技能人才的同时,在五年制高职教学标准体系建设及教材开发等方面积累了丰富的经验。"十三五"期间,江苏联合职业技术学院组织开发了600多种五年制高职专用教材,覆盖16个专业大类,其中178种被认定为"十三五"职业教育国家规划教材。学院教材工作得到国家教材委员会办公室认可并以"江苏联合职业技术学院探索创新五年制高等职业教育教材建设"为题编发了《教材建设信息通报》(2021年第13期)。

"十四五"期间,江苏联合职业技术学院依据"十四五"教材建设规划进一步提升教材建设与管理的专业化、规范化和科学化水平。一方面与全国五年制高职发展联盟成员单位共建共享教学资源,另一方面与高等教育出版社、凤凰职业教育图书有限公司等多家出版社联合共建五年制高职教材研发基地,共同开发五年制高职专用教材。

本套"五年制高职专用教材"以习近平新时代中国特色社会主义思想为指导,落实立德树人根本任务,坚持正确的政治方向和价值导向,弘扬社会主义核心价值观。本套教材依据教育部《职业院校教材管理办法》和江苏省教育厅《江苏省职业院校教材管理实施细则》等要求,注重系统性、科学性和先进性,突出实践性和适用性,体现职业教育类型特色;遵循长学制贯通培养的教育教学规律,坚持一体化设计,契合学生知识获得、技能习得的累积效应,结构严谨,内容科学,体例编排得当,适应五年制高职学生生理成长、心理成长、思想成长跨度大的特征,针对性强,是为五年制高职量身打造的专用教材。

江苏联合职业技术学院
教材建设与管理工作领导小组
2022 年 9 月

基础护理技术
编写委员会

主　编　赵月秋　王　琳
副主编　郝圆圆　彭　鑫　钱美娟
编　者　(以姓氏笔画为序)
　　　　卜子涵（江苏联合职业技术学院南京卫生分院）
　　　　丁少玉（江苏联合职业技术学院南京卫生分院）
　　　　王　琳（江苏联合职业技术学院南京卫生分院）
　　　　王　颖（东南大学附属中大医院）
　　　　王潆潆（江苏联合职业技术学院南京卫生分院）
　　　　邓春花（东南大学附属中大医院）
　　　　韦清云（江苏联合职业技术学院徐州卫生分院）
　　　　刘　畅（东南大学附属中大医院）
　　　　张永怡（江苏联合职业技术学院南京卫生分院）
　　　　陈露露（江苏联合职业技术学院南通卫生分院）
　　　　郑欣欣（江苏联合职业技术学院徐州卫生分院）
　　　　赵月秋（江苏联合职业技术学院南京卫生分院）
　　　　赵贞贞（江苏联合职业技术学院南京卫生分院）
　　　　郝圆圆（江苏联合职业技术学院南京卫生分院）
　　　　钱美娟（江苏联合职业技术学院南通卫生分院）
　　　　唐银华（江苏联合职业技术学院南通卫生分院）
　　　　聂益婷（江苏联合职业技术学院南京卫生分院）
　　　　龚丽君（江苏联合职业技术学院常州卫生分院）
　　　　蒋高霞（江苏联合职业技术学院南京卫生分院）
　　　　彭　鑫（江苏联合职业技术学院南京卫生分院）

前言

本书是五年制高职专用教材，依据五年制高等职业教育护理专业人才培养方案，以及基础护理课程的主要教学内容和目标要求进行编写。

本书根据课程在护理专业教学中的定位，贯彻课程的基本理念，选择实现课程教学目标的教学内容，并以立德树人为根本，将价值塑造、知识传授与能力培养相融合。教材结构清晰、体系完整，注重基础护理的实用性和规范性，将护理基本理论、基本知识和基本技能整合成具有专门主题的8个教学模块，每个模块下设若干个工作项目，使学生更加明确护理岗位的基本工作目标和任务，突出了护理工作的职业性和实操性。

在内容的编排上，本着以学生为中心的理念，根据职业院校学生的认知发展规律及已有的知识储备，保证教材的专业性、科学性和规范性，同时注重内容编排利于学生理解和掌握。本着"必须"和"够用"的职业教育思想，淡化护理学理论的抽象阐述，增加了护理基本知识和技能的新要求和新规范，力求教学内容更贴近临床实际，更符合国家护士执业资格考试大纲要求，具有广泛的适用性。本书配套建设数字化辅教辅学资源，可扫描书内二维码或登录高等教育出版社新形态教材网（https://abooks.hep.com.cn）获取相关资源。详细使用方法见本书最后一页"郑重声明"下方的"学习卡账号使用说明"。

本书编写分工如下：赵贞贞编写模块一的内容与数字化资源，陈露露、蒋高霞编写模块二的内容与数字化资源，张永怡、邓春花、丁少玉编写模块三的内容与数字化资源，龚丽君、唐银华、刘畅、郝圆圆、卜子涵编写模块四的内容与数字化资源，韦清云、郑欣欣编写模块五的内容与数字化资源，赵月秋、王琳、王潆潆、王颖、聂益婷编写模块六的内容与数字化资源，彭鑫编写模块七的内容与数字化资源，钱美娟编写模块八的内容与数字化资源。

编者虽然力图在保证教材的思想性、科学性、先进性、实用性的基础上满足高职护理教育的要求，但由于护理专业发展迅速，编者水平和时间有限，难免会有不足和疏漏之处，敬请专家、同仁和广大读者批评和指正。本书读者意见反馈邮箱：zz_dzyj@pub.hep.cn。

学时分配建议表

模块	项目	理论学时	实训学时
模块一 医院和住院环境	项目一 医院	2	0
	项目二 住院环境	2	4
模块二 预防和控制医院内感染	项目一 医院内感染的基本知识	2	0
	项目二 清洁、消毒和灭菌	2	2
	项目三 无菌技术操作	2	6
	项目四 隔离和隔离技术	1	2
	项目五 医疗废物的分类及处理	1	0
模块三 患者出入院护理和病案管理	项目一 患者出入院护理	3	3
	项目二 住院病案和护理文件的书写	1	1
模块四 患者基本生活需要与护理	项目一 身体清洁护理	4	6
	项目二 饮食护理	4	4
	项目三 排泄护理	6	6
	项目四 舒适与安全	4	4
模块五 病情观察和标本采集	项目一 认识病情观察	1	0
	项目二 观察及测量生命体征	5	4
	项目三 标本采集	2	2
模块六 治疗基本方法	项目一 给药的基本知识	2	0
	项目二 口服给药法和雾化吸入法	2	2
	项目三 注射给药法	4	8
	项目四 药物过敏试验法	6	4
	项目五 静脉输液法	8	8
	项目六 静脉输血法	4	2
	项目七 热疗和冷疗方法	2	2
模块七 危重患者抢救和护理方法	项目一 危重患者的管理	2	0
	项目二 氧气吸入疗法	4	8
	项目三 洗胃方法	1	1
模块八 临终关怀	项目一 临终患者及家属的护理	2	0
	项目二 死亡患者及家属的护理	1	1
合计		80	80

编者

2024 年 6 月

目 录

模块一　医院和住院环境 — 1

项目一　医院 2
　任务一　认识医院 2
　任务二　认识门急诊护理工作 4

项目二　住院环境 8
　任务一　调节和控制病区物理环境 9
　任务二　调节和控制病区社会环境 18

模块二　预防和控制医院内感染 — 22

项目一　医院内感染的基本知识 23
　任务一　认识医院内感染 23
　任务二　执行标准预防措施 28
　任务三　实施七步洗手法和戴口罩法 30

项目二　清洁、消毒和灭菌 34
　任务一　医院环境和物品的清洁、消毒和灭菌 34
　任务二　认识消毒供应中心 45

项目三　无菌技术操作 48
　任务一　认识无菌技术 48
　任务二　实施无菌技术基本操作 50

项目四　隔离和隔离技术 58
　任务一　认识隔离 58
　任务二　实施隔离技术 60

项目五　医疗废物的分类及处理 65

模块三　患者出入院护理和病案管理 — 67

项目一　患者出入院护理 68
　任务一　入院护理 68
　任务二　运送患者的常用方法 71
　任务三　出院护理 76

项目二　住院病案和护理文件的书写 79
　任务一　记录和保管住院病案的要求 79
　任务二　记录和书写护理文件 82

模块四　患者基本生活需要与护理 — 88

项目一　身体清洁护理 89
　任务一　实施口腔护理 90
　任务二　实施头发护理 94
　任务三　实施皮肤护理 98
　任务四　保持卧床患者床铺的清洁 108
　任务五　实施晨晚间护理 111

项目二　饮食护理 114
　任务一　识别饮食种类和影响饮食的因素 116
　任务二　营养和饮食的常规护理 120
　任务三　实施管饲饮食及护理 122
　任务四　实施完全胃肠外营养的护理 127

项目三　排泄护理 129
　任务一　评估和护理排便异常的患者 130
　任务二　实施各种灌肠法 134

任务三　评估和护理排尿异常的患者　139
　　任务四　实施导尿术和留置导尿术　142

项目四　舒适与安全　**148**
　　任务一　认识卧位分类与常见卧位　148
　　任务二　协助变换卧位　153
　　任务三　约束和保护患者　159
　　任务四　疼痛的评估及护理　162

模块五
病情观察和标本采集　—166

项目一　认识病情观察　**167**

项目二　观察及测量生命体征　**171**
　　任务一　体温的观察与护理　171
　　任务二　脉搏的观察与护理　178
　　任务三　呼吸的观察与护理　181
　　任务四　血压的观察与护理　184

项目三　标本采集　**189**
　　任务一　采集血标本　190
　　任务二　采集尿标本　194
　　任务三　采集粪便标本　196
　　任务四　采集痰液标本　197
　　任务五　采集咽拭子标本　199

模块六
治疗基本方法　—200

项目一　给药的基本知识　**201**
　　任务一　病区药品的管理　201
　　任务二　遵循安全给药原则　203

项目二　口服给药法和雾化吸入法　**207**
　　任务一　实施口服给药法　207
　　任务二　实施雾化吸入法　210

项目三　注射给药法　**216**
　　任务一　遵循注射原则及抽吸药液　216
　　任务二　实施各种注射法　221

项目四　药物过敏试验法　**231**
　　任务一　实施青霉素过敏试验法　232
　　任务二　实施其他药物过敏试验法　236

项目五　静脉输液法　**240**
　　任务一　认识静脉输液　240
　　任务二　实施周围静脉输液法　242
　　任务三　实施颈外静脉输液法　246
　　任务四　长期留置PICC导管的维护和护理　248
　　任务五　控制和保障输液安全　250

项目六　静脉输血法　**257**
　　任务一　认识静脉输血　257
　　任务二　实施静脉输血法　260
　　任务三　输血反应的识别及护理　263

项目七　热疗和冷疗方法　**267**
　　任务一　认识冷热疗法　267
　　任务二　实施热疗法　269
　　任务三　实施冷疗法　275

模块七
危重患者抢救和护理方法　—282

项目一　危重患者的管理　**283**
　　任务一　抢救工作的组织管理和护理配合　283
　　任务二　危重患者的支持性护理　286

项目二　氧气吸入疗法　**290**
　　任务一　保持呼吸道通畅　291
　　任务二　实施氧气吸入疗法　295

项目三　洗胃方法　**302**

模块八 临终关怀 — 308

项目一 临终患者及家属的护理 309
- 任务一 护理临终患者 311
- 任务二 安抚临终患者家属 314

项目二 死亡患者及家属的护理 315
- 任务一 实施尸体护理 317
- 任务二 安抚丧亲患者家属 319
- 附表 321
  - [1] 入院护理评估单 321
  - [2] 护理计划单 324
  - [3] 出院护理评估单 325
  - [4] 长期医嘱单 326
  - [5] 临时医嘱单 327
  - [6] 一般护理记录单 328
  - [7] 危重患者护理记录单 329
  - [8] 手术护理记录单 330
  - [9] 体温单(举例) 331
  - [10] 病区报告本(举例) 332

参考文献 — 333

模块一
医院和住院环境

医院是为患者提供医疗卫生服务的重要场所。以健康照顾为目标的医疗环境能产生积极的影响,对健康具有促进作用,并能满足人们的基本需要。提供安全、舒适的治疗环境是护士的重要职责之一。医院环境的安排和布置都要以服务对象为中心,并考虑环境的舒适与安全,以尽量减轻服务对象的痛苦,促进其康复。

项目一 医院

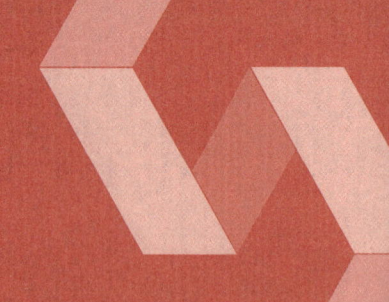

学习目标

1. 掌握医院门急诊护理工作内容；熟悉医院的概念、工作任务、分类；了解医院的组织结构；了解门急诊设置与布局、病区设置与布局。
2. 能够配合医生做好门急诊护理工作，树立认真负责、严谨求实的工作态度，培养为患者服务的意识。

情境导入

患者，男，70岁，因胸闷、胸痛半年余，加重1天由急诊入院。医生诊断为冠状动脉粥样硬化性心脏病（简称"冠心病"），建议住院治疗。患者由急诊平车送入病房，入院后第3天行冠状动脉造影术，病情稳定后出院。社区护士定期上门健康指导。

请思考：
1. 我国有哪些医疗卫生机构？
2. 作为急诊护士，接收患者要做哪些工作？
3. 医院内门诊、急诊、病区的护理工作有什么不同？

医院是以提供医疗和护理服务为主要目的的医疗机构。随着医学模式的转变，医院的功能也发生了相应的变化，由单纯的治疗疾病转向为具有预防、治疗、保健、康复等多种功能的健康服务。现代化医院最重要的特征是以服务对象为中心，护理服务对象不仅包括患病的人，也包括健康的人；服务内容不仅涉及人的生理、心理、社会、精神、文化等多个层面，还涉及人生命中的各个阶段；服务场所由医院逐步向家庭、社区等范围扩展。

任务一 认识医院

一、医院

医院是对个人或特定人群进行防病、治病的场所，备有一定数量的病床设施、医务人员、仪器设备等。通过医务人员的集体协作，运用科学理论和技术，以达到对住院或门诊患者实施正确的诊疗和护理为目的的医疗卫生机构。

(一) 医院的工作任务

医院的任务是以医疗工作为中心,在提高医疗质量的基础上,保证教学和科研任务的完成,并不断提高教学质量和科研水平;同时做好扩大预防、指导基层和计划生育的技术工作。

(二) 医院的分类和组织机构

1. **医院的分类**　医院可按不同的划分依据进行分类,见表1-1-1。根据《医院分级管理标准》,我国现行医院分为一、二、三3级,每级再划分为甲、乙、丙3等,三级医院增设特等,共分为三级十等,医院的等级划分是依据其医疗功能、设施、技术实力、管理水平等进行考评。

表1-1-1　医院的分类

划分依据	类型
按收治范围	综合医院、专科医院、康复医院、职业医院
按分级管理制度	一级医院(甲、乙、丙)、二级医院(甲、乙、丙)、三级医院(特、甲、乙、丙)
按所有制	全民所有制医院、集体所有制医院、个体所有制医院、中外合资医院
按经营项目	非营利性医院、营利性医院
按特定任务	军队医院、企业医院、医学院附属医院

(1) 一级医院:直接向具有一定人口(≤10万)的社区提供医疗、预防、康复和保健综合服务的基层医疗卫生服务机构。主要指农村乡镇卫生院、城市街道卫生院、某些企事业的职工医院。主要功能是直接提供服务区域内人群的一级预防,并进行常见病、多发病的管理,对疑难重症患者做好正确转诊,协助高层次医院做好住院前后的服务。

(2) 二级医院:向多个社区(其半径人口在10万以上)提供全面连续的医疗、护理、预防保健、康复服务的卫生机构。主要指一般市、县医院,省、直辖市的区级医院和相当规模的厂矿、企事业单位职工医院。主要功能是提供医疗护理、预防保健和康复服务,参与指导对高危人群的监测,接受一级医院的转诊,对一级医院进行业务指导,能与医疗相结合开展教学科研工作。

(3) 三级医院:指国家高层次的医疗卫生服务机构,是省或全国的医疗预防、教学和科研相结合的技术中心。主要指全国、省、市直属的市级大医院及医学院附属医院。主要功能是提供全面连续的医疗护理、预防保健、康复服务和高水平的专科服务,解决危重疑难病症,接受二级医院的转诊,对下级医院进行技术指导和培训,承担教学和科研任务。

2. **医院的组织机构**　目前医院的组织结构模式,大致可分为三大系统,即诊疗部门、辅助诊疗部门和行政后勤部门(图1-1-1)。

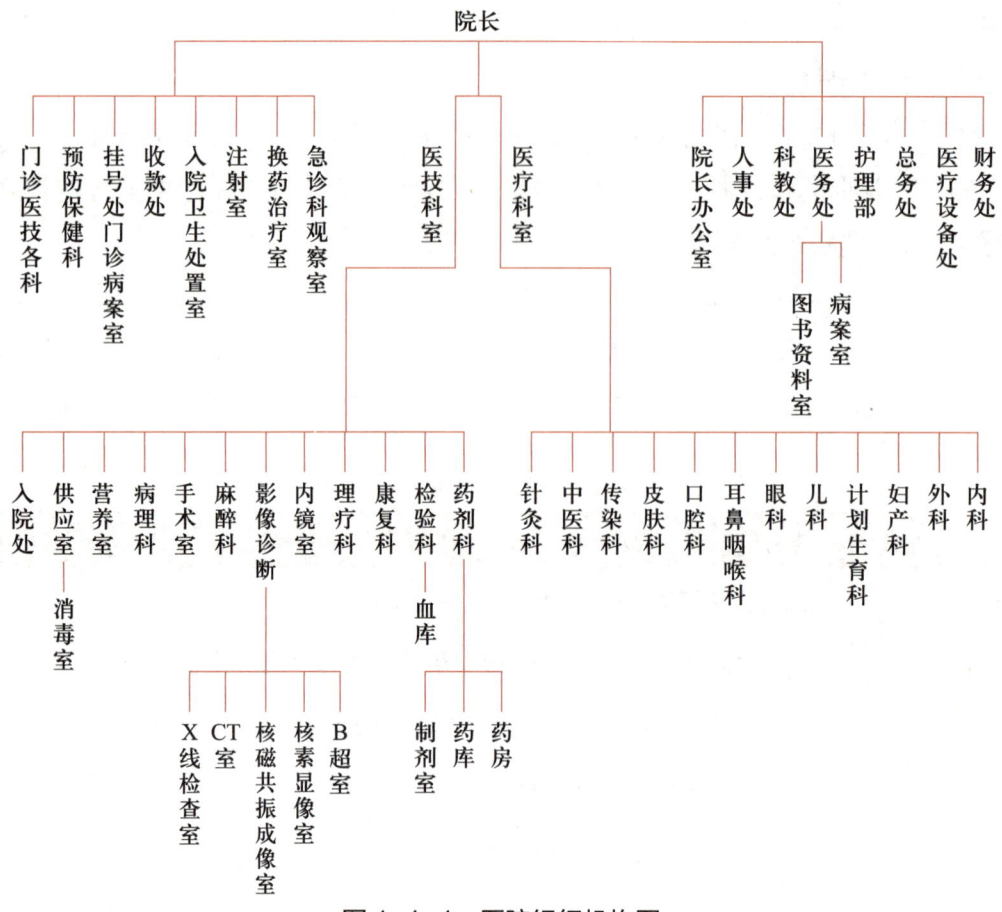

图 1-1-1 医院组织机构图

二、社区卫生服务机构

社区卫生服务机构包括社区卫生服务中心和服务站。社区卫生服务机构的任务是以社区、家庭和居民为服务对象,以妇女、儿童、老年人、慢性病患者、残疾人为重点服务人群,以维护居民健康为工作中心,向辖区内常住居民主动提供预防、保健、健康教育、计划生育技术指导、医疗和康复等"六位一体"的综合性卫生服务,提供与上述服务内容相关的护理。

任务二 认识门急诊护理工作

临床护理工作岗位主要指医院门诊部(包括门诊和急诊)和住院部所属护理岗位,不同护理岗位工作任务各不相同。

一、门诊

门诊是医院面向社会的窗口,是医疗工作的第一线,是直接对人民群众进行诊断、治疗、护理和预防保健的场所。门诊具有患者聚集、病种复杂、交叉感染可能性大、季节随机性强、人员流动性大、就诊时间短等特点,所以对门诊的设施、布局、组织管理、医疗护理工作提出了较高的要求。门诊护理人员应树立为患者提供优质服务的理念,使患者得到及时的诊断与治疗。

（一）门诊的设施与布局

医院应根据门诊的特点,创造良好的门诊环境。首先,以突出公共卫生为原则,做到布局合理、设施安全、标志醒目,以达到方便患者的目的；同时保持环境的安静、整洁、美观,使患者感到舒适、亲切,从而建立对医院的信任感,易于主动合作。

门诊设有导医台或预检分诊室、挂号处、收费处、药房、化验室、影像检查室、治疗室和候诊室等。候诊室应设在诊察室附近,保证光线充足、空气流通,要有足够座位,并配有专科健康教育等设施。每间诊察室设置诊察桌、座椅、诊察床,床前有遮隔设备,室内设洗手池（感应式或脚踏式水龙头）,桌面摆放整洁,常规检查用具及化验单、检查申请单、处方等应放置有序。治疗室内设有必要的急救设备,如氧气、电动吸引器、急救药品。

（二）门诊护理工作

门诊护理工作主要体现在门诊导医台、候诊大厅和治疗室,护理内容和岗位职责主要有以下几个方面。

1. 预检分诊　导医台预检分诊护士由临床经验丰富且具有良好职业道德素质的护士担任。接诊时应主动、热情,在简要询问病史,观察病情的基础上,做出初步判断,给予合理的分诊指导和传染病管理。做到先预检分诊,再指导患者挂号就诊。

2. 开诊前的准备工作　开诊前准备好各种检查器械和用物,保持良好的诊疗及候诊环境。

3. 协助医生进行检诊并执行门诊医嘱

（1）收集整理初诊和复诊病例、化验单、检查报告等。

（2）保持诊疗室的整洁、安静,维持就诊程序,按先后次序叫号就诊,主动配合医生进行诊查工作。

（3）根据病情测量体温、脉搏、呼吸、血压等,并记录于门诊病例上。

（4）需在门诊进行的治疗,如注射、换药、导尿、灌肠,必须严格执行操作规程,认真执行查对制度,确保治疗安全、有效。

4. 观察处理突发情况　观察和候诊患者的病情变化,遇有高热、剧痛、呼吸困难、出血、休克等患者,应立即安排提前就诊或送急诊处理；对病情较重或年老体弱者,也可适当调整就诊顺序。

5. 开展健康宣教　利用候诊时间开展灵活多样的健康教育,其形式有黑板报、图片、录像、宣传小册子或口头讲解等,同时应耐心热情地解答患者提出的有关防病治病的问题。

6. 做好隔离消毒,防止交叉感染　门诊患者流量大而且集中,易发生交叉感染,因此要认真做好消毒隔离工作。对传染病或疑似传染病的患者,应分诊到隔离门诊就诊,并及时做好疫情报告。门诊空间、地面、墙壁、桌椅、诊察床、平车、担架等,应定期进行清洁消毒处理。各种治疗后的物品应立即按要求处理。

二、急诊

急诊是医院接收和救治危急症患者的场所,是抢救患者生命的第一线。急诊工作是指对危及生命的患者和意外灾害事件,立即组织人力、物力、按照急救程序进行抢救的过程。急诊患者病情急、周转快、时间性强;急诊护理工作范围广、任务繁重而复杂;急诊护士要求有良好的职业素质、严格的时间观念、高度的责任心、娴熟的抢救技术,才能胜任高质量、高效能地急救患者的工作。

(一) 急诊的设置和布局

急诊一般设有预检室、诊疗室、抢救室、监护室、观察室、手术室等。此外,还配有药房、化验室、X线室、心电图室、挂号室及收款室等,形成一个相对独立的单元,以保证急救工作的顺利完成。

急诊位置应接近住院部,布局以方便急诊患者就诊为目的,以最大限度地缩短就诊前时间,赢得抢救良机。急诊应设有专用通道和宽敞的出入口,标志和路标醒目,夜间有明亮的灯光,室内光线充足,空气流通,安静整洁,物品放置有序并保持其性能良好。

急诊设置

(二) 急诊护理工作

1. 预检分诊　急诊患者到达急诊科,应有专人负责出迎。预检护士要掌握急诊就诊标准,做到一问、二看、三检查、四分诊。遇有危重患者立即通知值班医生及抢救室护士;遇有意外灾害事件应立即通知护士长及医务部;遇有法律纠纷、刑事案件、交通事故等情况,应迅速报告医院保卫部门或直接与公安部门取得联系,请家属或陪送者留下以配合工作。

2. 抢救工作

(1) 备好各种急救药品和抢救设备:一切抢救物品应做到"五定",即定数量品种、定点安置、定人保管、定期消毒灭菌和定期检查维修,使急救物品完好率达100%。护士需熟悉抢救物品的性能和用法,并能排除一般性故障。

(2) 配合抢救:① 实施抢救措施。抢救过程中医护人员协调一致,按照急诊抢救流程进行有条不紊的抢救,医护互相有效配合,既有分工又有合作。在医生到达之前,护士应根据患者病情做出初步判断,并立即实施必要的紧急处理,如测血压、止血、给氧、吸痰、建立静脉输液通道、进行胸外心脏按压及人工呼吸。在医生到达后,护士应立即汇报处理情况,积极配合医生进行抢救,正确执行医嘱。② 做好抢救记录。及时、准确、清晰、规范地做好抢救记录。记录的内容应包括患者和医生到达时间、各项抢救措施落实时间、执行医嘱的内容及病情动态变化。③ 认真执行查对制度。抢救过程中如为口头医嘱,护士必须向医生复述一遍,双方确认无误后方可执行;抢救完毕,请医生在6小时内补写医嘱。各种急救药品的空瓶须经两人核对无误后才可丢弃,输液和输血的空瓶、空袋应集中按规定统一放置,以便查对。

3. 病情观察　急诊设有一定数量的观察床,收治已明确诊断或暂时不能确诊或病情较重住院暂时有困难者。留观时间一般为3~7日。留观室护理工作包括:① 入室登记,建立病例认真填写各项记录;按护理程序进行护理。② 观察病情,执行医嘱做好晨晚间护理,加强心理护理;书写病情报告。③ 做好患者及家属的管理工作,保持观察室整洁安静。

三、病区

病区是医院的重要组成部分,是患者较长时间在医院中接受诊疗护理及休养的场所,也是医护人员开展医疗、护理、教学、科研的重要基地。

(一) 病区的设置与布局

每个病区设有普通病室、危重病室、抢救室、治疗室、换药室、污物处理室、护士工作站、医生办公室、主任办公室、库房、配膳室、盥洗室、洗涤间、医护人员休息室及示教室,必要时设浴室和公共厕所等。有条件的病区还应设置患者学习室、娱乐室、会客室等。每个病区以设30~40张病床为宜,每间病室设1~6张病床,两床之间距离应不少于1m;抢救病室应设定在与护士工作站距离最近处;病床单位应配有拉帘或屏风,以便必要时遮挡患者,满足患者自尊的需要。

(二) 病区护理工作

1. 认真执行各项护理制度,护理常规和技术操作规程,正确执行医嘱,准确及时地完成各项护理工作,做好查对及交接班工作,防止差错、事故的发生。

2. 做好基础护理、心理护理、饮食护理和服药护理。掌握和运用护理程序,实施整体护理。

3. 经常巡视病房,密切观察与记录危重患者的病情变化,如发现异常情况应及时报告。

4. 向患者讲解住院规则、宣传防病健身的知识。沟通患者意见,做好入出院指导。

5. 配合医生做好危重患者的抢救工作,以及各种抢救物品、药品的准备和保管工作。

6. 协助医生进行各种诊疗工作,负责采取各种检验标本。

7. 做好病房管理、消毒隔离、物资药品材料的保管工作。

项目二 住院环境

学习目标

1. 掌握医院物理环境的要求，各种铺床法的目的和注意事项；了解医院社会环境的要求。
2. 能按照规范流程和要求实施各种铺床法并正确运用节力原则。
3. 能根据病情正确调节病室物理环境和社会环境，树立认真负责、关心患者的工作态度，形成尊重患者的人文意识。

情境导入

患者，男，60岁，因大便带血10天入院，诊断为低位直肠癌。入院后完成相关检查，4天后行直肠癌根治术，术后回病房病情稳定。

请思考：

1. 手术室温湿度应如何设置？
2. 如何为患者创造良好的病区环境？
3. 为接受术后患者回病房，病区护士应如何准备床单元？

环境是影响人类健康的重要因素，因此，护士在保护人类环境、维护和促进健康方面扮演着重要的角色。医院是集预防教育、急救治疗、康复指导、休养生息等诸多功能为一体的公共场所，人群密集、流动性大、病原微生物种类繁多。因此，在物理、化学、生物和社会因素等方面又有其不同于一般公共场所的特点。

一、医院环境及其特点

（一）医院环境中物理因素的特点

医院环境中的物理因素主要指影响患者身心舒适的医院空间、病室温度、湿度、通风、噪声、整洁、光线、装饰等诸多方面。安静整洁的环境、舒适宜人的温度和湿度、简洁优美的布置是患者养病不可或缺的物理条件。但某些物理因素控制不当也会对健康产生不利的影响，如医院用于诊治疾病的仪器设备作业而产生的噪声、振动、放射性物质，可成为损害人体健康的污染源。

（二）医院环境中化学因素的特点

医院使用化学性药物的种类多、数量大、频率高。一方面，药物可以控制和消灭致病微生物,提高人的抵抗力,调节生理生化过程,促进康复;但如果药物使用不当甚至用错药,则可引起人体的化学性损伤,给患者带来不可低估的损害。另一方面,种类繁多的各种化学性消毒剂的使用、排放也可造成医院环境乃至周边生活环境的化学性污染,如细胞毒性药物、各种化学试剂、消毒剂若混入生活垃圾中,污染土壤和水源,会造成人和动物急性或慢性中毒。

(三) 医院环境中生物因素的特点

医院是各种病原体聚集的场所,如细菌、病毒、寄生虫,来源广泛,种类繁多。医疗废物中含有各种病原微生物,如混入生活垃圾中,将污染土壤和水源。有些医疗废物甚至可直接伤害人体,使健康人群直接或间接地感染疾病,如胃肠道感染、呼吸道感染、皮肤黏膜感染。

(四) 医院环境中心理社会因素的特点

医院聚集的人群中多数是伤病体弱者,抵抗外界侵袭的能力较差,对环境的要求高于普通人;加上生病,使个人的控制力下降,容易产生失落感;特殊的人际环境、陌生的医院环境及对医院规章制度的不适应,使患者面临较大的心理压力。强度过大、时间过久的心理压力,会使患者的心理活动失去平衡,继而导致心身功能失调,严重者可影响疾病的康复。

二、护士在医院环境控制中的职责

1. **护士是医院环境控制的管理者** 人类健康是以舒适感、安全感为基础的。随着社会的发展和生活质量的提高,人们对卫生事业也有了更高的要求。安全的环境、优质的医疗服务已经成为人们选择医院就医的首要条件。因此,为患者提供舒适、安全、安静、健康的就医环境是护士的重要职责。特别是在控制医院内感染的各个层面上护士发挥着重要作用。护士应在护理活动中有意识地根据患者的病情和所处的医院环境条件,利用可用的人力、物力和财力设计科学的护理活动方案并加以实施,控制医院内感染的发生,提高患者诊疗的安全性和舒适度。

2. **护士是医院环境控制的执行者** 在医院环境控制中,护士不仅是管理者,更是执行者,护士用自己的智慧、知识和勤劳的双手,严格执行各种医院管理的规章制度,如查对制度、消毒隔离制度、污物分类管理制度、无菌操作原则等,给患者创造一个安全的就医环境;以耐心、细心、诚心和爱心为患者营造和谐的服务氛围;以内容科学和形式优美相结合的医院文化使患者在接受诊疗的过程中了解"以人的健康为中心"的医疗服务理念,获得更多的自我保健知识和技能,让来到医院的每一位患者在安全、舒适、优美的环境中实现对健康的追求。

任务一 调节和控制病区物理环境

病区的物理环境是影响患者身心舒适的重要因素,直接关系到治疗效果及疾病的转归。

病区的物理环境包括了病室的温度、湿度、噪声、通风等条件,因此,适当地调节病区的物理环境,为患者提供安静、整洁、舒适、美观、安全的休养空间是护士的重要职责。

一、控制病区噪声

凡是不悦耳、不想听的声音,或足以引起人们心理上或生理上不愉快的声音,称为噪声。噪声会影响患者情绪,使人感到疲倦不安,影响休息和睡眠,导致患者出现焦躁、易怒、头痛、失眠、血压升高等症状,严重的噪声甚至会造成听力丧失。衡量声音强弱的单位是"分贝"(dB)。根据WHO(世界卫生组织)规定的噪声标准,白天病区较理想的声音强度在35~40 dB。一般能够听到的声音强度为20 dB,声音在30 dB以下时非常安静,40 dB为正常环境,50~60 dB时会对人产生相当大的干扰。医院噪声主要包括各种医疗仪器使用时所发出的机械摩擦声和人为噪声。

医护人员应努力为患者创造安静而舒适的环境,在病区的医疗护理工作中减少噪声的刺激,护士需做到"四轻":① 说话轻。护士说话声音应轻柔、清晰,但不可耳语,因为耳语会使患者产生疑虑与误解,令其不适;② 走路轻。护士工作时应穿软底鞋,防止走路时发出不悦耳的声音;③ 操作轻。护士操作时动作要轻稳,处理物品与器械时避免相互碰撞,尽量避免制造不必要的噪声。推车的轮轴应定时滴注润滑油,以减少摩擦发出的噪声;④ 关门轻。护士病室的椅脚应钉橡胶垫;开关门窗时,随时注意轻开轻关,不要人为地发出噪声。

在减少噪声的同时,也应避免绝对的寂静,适宜的音量可让患者有安全感。悦耳动听的乐曲对大脑是良好的刺激,对神经、消化、内分泌等系统起到调节作用,能解除患者紧张感,使之心情舒畅。患者床头可增设耳机装置,根据患者的喜好,选择合适的音乐或电视节目等,以提高治疗效果。

二、调节病室光线

病室采光有自然光源和人工光源两种。病室内的光线亮度可影响患者的舒适感。适当的采光和照明可提供安全环境,有利于观察病情及治疗、护理操作的顺利进行。适量的日光照射可使患者感到舒适愉快,使照射部位温度升高、血管扩张、血流增快、改善皮肤和组织的营养状况,使人食欲增加。另外,日光中的紫外线有强大的杀菌作用,并可促进机体内合成维生素D。因此,病室应经常开启门窗,使阳光直接射入,或协助患者到户外接受阳光照射,以增进身心舒适感。但应注意避免阳光直射眼睛,以免引起目眩,午睡时应用窗帘遮挡光线。人工光源常用于满足夜间照明及平时特殊检查和治疗的需要。护理人员应根据不同需要对光线进行调节。楼梯间、治疗室、抢救室、监护室内的灯光要明亮;普通病室除一般吊灯外,还应有床头灯、壁灯或地灯,床头灯最好是光线可调节型,其开关应放置在患者易触及处;必要时还可备有一定数量的鹅颈灯,为特殊诊疗提供方便。夜间使用壁灯或地灯,既可方便夜间的巡视工作,又不影响患者的睡眠。

三、适宜的温度和湿度

（一）病室温度的调节

适宜的温度有利于患者休息、治疗和护理工作的进行。一般情况下适宜的室温为18~22℃，新生儿室、老年病房、手术室、产房则应保持在22~24℃。室温过高会使神经系统受到抑制，干扰消化及呼吸功能，不利于体热的散发，使人烦躁，影响体力恢复。室温过低则使人畏缩、肌肉紧张，在治疗和护理时，容易受凉。病室内应备有室温计，以便随时评估室内的温度并及时进行调节。根据季节的变化采用不同的护理措施，满足患者身体舒适的需要。寒冷冬季病室可使用暖气设备保持室温的相对恒定。实施护理措施时，应尽可能减少不必要的暴露，防止患者受凉。夏季较热时，有条件的医院可使用空调调节室温，也可采用电风扇使室内空气流通，从而增加身体的散热，促进患者的舒适。此外，还应注意根据气温的变化及时增减患者的盖被及衣服。

（二）病室湿度的调节

湿度是指空气中含水分的程度。病室湿度一般指相对湿度，即在单位体积的空气中，在一定的温度条件下，所含水蒸气的量与其达到饱和时含量的百分比。病室湿度一般以50%~60%为宜。湿度过高和过低都会给患者造成不适感。当湿度过高时，有利于细菌繁殖，且机体散热慢，可抑制排汗，患者感到潮湿、气闷，尿液排出量增加，加重肾负担；湿度过低时，空气干燥，人体蒸发大量水分，患者出现口干舌燥、咽痛、烦渴等表现，对呼吸道疾患或气管切开的患者尤为不利。病室应备有湿度计，以便观察和调节。当室内湿度过高时，可利用空气调节器调整湿度，无此设备时，可打开门窗使空气流通，降低湿度。室内湿度过低时，可在地面上洒水或使用空气加湿器，冬季可在暖气或火炉上安放水槽等蒸发水汽，以提高湿度（图1-2-1）。

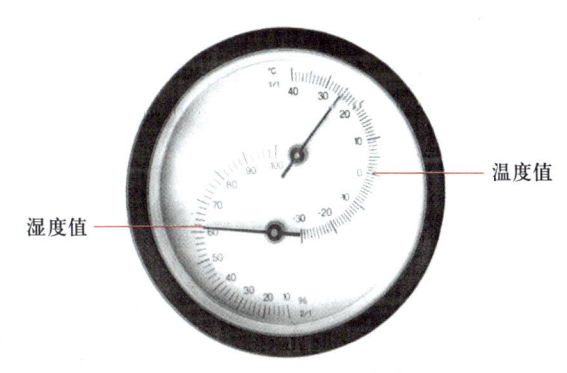

图1-2-1 温湿度计

四、保持病室空气清新

通风可促进室内空气流通，保持空气清新，并可以调节室内温度和湿度，增加空气中的含氧量，降低二氧化碳浓度及空气中微生物的密度，是降低室内空气污染、减少呼吸道疾病传播的有效途径。新鲜的空气还可增加患者的舒适感，使患者精神振奋、心情愉快。为保持空气新鲜，病室内应定时开窗通风换气，或安装空气调节器，有条件者可设立生物净化室。一般病室通风30分钟即可达到换气目的。通风时应避免对流风直吹患者，以免着凉。

五、科学运用色彩

色彩对人的情绪、行为及健康有一定的影响：绿色使人感到安静、舒适；浅蓝色使人心胸开阔；奶油色给人以柔和悦目宁静感。以往医院多采用白色，易使患者产生单调、冷漠的感觉，同时白色反光强，易使眼睛感到疲劳。现在医院的装饰不仅根据病室的需求来选择适当的颜色，而且应用各式图画、各种颜色的窗帘和被单等来布置患者单位。例如，儿科病房可采用粉色等暖色调，以减少儿童恐惧感，增加温馨甜蜜的感觉；手术室可选用绿色或蓝色，以给患者安静、舒适、安全的感觉。在病室和病区内走廊可摆设绿色盆景植物、花卉、壁画等，点缀美化环境，调节患者的心理。合理的色彩环境，可使患者身心舒适，有助于恢复健康。

六、合理布局病床单位

床单位是指医疗机构内提供给患者使用的家具与设备，是患者住院期间用以休息、睡眠、饮食、排泄、活动与治疗等的基本生活单位。床单位布局应整洁美观、陈设齐全、规格统一，物品摆放以符合要求及使用方便为原则。为了保证患者有适当的空间，方便护理治疗工作，床距不小于1 m。

患者单位的固定设备包括：床、床垫、床褥、枕芯、棉胎或毛毯、大单、被套、枕套、橡胶单和中单（需要时）、床旁桌、床旁椅及床上桌，墙壁上有照明灯、呼叫装置、吸氧管和吸引管等设施（图1-2-2）。

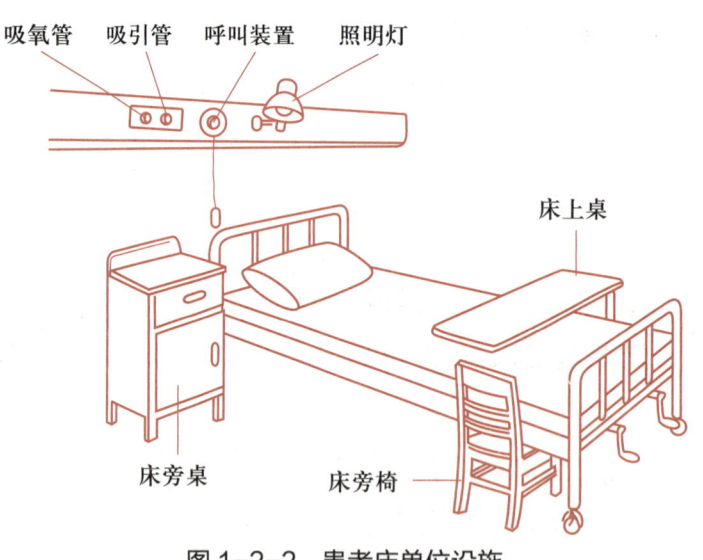

图1-2-2　患者床单位设施

七、铺床法

供住院患者生活和接受治疗的病床单位一般分为备用床、暂空床和麻醉床。患者床单位应符合舒适、安全、平整、实用和耐用的目的。

（一）评估重点

1. 床单位设备是否完好无损。
2. 周围环境是否适宜操作。

（二）操作准备

1. 护士准备　着装整齐，洗手，戴口罩，取下手表。
2. 环境准备　病室内无患者进餐或治疗。
3. 用物准备　床、床垫、床褥、枕芯、棉胎或毛毯、大单、被套、枕套等。根据需要可另加中单。

（1）病床：① 钢丝床，长 200 cm、宽 90 cm、高 60 cm，床脚有轮，便于移动。② 半自动病床，床头或床尾设有可升降的手摇摇柄，以方便患者更换卧位。床两侧有半自动床挡，可按需升降。③ 电动控制的多功能病床，可自由升降改变患者体位，控制钮设在患者可触及的范围内，以便随时调节。

（2）床垫：长、宽与床的规格相同，厚 10 cm，以棕丝、棉花或海绵等为垫芯，垫面由坚牢的布料制成。患者大多数时间卧于床上，所以床垫宜软硬适宜，透气性好，以免因身体重力发生凹陷。

（3）床褥：长、宽与床垫规格相同，一般用棉花作褥芯，棉布作褥面，铺于床垫之上，让患者感觉温暖舒适，并可防床单的滑动。

（4）枕芯：长 60 cm、宽 40 cm，内装木棉、人造棉或羽绒等，以棉布作枕面。

（5）棉胎：长 210 cm、宽 160 cm，多用棉花胎，也可用人造棉或羽绒被。

（6）大单：长 250 cm、宽 180 cm，用棉布制作。

（7）被套：长 230 cm、宽 170 cm，用棉布制作，开口于尾端。

（8）枕套：长 75 cm、宽 45 cm，用棉布制作。

（9）中单：① 橡胶中单：长 85 cm、宽 65 cm，两端各加白布 40 cm。② 布中单：长 140 cm、宽 85 cm，用棉布制作。

（三）实施过程

1. 铺备用床流程和方法（图 1-2-3、表 1-2-1）铺备用床的目的是保持病室整洁、美观；准备接收新入院患者。

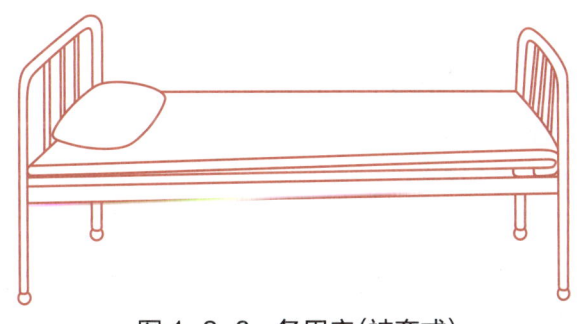

图 1-2-3　备用床（被套式）

表 1-2-1 铺备用床的实施过程

操作环节	操作步骤	要点说明
备物检查	1. 备齐用物，按使用先后顺序置于护理车上推至床边； 2. 检查床、床垫的功能是否完好	节时省力，避免多次走动
移开桌椅	移开床旁桌距床约 20 cm，移床旁椅至床尾正中约 15 cm	—
放置用物	用物按使用顺序置于床旁椅上（自下而上放置枕芯、枕套、棉胎或毛毯、被套、大单）	便于取用
翻扫床垫	1. 纵翻或横翻床垫，自床头至床尾清扫床垫 2. 按需铺床褥，床褥中线与床中线对齐	避免床垫局部长期受压而发生凹陷
铺大单	1. 将大单中线对齐床中线，分别向床头、床尾、近侧、对侧散开； 2. 铺近侧床头，一手将床头的床垫托起，一手伸过床头中线将大单塞入床垫下	动作要轻，避免尘埃飞扬；操作者面向床角，两脚前后分开，呈弓步；上身保持直立，两膝稍屈，减少来回走动
折床角	1. 在距床头约 30 cm 处，向上提起大单边缘，使其同床边垂直，呈一等边三角形，以床沿为界将三角形分为两半； 2. 上半三角覆盖于床上，下半三角平整地塞于床垫下。用斜角法（将上半三角塞于床垫下，使之成为一斜角，见图 1-2-4）或直角法（将上半三角底边拉出，拉出部分的边缘与地面垂直，将拉出部分塞于垫下，使之成一直角）铺好床角； 3. 同法铺近侧床尾的床角； 4. 两手将大单中部边缘拉紧，向内塞入，平铺于床垫下； 5. 从床尾转至对侧，同法铺好对侧大单	床角美观整齐，不易松散；铺大单顺序：先床头后床尾，先近侧后对侧；使大单平整，不易产生褶皱
套被套	1. S 式（图 1-2-5） (1) 将被套正面向外平铺于床上，中线与床中线对齐，封口端齐床头，开口端朝床尾，分别向床尾、近侧、对侧展开 (2) 将被套开口端上层打开至 1/3 处 (3) 将折好的 S 形棉胎放于开口处，拉棉胎上缘至被套封口处，再将竖折的棉胎两边打开和被套平齐，对好两上角，至床尾，逐层拉平盖被，系带，盖被上缘与床头平齐； (4) 至床尾，一手持被套下层底边中点、棉胎底边中点、被套上层底边中点于一点，一手展平一侧棉胎；两手交换，展平另一侧棉胎，逐层拉平盖被，系好尾端开口处系带 (5) 将盖被的两侧边缘向内折和床沿平齐，铺成被筒，尾端内折与床尾平齐 2. 卷筒式（图 1-2-6） (1) 将被套正面向内，平铺于床上，开口端朝床尾； (2) 将棉胎铺在被套上，上缘与被套封口边齐； (3) 将棉胎与被套一并自床头卷至床尾，自开口处翻转、拉平、系带	被套正面向外，开口端朝床尾；有利于棉胎放入被套；棉胎上缘与被套被头上缘吻合、平整、充实；盖被平整美观，中线对齐；被筒内面平整，床面整齐、美观
套枕套	1. 将枕套套于枕芯上，四角充实； 2. 轻拍枕芯，枕头横放于床头盖被上，开口处背门	枕头四角充实平整；保持病室整齐美观
整理用物	1. 整理床单位，将床旁桌椅放回原处； 2. 推治疗车离开病室，洗手	保持病室整齐美观

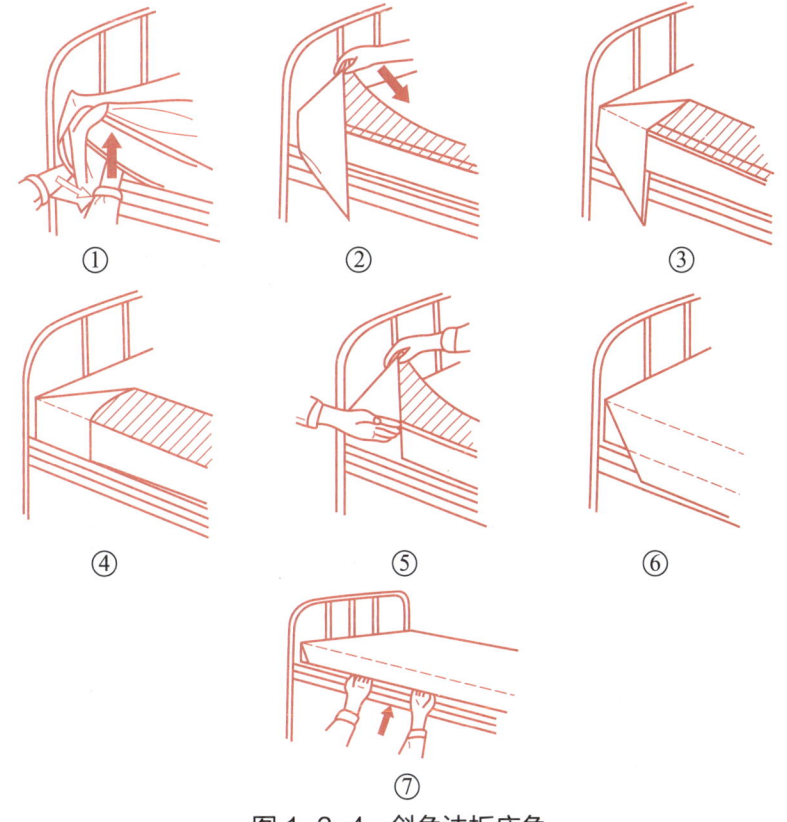

图 1-2-4 斜角法折床角

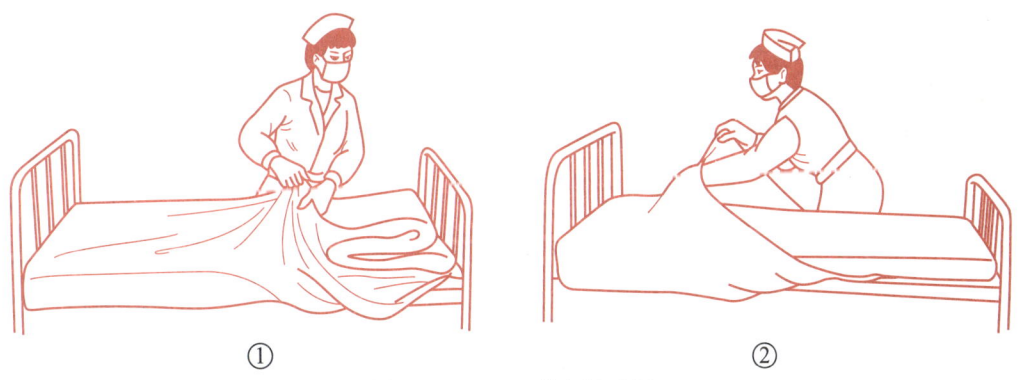

图 1-2-5 S 式套被套法

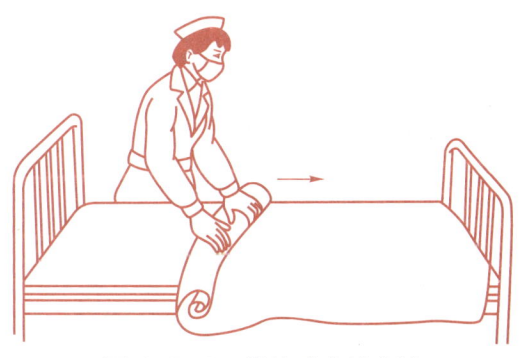

图 1-2-6 卷筒式套被套法

铺备用床

项目二 住院环境

2. 铺暂空床流程和方法(图 1-2-7、表 1-2-2)　暂空床是为即将入院的新患者准备的床铺，一般是在病区接到住院通知电话后在备用床的基础上改铺而成；已住院患者在离床活动时为保持病区整洁而整理成的床铺。

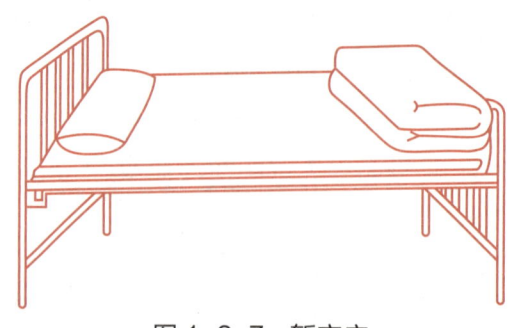

图 1-2-7　暂空床

表 1-2-2　铺暂空床的实施过程

操作环节	操作步骤	要点说明
备物放置	同铺备用床步骤	在备用床基础上完成暂空床的操作
折叠盖被	1. 将枕头放置床旁椅上； 2. 备用床盖被上端 1/4 向内折叠，然后扇形三折于床尾，并使各层平齐	便于患者上下床活动，保持病室整齐美观
酌情铺单	1. 根据患者病情需要，取橡胶中单放于床上，再放中单，中线和床中线对齐，如需铺在床中部，上缘距床头 45~50 cm，两单下垂部分一起平整地塞于床垫下； 2. 转至对侧，同法铺好对侧橡胶单和中单	根据病情需要选用，以保护床褥免受排泄物或分泌物污染 床铺平整、无褶皱
整理归位	1. 将枕头放回床头，将床旁桌椅放回原处； 2. 洗手	—

3. 铺麻醉床流程和方法(图 1-2-8、表 1-2-3)　麻醉床的目的是用于接收和护理麻醉术后的患者；使患者安全、舒适，预防术后并发症；保护被褥不被排泄物、血液及呕吐物等污物所污染。

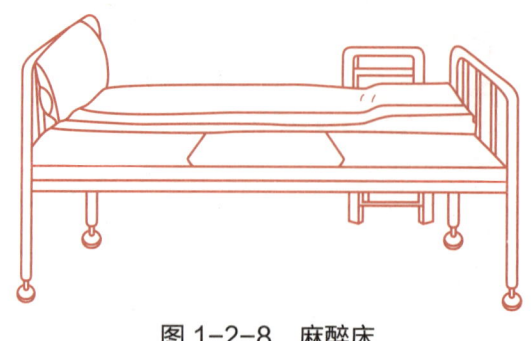

图 1-2-8　麻醉床

表 1-2-3 铺麻醉床的实施过程

操作环节	操作步骤	要点说明
撤除原物	1. 撤除原有枕套、被套、大单等物,放于污物袋内; 2. 酌情翻转床垫	降低术后患者受感染的危险性,使患者舒适
洗手备物	洗手,备齐用物,用物按使用顺序置于治疗车上(自下而上放置枕芯、枕套、棉胎或毛毯、被套、布中单、橡胶中单、大单)	便于取用
移开桌椅	同备用床法	—
铺单折角	1. 按备用床法展开大单,铺近侧大单; 2. 取橡胶中单放于床上,上缘距床头45~50 cm,中线和床中线对齐展开; 3. 取布中单以同法铺在橡胶中单上,中单要全部遮住橡胶中单,将近侧两单下垂边缘部分一并塞于床垫下; 4. 取另一橡胶中单放于床上,上缘平齐床头,中线与床中线对齐展开,取布中单同法压在橡胶中单上,两单下垂边缘部分一并塞于床垫下; 5. 转至对侧,同法逐层铺好大单、橡胶中单、布中单	橡胶中单可保护床褥及大单免受呕吐物、排泄物、分泌物、引流物污染; 橡胶中单禁忌与皮肤直接接触,以免引起不适; 下肢手术可将头端橡胶中单及布中单铺在床尾,非全身麻醉手术者只在床中部铺橡胶中单和布中单; 中线要对齐,各单铺平拉紧; 铺好一侧再铺另一侧,避免过多走动
套被折被	1. 套被套同备用床; 2. 将盖被纵行三折叠于背门一侧,开口向门	以便于接收术后患者; 开口向门,方便接收术后患者
套枕立放	1. 同备用床法套枕套,拍松枕芯; 2. 将枕头横立于床头,开口端背门	以防患者躁动时头部碰撞床栏受伤
整理用物	1. 移回床旁桌,将床旁椅放在接收患者床侧的对侧床尾处; 2. 麻醉护理盘放置于床旁桌上,其他物品按需要放置; 3. 洗手	便于患者移回病床上; 便于抢救和取用

铺麻醉床前需要明确患者的病情及诊断;手术部位、手术名称和麻醉方式;术后所需抢救物品、药品及治疗器械已备齐且性能完好等。

铺麻醉床所需物品除备用床用物以外,另备以下用物:① 橡胶单和布中单(数量可根据需要准备);② 麻醉护理盘:无菌巾内放置开口器、压舌板、舌钳、牙垫、治疗碗、镊子、输氧导管或鼻塞管、吸痰导管和纱布数块;无菌巾外放置血压计、听诊器、护理记录单和笔、弯盘、棉签、胶布、手电筒、别针等。根据病室设施及需要备用物品输液架、吸痰器、氧气筒、胃肠减压器、心电监护仪等;天冷时按需备热水袋加布套、毛毯等。

(四)质量标准

1. 遵循节力原理,病床符合实用、耐用、舒适、安全的原则。
2. 按需要准备用物及环境,铺床时无患者进餐或接受治疗。
3. 按操作规程铺床及准备床单位。动作平稳、连贯;避免多余动作。

(五)注意事项

1. 患者进食或进行治疗时应暂停铺床。

2. 应用节力原则,能升降的床应将床调整至适当高度,以免腰部过度弯曲;铺床时护士身体靠近床边,上身保持直立,两腿间距离与肩同宽,两膝稍屈,两脚根据活动情况前后、左右分开,从而扩大支撑面、降低重心、增强身体稳定性;操作时使用肘部力量,动作平稳、连续、有节律;避免多余动作,减少走动次数,以省时节力。

任务二　调节和控制病区社会环境

良好的病区社会环境,如医院规章制度、病区人际关系及病区文化等因素有利于患者全面康复,因此护士应认真评估患者心理、社会方面的需求,及时予以满足,帮助患者尽快适应病区的社会文化环境。

一、病区社会环境对患者的影响

(一) 医院规章制度对患者的影响

每个医院根据各自的具体情况制订院规,如入院须知、探视规则、陪护制度等,以保证诊疗护理工作的正常进行,使预防和控制医院内感染工作便于实施,为患者提供良好的休息与睡眠条件。医院规则既是对患者的保护,又是一种约束,如患者须遵从医生和护士的指导,不能完全按照自己的意志进行活动,容易产生压抑感;患者与外界接触减少,只能在探视时间内见到家属和亲友,易产生孤寂、焦虑感。因此,护士应根据患者的不同情况和适应能力,主动给予帮助和指导,向患者及家属介绍医院规章的内容,耐心解释各项规则的必要性,以获得理解,使患者能尽快地适应医院规则而维持较好的身心状态,促进康复。

(二) 病区人际关系对患者的影响

在医院环境中,和睦的人际关系是保持患者良好心理状态的重要条件。病区医护人员与病员以及他们的亲属之间,医生与护士之间,由于工作的需要,构成了特殊的社会人际环境。做好病区人际环境的管理工作,对于贯彻医院的管理制度,维持病区的正常秩序,改善医患关系,促进各项工作的有效运行,具有积极的示范、协调和推动作用。

由于疾病和对医院环境的适应障碍,患者往往会感到害怕、焦虑、孤独等,期望得到心理上的支持。护士在为患者提供躯体护理的同时,要注重其心理、社会需求,与患者建立治疗性关系,即良好的护患关系。护士应以患者为中心,从患者的角度考虑问题,通过积极的情绪和工作态度,友善和蔼的语言等影响患者,以护士的知识和能力赢得患者的信任。

(三) 医院文化对患者的影响

当患者从一个熟悉的文化环境来到医院,因受到陌生文化冲击会产生心理和生理上的失衡,出现不舒服、无助及不知所措的感觉。需要在新环境的文化模式中不断调整与改变自己,这往往使人产生挫折感。对新环境感到生疏,与亲人或熟悉的朋友分离或语言不通,因而备感无助和孤单,对新环境产生焦虑和恐惧。

护士应了解和熟悉患者的文化背景,分析文化差异对患者的影响,站在多元文化角度为患者提供人性化的优质护理服务,重视患者的精神需求,经常与患者沟通,了解患者需求,尊重患者的各项权利,理解、关心患者,给患者一个舒适、充满生机、活力的氛围,为他们营造一种安静和谐的诊治环境,满足患者的需求,以减缓文化冲击,帮助其适应医院文化环境。

二、病区社会环境的调节和完善

(一) 完善护理规章制度

医院规则既是对患者行为的指导,又是对患者的一种约束,会对患者产生一定的影响,协助患者熟悉医院规则,可以帮助患者适应环境。

1. 让患者对其周围环境具有一定的自主权　每个患者都有不同的生活习惯,而生病住院后患者较难适应的是不能完全按照自己的意志进行活动,因此,要在维护院规的前提下,尽可能让患者拥有其个人的环境,并对患者的居住空间表示尊重,如进入病室时应先敲门,帮助患者整理床单位时应先取得患者的同意。

2. 加强探视、陪伴制度的管理　亲友的探视或陪伴是对患者的情感支持,可以满足患者的安全感和归属感,减少寂寞与社交隔离,因此,要尊重前来探视的患者亲属和朋友。但探视者应遵守有关制度,如按规定的时间探视,每次探视不得超过规定的人数,探视者不得影响患者的休息和医疗护理等。由医生或负责护士根据病情决定是否需要陪伴,病区签发或收回陪伴证;在班护理人员应经常与陪伴人取得联系,督促陪伴人遵守病区管理规定,维持病房秩序,在查房和治疗时间里,应嘱其离开病室,同时不得依赖陪护做患者的护理工作。

3. 尊重患者的隐私权　为患者做治疗护理时,应该适当地遮盖或遮挡患者,避免不必要的暴露;对患者的个案讨论、诊断鉴定、检查结果、治疗与记录,护士有义务为患者保密。

4. 提供有关信息及健康教育　在做任何检查、治疗或护理时,都应该给予患者适当的解释与心理支持,使患者了解这些措施的目的,以减少患者的紧张和恐惧心理,同时还应鼓励患者参与决策,以提升其自我价值感和控制能力。

5. 鼓励患者自我照顾　对自理能力受损、生活需他人照顾的患者,在病情允许的情况下,创造条件并鼓励患者参与自我照顾,以恢复其自信心与自护能力,促进其康复。

(二) 促进患者角色适应

患者角色具有社会特殊性,可能给患者本人及他人带来影响。人们期望患者能正常履行义务和行使权利,完全符合其角色的要求,但现实中实际角色与角色期待有一定的距离。也就是说,从生病以前的常态角色向患者角色或者康复后从患者角色向常态角色转变,都有一个适应过程。适应不良往往导致心理变化,进一步影响健康和生活。因此,当患者出现角色适应不良时,护士应尽快帮助他们适应角色。

护士对患者要表示接纳、尊重、关心和爱护。护士应主动了解不同病情、来自不同生活背景的患者的心理、生理感受,给予恰当的心理疏导;让患者参与治疗和护理计划,以减轻顾虑,主动配合;对恢复期患者,注意锻炼患者的自理能力,以恢复患者的自尊、自信心和自我控制感,避免患者角色行为强化,启发其对生活和工作的兴趣,逐渐适应自立的需要。

(三)建立良好护患关系

护患关系是一种特殊的人际关系,是一种服务者与服务对象之间的关系,是护理实践中人际关系的主要方面。作为服务者的护士,在履行职责时,要做到不论民族、信仰、年龄、性别、职业、文化背景、职位高低、远近亲疏,均一视同仁。在护理活动中,护士应善于运用治疗性语言,鼓励患者增强战胜疾病的信心;在进行护理操作中,护士应以端庄的仪表、积极的情绪、乐观的态度、热情的服务、娴熟的技术、机敏的判断,赢得患者的信任,消除患者的疑虑,给患者心理上的安慰。护士应从多方面给予患者关心照顾,做到急患者所急、想患者所想,使之感到时刻被关注。建立良好的护患关系,有助于增加患者战胜疾病的信心。通过护患之间友好、健康的沟通,创造和维护一个良好的医院社会环境。

(四)加强护理安全管理,杜绝护理差错事故

为患者创造一个安全的休养环境是优质护理服务的基础,在护理工作中对影响护理安全的因素进行分析,制订有效的控制措施,是防范护理差错和事故的重要环节。

1. 护理差错和护理事故的概念

(1) 护理差错:是指凡在护理工作中,因责任心不强,不按规章制度办事,或技术问题等原因造成的错误,增加患者精神和肉体上的痛苦,或影响治疗和护理工作的正常进行,但未造成严重后果和构成事故。

(2) 护理事故:是指凡在护理工作中,因责任心不强,不按规章制度办事,或技术问题等原因造成的过失,直接造成患者死亡、伤残或组织器官损伤而导致功能障碍。

(3) 护理安全问题的表现:① 机械性损伤,如跌倒、坠床、压疮;② 温度性损伤,如烫伤、冻伤或电灼伤;③ 化学性损伤,如用错药;④ 生物性损伤,如医院内感染其他疾病;⑤ 医源性损伤,由于医务人员言行不慎对患者造成心理、生理上的损伤。

2. 发生护理差错和护理事故的原因

(1) 主观原因:护理人员本身的原因,如护理安全意识和法律意识淡薄、责任心不强、专业能力欠缺。

(2) 客观原因:① 护理管理不够完善,如相关制度不够健全、对护士的教育培训不够重视、护理人力资源缺乏;② 病区环境因素,如病区布局不够合理、相关物品配备不完善、器械或药品的性能和质量有问题、危险品的保管和使用不当;③ 患者方面的原因,如患者病情的复杂和多变、患者遵医行为不良。

3. 护理差错和护理事故的防范措施　目前临床上发生的护理差错和护理事故虽然原因多样,但护理人员的法律意识、安全意识、责任心和技术水平是重要的基本原因,因此护理人员需要从规范自身做起,杜绝此类差错事故的发生。

(1) 加强各种规章制度、护理安全和法律知识的学习,增强护理安全意识,明确护士的责任和义务,牢固树立"安全第一,质量第一"的观念。如学习《护士条例》《医疗事故处理条例》《护理差错标准和处理办法》《护理核心制度》等文件,自觉遵守法纪法规,依法施护。

(2) 加强专业理论和技术培训提高专业素质。规范和强化护理基本知识和技能的学习和运用;参加各种形式的继续教育和新知识、新技术的学习培训,从根本上防止技术性护理差错和事故的发生。

(3) 自觉遵守各项护理操作制度和规程,针对不同患者认真观察病情,在权力允许范围内辨证施护,同时规范书写各种护理文件。

(4) 加强护患沟通,灵活运用沟通技巧进行健康教育和指导,增加患者对医嘱的接受和遵从。同时关心、体贴、理解患者,提高患者对护理人员的信任,以避免不必要的护患纠纷。

4. 护理差错和护理事故的管理方案

(1) 各科室要建立差错、事故登记本,及时登记发生护理差错、事故的原因、经过和后果。

(2) 发生护理差错事故,应立即向带教老师或护士长汇报,当事人不得隐瞒事实。

(3) 严重差错与事故的各种有关记录、检验报告及造成事故的药品、器械等均应妥善保管,不得擅自涂改、销毁,准备鉴定。

(4) 及时组织讨论,分析原因,吸取教训,并提出防范措施和处理意见。

(5) 严重护理差错、事故应及时向护理部汇报。

模块二
预防和控制医院内感染

　　控制和预防医院内感染是保障患者安全,提高医疗质量及维护医务人员职业健康的一项重要工作。世界卫生组织提出有效控制医院内感染的关键措施为清洁、消毒、灭菌、无菌技术、隔离、合理使用抗生素及监测等,这些措施的实施与护理工作密切相关,因此,落实预防与控制医院内感染的各项措施、标准和规范,加强医院内感染管理中的护理管理具有十分重要的意义。

项目一 医院内感染的基本知识

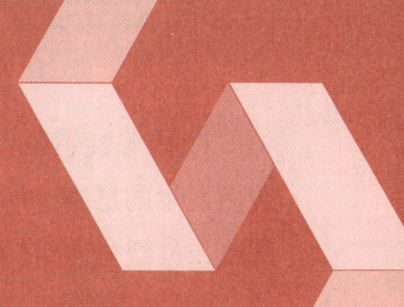

学习目标

1. 掌握医院内感染的概念和分类,标准预防的概念;了解医院内感染发生的原因和预防与控制。
2. 熟悉医院内感染控制的质量标准,能自觉遵守医院内感染相关规章制度。
3. 能按照标准预防原则进行个人防护,在护理工作中逐渐养成职业习惯。
4. 掌握七步洗手法、戴口罩的方法及注意事项,操作中严格遵守操作流程,培养慎独精神,逐渐养成职业习惯。

情境导入

患者,男,18岁,因腹痛、呕吐来院就诊。检查其左下腹有压痛、反跳痛等,诊断为阑尾炎,医院欲为患者进行急诊手术。

请思考:
1. 如何预防患者发生医院内感染?
2. 什么是医院内感染?导致医院内感染发生的基本条件是什么?

任务一 认识医院内感染

一、概述

(一)医院内感染的概念

医院内感染,广义地讲指任何人在医院活动期间由于遭受病原体侵袭而引起的诊断明确的感染。狭义上常指住院患者在医院内获得的感染,包括在住院期间发生的感染和在医院内获得出院后发生的感染,但不包括入院前已开始或者入院时已处于潜伏期的感染。医院工作人员在医院内获得的感染也属医院内感染。

(二)医院内感染分类

根据在医院中获得病原体的来源不同,医院内感染分为内源性感染和外源性感染。

1. **内源性感染** 又称自身感染,指各种原因引起的患者在医院内遭受自身固有病原体侵袭而发生的感染。病原体来自患者自身携带(如皮肤、口腔、咽喉、泌尿生殖道、肠道)的正常菌群或条件致病菌,在患者抵抗力降低或免疫功能下降时,体内生态环境失去平衡或发生细菌移位,即可发生感染。如术后伤口感染病原体可来自患者自身皮肤,链球菌感染病原体可来自口腔,肠道大肠杆菌可引起泌尿道感染。

2. **外源性感染** 又称交叉感染,病原体来自患者体外,通过直接或间接感染途径传播给患者而引起的感染。如医护人员手、血制品、患者与患者之间、患者与医务人员之间的直接感染,以及通过空气、水、污染的医疗器械等的间接感染。外源性感染可以通过加强消毒、灭菌、隔离措施和宣传教育工作等加以预防和控制。

二、医院内感染发生的条件

感染源、传播途径和易感宿主是医院内感染发生的三个基本条件,三者同时存在并互相联系构成了感染链,就会导致感染。缺少或切断任一要素,医院内感染都不可能发生。因此,医护人员可以通过各种感染控制措施切断感染链,达到预防感染发生的目的。

(一) 感染源

感染源指病原体自然生存、繁殖并排出的宿主(人或动物)或场所。主要分为两类。

1. **内源性感染源** 感染来自患者自身。患者身体某些特定部位的常居菌或暂居菌,或来自外部环境并定植在这些部位的正常菌群,以及身体其他部位感染的病原微生物,在一定条件下可引起患者自身感染或传播感染。

2. **外源性感染源**

(1) 已感染的患者及病原携带者:病原携带者(包括携带病原体的患者、医务人员、探陪人员)是医院内感染中的另一重要感染源,一方面病原微生物不断生长繁殖并经常排出体外,另一方面携带者本身因无自觉症状而常被忽视,因此其临床意义更大。

(2) 环境感染源:医院的空气、水源、设备、器械、药品、食品及垃圾等容易受各种病原微生物的污染而成为感染源,如铜绿假单胞菌、沙门菌等兼有腐生特性的革兰氏阴性菌可在潮湿的环境或液体中存活并繁殖。

(3) 动物感染源:各种动物如鼠、蚊、蝇、蟑螂、螨等都可能感染或携带病原微生物而成为动物感染源。

(二) 传播途径

传播途径指病原体从感染源排出后侵入易感宿主的途径和方式。主要包括以下途径。

1. **空气传播** 指带有病原微生物的微粒子(直径≤5 μm)如飞沫、菌尘,远距离(>1 m)通过空气流动导致的疾病传播。如含出血热病毒的啮齿类动物、家禽,通过排泄物污染尘埃后形成气溶胶颗粒传播流行性出血热;开放性肺结核患者排出结核分枝杆菌通过空气传播给易感人群;麻疹和水痘也是优先通过空气传播。

2. 飞沫传播　指带有病原微生物的飞沫核(直径>5 μm)在空气中短距离(<1 m)移动到易感人群的口腔黏膜、鼻黏膜或眼结膜等导致的传播。个体在咳嗽、打喷嚏、谈笑时可从口、鼻腔喷出的小液滴;医务人员进行某些诊疗操作如吸痰时产生的液体微粒,这些液滴或液体微粒都称为飞沫。飞沫含有呼吸道黏膜的分泌物及病原体,液滴较大,在空气中悬浮时间不长,只能近距离地传播给周围的密切接触者。如猩红热、白喉、严重急性呼吸综合征(SARS)、流行性脑脊髓膜炎、肺鼠疫主要通过飞沫传播。

3. 接触传播　指病原体通过手、媒介物直接或间接接触导致的传播,接触传播是外源性感染的主要传播途径。

(1) 直接接触传播:感染源直接将病原微生物传播给易感宿主,如母婴间风疹病毒、巨细胞病毒、艾滋病病毒等传播感染;患者之间、患者与其他人员(包括医务人员、探陪者)之间,也可通过手的直接接触而感染病原体。

(2) 间接接触传播:感染源排出的病原微生物通过媒介传播给易感宿主。最常见的传播媒介是医务人员的手,其次是各种诊疗活动如侵袭性诊治器械和设备、血液及血制品、药品及药液,以及各种原因导致医院水源或食物被病原微生物污染而引起的传播,如呼吸机相关性肺炎、输血导致的病毒性肝炎、静脉高营养液污染后引起的菌血症。病原体通过饮水源、食物进行传播可导致医院内感染暴发流行。

(三) 易感宿主

易感宿主指对某种疾病或传染病缺乏免疫力的人。医院是易感人群相对集中的地方,易发生感染且容易流行。

病原体传播到宿主后是否引起感染主要取决于两个因素:病原体的毒力和宿主的易感性。病原体的毒力取决于其种类和数量;宿主的易感性取决于病原体的定植部位和宿主的防御能力。医院内感染常见的易感人群有:婴幼儿、老年人,机体免疫功能严重受损者,接受各种免疫抑制剂治疗者,不合理使用抗生素者,接受各种侵入性诊疗操作者,营养不良者,手术时间长或住院时间长的患者,精神状态差、缺乏主观能动性者。

三、医院内感染发生的原因

医院内感染的发生与个体自身的免疫功能状况、现代诊疗技术的应用和医院内感染管理体制等密切相关。

(一) 自身因素

1. 生理因素　包括年龄、性别等。如婴幼儿和老年人医院内感染发生率高,主要原因为婴幼儿尤其是低体重儿、早产儿等自身免疫系统发育不完善、防御功能低下;老年人脏器功能衰退、抵抗力下降;女性在特殊生理时期如月经期、妊娠期、哺乳期时,个体敏感性增加,抵抗力下降。

2. **病理因素** 由于疾病使患者对病原微生物的抵抗力降低，如恶性肿瘤、血液病、糖尿病、肝疾病等造成个体自身抵抗力下降；皮肤或黏膜的损伤，局部缺血；伤口内有坏死组织、异物、血肿、渗出液积聚等均有利于病原微生物的生长繁殖，诱发感染。个体的意识状态也会影响医院内感染的发生，如昏迷或半昏迷患者易发生误吸而引起吸入性肺炎。

3. **心理因素** 个体的情绪、暗示作用、应激反应等在一定程度上可影响其免疫功能和抵抗力，如患者情绪乐观、心情愉快可以提高免疫功能，从而减少发生医院内感染的机会。

(二) 外在因素

1. **医院环境** 医院是患者聚集的场所，其环境易受各种病原微生物的污染。如某些建筑布局不合理、卫生设施不健全、污物处理不当等会增加医院空气中病原微生物的浓度，医疗器械、设备等未按规定进行消毒灭菌，均会增加发生医院内感染的机会。医院内居留愈久的病原体，由于其耐药、变异，病原微生物的毒力和侵袭性强，常成为医院内感染的共同来源或成为持续存在的流行菌株。

2. **诊疗活动** 现代诊疗技术和新型药物的应用对医学的发展具有强大的推动作用，然而在造福人类健康的同时，也增加了医院内感染的危险性。

(1) 侵入性诊疗机会增加：各种侵袭性诊疗技术的应用与推广，如内镜、器官移植、中心静脉插管、气管插管、气管切开、血液净化、机械通气等，破坏了机体皮肤和黏膜的屏障功能，把致病微生物带入机体或为致病微生物入侵机体创造了条件，从而导致医院内感染的发生。

(2) 放疗、化疗、免疫抑制剂的应用：放疗、化疗杀灭肿瘤细胞的同时，对机体正常细胞也造成一定程度的损伤，降低了机体的防御功能和免疫系统功能，为医院内感染创造条件。皮质激素、各种免疫抑制剂的使用改变了机体的防御状态，对免疫系统甚至起到破坏作用，增加了对感染的易感性。

(3) 不合理使用抗生素：治疗过程中不合理使用抗菌药物，如无适应证的预防性用药、术前用药时间过早、术后停药过晚、用药剂量过大或联合用药过多等，均易破坏体内正常菌群，导致耐药菌株增加、菌群失调和二重感染。抗菌药物滥用引起的医院内感染，其病原体多以条件致病微生物和多重耐药细菌为主。

3. **医院管理机制** 医务人员对医院内感染重视不够、资源不足、投入缺乏，医院内感染管理制度不健全、执行不到位、监管不到位、培训不全面等都会导致医院内感染的发生。

四、医院内感染的预防与控制

为保障医疗安全、提高医疗质量，各级各类医院应建立医院内感染管理责任制。医院内感染的预防与控制属于一项系统工程，需要统一协调管理，领导重视是做好医院内感染管理工作的前提，各职能部门的配合支持关系到医院内感染控制系统能否正常运转，专职人员的水平决定着医院内感染管理工作的成效。

（一）建立医院内感染管理体系

《医院感染管理办法》规定：住院床位总数在100张以上的医院通常设置三级管理组织，即医院感染管理委员会、医院感染管理科、各科室医院感染管理小组；住院床位总数在100张以下的医院应当指定分管医院感染管理工作的部门，其他医疗机构应当有医院感染管理专（兼）职人员。

1. 医院感染管理委员会　系医院感染管理的最高组织机构和决策机构，负责制订本医疗机构医院感染管理计划及医院感染防控总体方案，并对医院感染管理工作进行监督和评价。

2. 医院感染管理科　肩负着管理和专业技术指导双重职责的职能科室。在医院领导和医院感染管理委员会的领导下行使管理和监督职能，对医院内感染相关事件的处理进行专业技术指导的业务职能。

3. 各科室医院感染管理小组　是医院内感染管理三级组织的"一线"力量，是医院感染管理制度和防控措施的具体实践者。小组成员包括医生和护理人员，通常由科主任或主管副主任、护士长、病房医生组长、护理组长组成，在科主任领导下开展工作。

（二）健全、落实各项规章制度

1. 管理制度　包括患者入院、住院和出院三个阶段的随时、终末和预防性消毒隔离制度、清洁卫生制度、供应室物品消毒隔离制度、感染管理报告制度等。

2. 监测制度　严格按照国家卫生健康委员会推行的检测标准，做好灭菌效果，一次性医疗器材，门、急诊常用医疗器械，以及感染高发科室如换药室、手术室、血透室、重症监护室、产房、新生儿室等消毒卫生标准的监测。

3. 消毒质量控制标准　医院内空气消毒、物品表面消毒、各种管道装置的消毒和医护人员手的消毒等应符合国家卫生行政部所规定的医院消毒卫生标准。

（三）合理布局医院建筑和设施

医院建筑应布局合理，设施应有利于消毒隔离。凡是与患者直接接触的科室均应设置物品处置室，其目的是将患者接触过的物品先消毒达到无害化再进一步处理。

（四）落实医院感染管理措施

依据预防和控制医院内感染的法律法规、标准规范，结合具体的工作过程，落实医院内感染管理措施，制订相应的标准操作规程，开展医院感染管理措施的持续质量改进，不断寻找易感因素，易感环节，采取有效的干预措施，切实做到控制感染源、切断传播途径、保护易感人群。

（五）加强医院内感染知识教育

重视医院感染管理学科的建设，建立专业人才培养制度，充分发挥医院内感染专业技术人员在预防和控制医院内感染工作中的作用。

（六）采取合理的诊断治疗方法

有的放矢使用抗菌药，加强耐药监控。应用抗菌药物要有明确的指征和正确的给药方法。

任务二　执行标准预防措施

标准预防是基于患者的体液（血液、组织液等）、分泌物（不包括汗液）、排泄物、黏膜和非完整皮肤均可能含有病原体的原因，针对医院患者和医务人员采取的一组预防感染措施。标准预防包括手卫生，根据预期可能的暴露穿戴手套、隔离衣、口罩、帽子、护目镜或防护面罩等个人防护用品，安全注射，以及穿戴合适的防护用品处理污染的物品与医疗器械等。

一、标准预防的特点

标准预防的特点是：① 既要防止血源性疾病的传播，也要防止非血源性疾病的传播；② 强调双向防护，既防止疾病从患者传至医务人员，又防止疾病从医务人员传至患者；③ 根据疾病的主要传播途径，采取相应的隔离措施，包括接触隔离、空气隔离和微粒隔离。

二、标准预防措施

（一）洗手

接触患者的血液、体液、分泌物、排泄物及其污染物品时，不论其是否戴手套，都必须洗手。遇到下述情况必须立即洗手：① 直接接触患者前后；② 从同一患者身体的污染部位移动到清洁部位时；③ 接触患者黏膜、破损皮肤或伤口前后；④ 接触患者血液、体液、分泌物、排泄物、伤口敷料等之后；⑤ 接触患者周围环境及物品后；⑥ 穿脱隔离衣前后，脱手套之后；⑦ 进行无菌操作、接触清洁、无菌物品之前；⑧ 处理药物或配餐前。

（二）戴手套

手套可以预防医务人员成为传播微生物的媒介，即防止医务人员将从患者或环境中污染的病原体通过手在人群中传播。应根据不同操作的需要，选择合适种类和规格的手套：① 接触患者的体液、分泌物、排泄物等及污染物品时，应戴一次性使用医用橡胶检查手套，为两位患者进行操作时，一定要洗手并更换手套，手套不能代替洗手；② 进行手术、换药等无菌操作，接触患者破损皮肤、黏膜时，应戴一次性使用灭菌橡胶外科手套；③ 一次性手套应一次性使用。操作中手套破损要立即更换，脱手套后仍需立即洗手。

（三）正确使用口罩、护目镜和防护面罩

1. 根据不同的诊疗要求选用不同种类的口罩　一般诊疗活动可佩戴一次性使用医用口罩或医用外科口罩；手术室工作或诊疗免疫功能低下患者、进行有体液喷溅的操作或侵入性操

作时应戴医用外科口罩;接触经空气传播传染病患者、近距离(≤1 m)接触飞沫传播的传染病患者或进行产生气溶胶操作时,应戴医用防护口罩。

2. 下列情况应使用护目镜或防护面罩　在进行可能发生患者体液、分泌物、排泄物等喷溅的诊疗、护理操作时;为呼吸道传染病患者进行气管切开、气管插管等近距离操作,可能发生患者体液、分泌物等喷溅时,宜使用全面型防护面罩。佩戴前应检查有无破损,佩戴装置有无松脱。每次使用后应清洁与消毒。

(四) 隔离衣、防护服与鞋套的使用

工作人员穿隔离衣或防护服是为防止被传染性的血液、分泌物、渗出物、飞溅的水和大量传染性物质污染。

1. 应根据诊疗工作的需要,选用隔离衣或医用一次性防护服。隔离衣能遮盖住全部衣服和外露的皮肤。

2. 下列情况应穿隔离衣　接触经接触传播的感染性疾病患者或其周围环境时,如肠道传染病患者、多重耐药菌感染患者等;可能受到患者体液、分泌物、排泄物污染时;对实行保护性隔离的患者,如大面积烧伤、骨髓移植等患者的诊疗、护理时穿无菌隔离衣。

3. 下列情况应穿医用一次性防护服　接触甲类传染病患者及乙类按甲类传染病管理的传染病患者时;接触传播途径不明的新发传染病患者时;为高致病性、高病死率的传染病患者进行诊疗护理操作时。

4. 鞋套应具有良好的防水性能,并一次性应用。应在规定区域内穿鞋套,如从潜在污染区进入污染区时、从缓冲间进入负压病室时和进入洁净医疗用房时应穿鞋套,离开该区域时应及时脱掉。发现鞋套破损应及时更换。

(五) 可重复使用的设备

1. 可重复使用的医疗用品和医疗设备,在用于下一位患者时根据需要进行消毒或灭菌处理。

2. 处理被患者体液、分泌物、排泄物污染的仪器设备时,要防止工作人员皮肤和黏膜暴露及工作服被污染,以致将病原微生物传播给患者和污染环境。

3. 需重复使用的利器,应放在防刺的容器内,以便运输、处理和防止刺伤。

(六) 环境、物体表面、餐饮具与衣物的消毒

1. 对医院普通病房的环境,物体表面包括床栏、床边、床头桌、床旁椅、门把手等,经常接触的物体表面定期清洁,遇污染时随时消毒。

2. 在处理和运输被血液、体液、分泌物、排泄物污染的被服、衣物时,要防止医务人员皮肤和黏膜暴露,防止污染工作服和环境。

3. 可重复使用的餐饮具应清洗、消毒后再使用,对隔离患者尽可能使用一次性餐饮具。

4. 重复使用的衣服置于专用袋中,运输至指定地点进行清洗、消毒,并防止运输过程中的污染。

（七）急救场所可能需要复苏

用简易呼吸囊（复苏袋）或其他通气装置以代替口对口人工呼吸方法。

（八）医疗废物处理

应按照国家颁布的《医疗废物管理条例》及相关法律法规进行无害化处理。医疗废物严格分类，锐器放进锐器盒中处理，防止针刺伤。

任务三　实施七步洗手法和戴口罩法

洗手和戴口罩是护士工作中最常用的预防疾病感染的基本措施，也是保护健康人和住院患者避免发生感染传播的基本手段。因此，护士必须根据疾病的种类和接触的医院环境正确洗手和戴口罩，并通过健康教育普及至普通民众。

一、七步洗手法

有效的洗手可清除手部皮肤污垢、碎屑和99%以上的各种暂居菌，是防止医院内感染传播最重要的措施之一。

（一）洗手

1. 操作准备

（1）环境准备：清洁、宽敞、明亮、安全。

（2）护士准备：衣帽整洁，修剪指甲，取下手表、饰物。

（3）用物准备：流动水洗手设施、洗手液或肥皂、干手设施（干手器或擦手纸或消毒小毛巾）。

2. 实施过程　七步洗手法如图2-1-1所示，实施过程见表2-1-1。

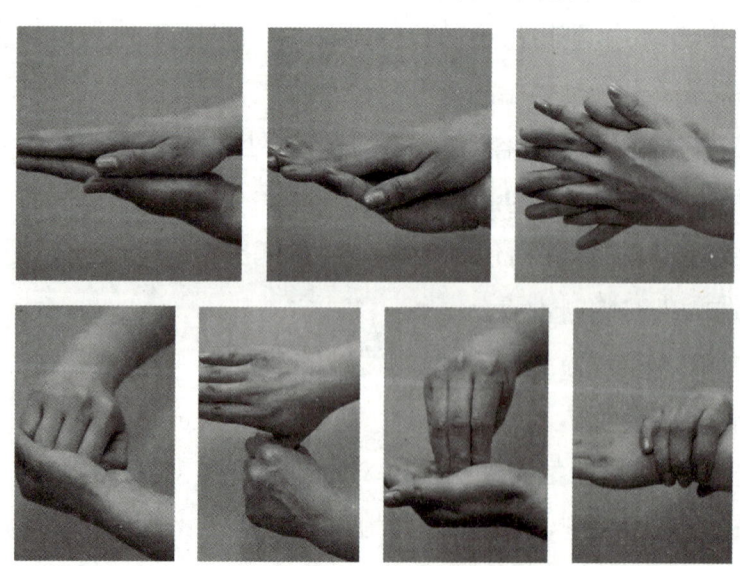

图2-1-1　七步洗手法

七步洗手法

表 2-1-1　七步洗手法的实施过程

操作环节	操作步骤	要点说明
准备	打开水龙头,调节合适水流和水温	水龙头最好是感应式或用肘、脚踏、膝控制的开关
洗手	1. 采用流动水洗手,淋湿双手; 2. 关上水龙头,取适量洗手液或肥皂,均匀涂抹至整个手掌、手背、手指和指缝; 3. 揉搓双手,具体揉搓步骤为 (1) 内：洗手掌,掌心相对,手指并拢相互揉搓; (2) 外：洗背侧指缝,掌心对手背,沿指缝相互揉搓,交换进行; (3) 夹：洗掌侧指缝,掌心相对,双手交叉沿指缝相互揉搓; (4) 弓：洗指背,弯曲手指使关节在另一手掌心旋转揉搓,交换进行; (5) 大：洗大拇指,一手握另一手大拇指旋转揉搓,交换进行; (6) 立：洗指尖,将五个手指尖并拢在另一手掌心旋转揉搓,交换进行; (7) 腕：洗手腕、手臂,握住手腕旋转擦洗,交换进行	水流不可过大,以防溅湿工作服;认真揉搓双手至少 15 秒,注意清洗双手所有皮肤,包括指背、指尖和指缝
冲净	打开水龙头,在流动水下彻底冲净双手	流动水可避免污水污染双手;冲净时指尖向下
干手	关闭水龙头,用干手器烘干双手,或用擦手纸或消毒小毛巾擦干双手,必要时取适量护手液护肤	避免二次污染;宜用纸巾擦干

3. 质量标准　洗手的方法正确,冲洗彻底,工作服未被溅湿。符合《医务人员手卫生规范（WS/T313—2019）》。

4. 注意事项

(1) 明确选择洗手方法的原则：当手部有血液或其他体液等肉眼可见污染时,应用清洁剂和流动水洗手;当手部没有肉眼可见污染时,可用速干手消毒剂消毒双手代替洗手,揉搓方法与七步洗手法相同。

(2) 洗手前,应先摘除手部饰物,并修剪指甲;洗手时,应彻底清洗易污染部位,如指甲、指尖、指甲缝、指关节;洗手时,身体应与洗手池保持一定距离,以免水溅湿工作服;流水冲洗时注意指尖向下。

(二) 卫生手消毒

医务人员接触污染物品或感染患者后,手常被大量细菌污染,仅一般洗手尚不能达到预防交叉感染的要求,必须在洗手后再进行卫生手消毒。

1. 操作准备

(1) 环境准备：清洁、宽敞、明亮、安全。

(2) 护士准备：衣帽整洁,修剪指甲,取下手表、饰物。

(3) 用物准备：流动水洗手设施、洗手液或肥皂,干手设施(干手器或擦手纸或消毒小毛巾),速干手消毒剂。

2. 实施过程　见表2-1-2。

表2-1-2　卫生手消毒的实施过程

操作环节	操作步骤	要点说明
洗手涂剂	1. 按洗手步骤洗手并保持手的干燥； 2. 取适量的速干手消毒剂于掌心，均匀涂抹至整个手掌、手背、手指和指缝，必要时增加手腕及腕上10 cm	符合洗手的要求与要点； 首选速干手消毒剂。消毒剂要求作用快、不损伤皮肤；过敏人群可选用其他手消毒剂
揉搓待干	严格按照洗手的揉搓步骤揉搓双手，直至手部干燥	保证消毒剂完全覆盖手部皮肤； 揉搓时间至少15秒

3. 质量标准　速干手消剂量恰当，揉搓到位。达到《医务人员手卫生规范（WS/T313—2019）》要求。

4. 注意事项

（1）卫生手消毒前先洗手并保持手部干燥，遵循洗手的注意事项。

（2）速干手消毒剂揉搓双手时方法正确，注意手的各个部位都需揉搓。

（3）医务人员下列情况下应进行卫生手消毒：① 接触患者的血液、体液和分泌物后；② 接触被传染性致病微生物污染的物品后；③ 直接为传染病患者进行检查、治疗、护理后；④ 处理传染患者污物之后。

二、戴口罩法

口罩能阻止对人体有害的可见或不可见的物质吸入呼吸道，也能防止飞沫污染无菌物品或清洁物品。包括三类：① 纱布口罩。能保护呼吸道免受有害粉尘、气溶胶、微生物及灰尘伤害，普通脱脂纱布口罩长18 cm左右，宽14 cm左右，应不少于12层，纱布要求密度适当，经纬纱均不得少于9根。② 医用外科口罩。医务人员在有创操作过程中能阻止血液、体液和飞溅物传播，通常为一次性使用的无纺布口罩，有可弯折鼻夹，多为夹层，外层有防水作用，中间夹层有过滤作用，能阻隔空气中直径5 μm颗粒超过90%，内层可以吸湿。③ 医用防护口罩。是能阻止经空气传播的直径≤5 μm感染因子或近距离<1 m接触经飞沫传播的疾病而发生感染的口罩，要求配有不小于8.5 cm的可弯折鼻夹，长方形口罩展开后中心部分尺寸长和宽均不小于17 cm，密合型拱形口罩纵、横径均不小于14 cm，口罩滤料的颗粒过滤效率应不小于95%。

1. 操作准备

（1）环境准备：清洁、宽敞、温湿度适宜。

（2）护士准备：衣帽整洁，洗手。

（3）用物准备：根据需要准备合适的口罩（纱布口罩或医用外科口罩或医用防护口罩）。

2. 实施过程　见表2-1-3。

表 2-1-3　戴口罩法的实施过程

操作环节	操作步骤	要点说明
戴帽子	帽子遮盖住全部头发，戴妥	帽子尺寸合适
戴口罩	1. 医用外科口罩的戴法（图 2-1-2） (1) 将口罩罩住鼻、口及下巴，口罩下方带系于颈后，上方带系于头顶中部； (2) 将双手指尖放在鼻夹上，从中间位置开始，用手指向内按压，并逐步向两侧移动，根据鼻梁形状塑造鼻夹； (3) 调整系带的松紧度，检查闭合性。 2. 医用防护口罩的戴法（图 2-1-3） (1) 一手托住口罩，有鼻夹的一面背向外； (2) 将口罩罩住鼻、口及下巴，鼻夹部位向上紧贴面部； (3) 用另一手将下方系带拉过头顶，放在颈后双耳下，再将上方系带拉过头顶中部； (4) 将双手指尖放在金属鼻夹上，从中间位置开始，用手指向内按鼻夹，并分别向两侧移动和按压，根据鼻梁的形状塑造鼻夹； (5) 将双手完全盖住口罩，快速呼气，检查密合性，如有漏气应调整鼻夹位置	根据用途及佩戴者脸型大小选择口罩； 口罩要求干燥、无破损、无污渍； 如系带是耳套式，分别将系带系于左右耳旁； 不应一只手按压鼻夹； 确保不漏气； 不应一只手按压鼻夹； 应调整到不漏气为止
摘口罩	洗手后先解开下面的系带，再解开上面的系带，用手指捏住系带将口罩取下丢入医疗垃圾袋内	不要接触口罩外面（污染面）
摘帽子	洗手后取下帽子	—

3. 质量标准　戴口罩方法正确。

4. 注意事项

(1) 口罩潮湿后、受到患者血液或体液污染后，应及时更换；纱布口罩应每天更换、清洗与消毒；医用外科口罩只能一次性使用；医用防护口罩能持续应用 6~8 小时。

(2) 正确佩戴口罩，不应只用一只手捏鼻夹；戴上口罩后，不可悬于胸前，更不能用污染的手触摸口罩；每次佩戴医用防护口罩进入工作区域前，应进行密合性检查。

(3) 戴脱口罩前后应洗手。

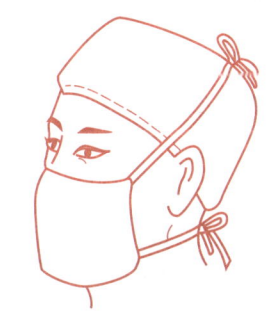

图 2-1-2　医用外科口罩的戴法

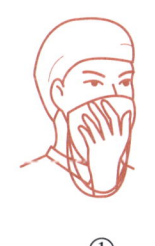 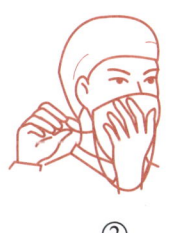 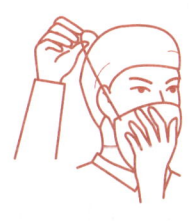 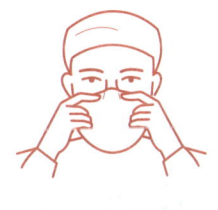

①　　　　　②　　　　　③　　　　　④

图 2-1-3　医用防护口罩的戴法

项目二
清洁、消毒和灭菌

学习目标

1. 掌握清洁、消毒、灭菌的概念，以及常用物理、化学消毒灭菌方法；熟悉特殊污渍的去污方法；熟悉消毒供应中心的布局。
2. 能正确理解医院选择消毒或灭菌方法的原则，并列出医院日常清洁、消毒、灭菌工作的主要内容和具体要求。
3. 了解消毒供应中心的工作内容，强化消毒灭菌知识，加强标准预防理念。

情境导入

患者，男，50岁，因发生交通事故由急救"120"救护车送入急诊，经过检查后医生诊断为"脾破裂"，患者立即被送入手术室行"剖腹探查术"。手术器械采用了压力蒸汽灭菌法，灭菌效果监测结果均符合要求。

请思考：
1. 医院常用的消毒灭菌方法有哪些？
2. 对各种医疗物品进行消毒灭菌时应注意什么？
3. 消毒灭菌的监测方法有哪些？如何监测？

任务一 医院环境和物品的清洁、消毒和灭菌

清洁、消毒和灭菌是预防与控制医院感染的关键措施之一。医院环境和医疗物品的消毒灭菌方法可分为物理消毒灭菌法和化学消毒灭菌法。物理消毒灭菌法是利用物理因素如热力、辐射、过滤等清除或杀灭病原微生物的方法；化学消毒灭菌法是采用各种化学消毒剂来清除或杀灭病原微生物的方法。

一、相关概念

清洁是指去除物体表面有机物、无机物和可见污染物的过程。适用于各类物体表面，也是物品消毒、灭菌前的必要步骤。

消毒是指用物理或化学方法清除或杀灭除芽孢以外的所有病原微生物,使消毒对象达到无害化的一种处理方法。能达到消毒要求的制剂称为消毒剂。

灭菌是指用物理或化学方法杀灭包括芽孢在内的所有微生物,达到无菌水平。常用灭菌法有压力蒸汽灭菌、电离辐射灭菌等物理方法,以及使用化学灭菌剂的化学方法。

二、清洁方法

常用的清洁方法包括水洗、清洁剂或去污剂去污、机械去污、超声清洗等,可大大减少病原微生物的数量及引起感染的机会。在医院环境中常用于家具、地面、墙面、医疗器械等物体表面,或物品消毒、灭菌前的处理。

对于物体表面特殊污渍的去污方法有:① 碘酊污渍。用乙醇或维生素C溶液擦拭;② 陈旧血渍。用过氧化氢溶液浸泡后洗净;③ 甲紫污渍。用乙醇或草酸擦拭;④ 墨水污渍。新鲜污渍用肥皂、清水洗,不能洗净时再用稀盐酸或草酸溶液洗,也可用氨水或过氧化氢褪色;⑤ 铁锈污渍。浸入1%热草酸后用清水洗,也可用热醋酸浸洗;⑥ 高锰酸钾污渍。可用维生素C溶液或0.2%~0.5%过氧乙酸溶液浸泡后洗净擦拭。

三、物理消毒灭菌法

(一)热力消毒灭菌法

利用热力使微生物的蛋白质凝固变性、酶失活、细胞膜和细胞壁发生改变而导致其死亡,达到消毒灭菌的目的。热力消毒灭菌法是效果可靠、使用最广泛的方法,分为干热法和湿热法。干热法由空气导热,传热较慢;湿热法由空气、水蒸气导热,传热较快,穿透力强。相对干干热法,湿热法所需的时间短,温度低。

1. 燃烧法 是一种简单、迅速、彻底的灭菌方法。

适用于:① 不需保存的物品,如特殊感染(破伤风、气性坏疽、铜绿假单胞菌感染)的敷料、病理标本、尸体、废弃衣物、纸张及医疗垃圾的处理,可在焚烧炉内焚烧或直接点燃。② 微生物实验室接种环、试管口的灭菌,直接在火焰上烧灼。③ 急用某些金属器械、搪瓷类物品,灭菌前需清洁并干燥。金属器械可在火焰上烧灼20秒;搪瓷类容器可倒入少量95%以上乙醇,慢慢转动容器后使乙醇分布均匀,点火燃烧直至熄灭。

注意事项:须远离易燃、易爆物品,以确保安全;在燃烧中途不可添加乙醇,以免火焰上窜导致烧伤或火灾;贵重器械及锐利刀剪禁用此法,以免损坏器械或使锋刃变钝。

2. 干烤法 利用专用密闭烤箱进行灭菌。

适用于耐热、不耐湿、蒸汽或气体不能穿透物品的灭菌,如油剂、粉剂、金属和玻璃器皿的灭菌,不适用于纤维织物、塑料制品等物品的灭菌。干烤灭菌所需的温度和时间应根据物品种类和烤箱的类型来确定,一般为① 消毒:120~140℃,10~20分钟;② 灭菌:150℃,2.5小时;

160 ℃,2 小时;170 ℃,1 小时;180 ℃,0.5 小时。

注意事项:① 物品应先清洁,玻璃器皿需保持干燥。② 物品包装大小合适。体积通常不超过 10 cm×10 cm×20 cm;油剂、粉剂的厚度不超过 0.6 cm;凡士林纱布条厚度不超过 1.3 cm。③ 装载符合要求。高度不超过烤箱内腔高度的 2/3,不与烤箱底部及四壁接触,物品间留有充分的空隙。④ 温度设定合理。充分考虑物品对温度的耐受力,按要求设定温度,有机物灭菌温度不超过 170 ℃。⑤ 准确计算灭菌时间:从达到灭菌温度时算起,同时需打开柜体的排风装置,中途不可打开烤箱放入新的物品。⑥ 灭菌后开启柜门。待温度降到 40 ℃以下时方可进行。⑦ 监测灭菌效果(同压力蒸汽灭菌法)。

3. 压力蒸汽灭菌法　是临床应用最广泛、效果最可靠的灭菌方法。主要利用高压饱和蒸汽的高热所释放的潜热灭菌(潜热:当 1 g 100 ℃水蒸气变成 1 g 100 ℃的水时,释放出 2 255 J 的热能)。适用于耐高温、耐高压、耐潮湿的物品,如器械、敷料、搪瓷、橡胶、玻璃制品、某些药品、溶液细菌培养基。

根据排放冷空气的方式和程度不同,将压力蒸汽灭菌器分为下排气式压力蒸汽灭菌器和预真空压力蒸汽灭菌器两大类。

下排气式压力蒸汽灭菌器:利用重力置换的原理,使热蒸汽在灭菌器中从上而下将冷空气由下排气孔排出,排出的冷空气全部由饱和蒸汽取代,再利用蒸汽释放的潜热灭菌。用于微生物培养物、液体、药品、实验室废物和无孔物品的灭菌,可分为手提式压力蒸汽灭菌器(图 2-2-1)和卧式压力蒸汽灭菌器(图 2-2-2)。灭菌器的压力达 103~137 kPa,温度达 121~126 ℃,保持 20~30 分钟可达到灭菌效果。

预真空压力蒸汽灭菌器:利用机械抽真空的原理,使灭菌柜室内形成负压,蒸汽得以迅速穿透到物品内部进行灭菌。用于管腔物品、多孔物品和纺织品等的灭菌。灭菌器参数一般为温度 132 ℃,压力 184.4~210.7 kPa;温度 134 ℃,压力 201.7~229.3 kPa,保持 4~5 分钟可达到灭菌效果。

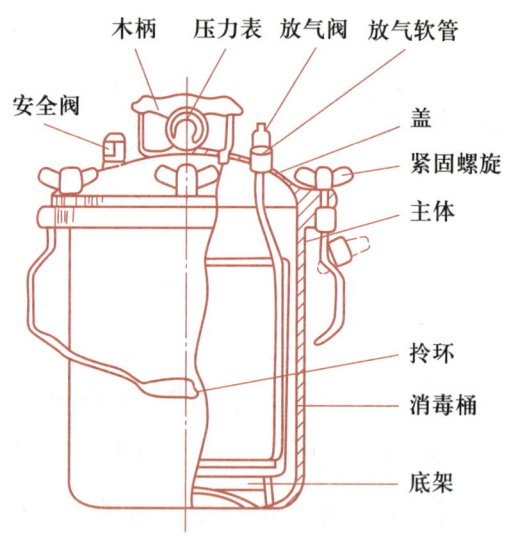

图 2-2-1　手提式压力蒸汽灭菌器

注意事项:① 安全操作。操作人员要经过专门训练,合格后方能上岗;严格遵守生产厂家的使用说明;设备运行前每日进行安全检查并预热。② 包装合适。包装前将待灭菌器械或物品清洗干净并擦干或晾干;包装材料和包装方法符合要求,下排气式压力蒸汽灭菌法物品体积不超过 30 cm×30 cm×25 cm,预真空压力蒸汽灭菌法物品体积不超过 30 cm×30 cm×50 cm;物品捆扎不宜过紧,包内放置化学指示物,包外用化学指示胶带贴封。③ 装载恰当。使用专用灭菌架或篮筐装载灭菌物品,灭菌包之间留有空隙;宜将同类材质的

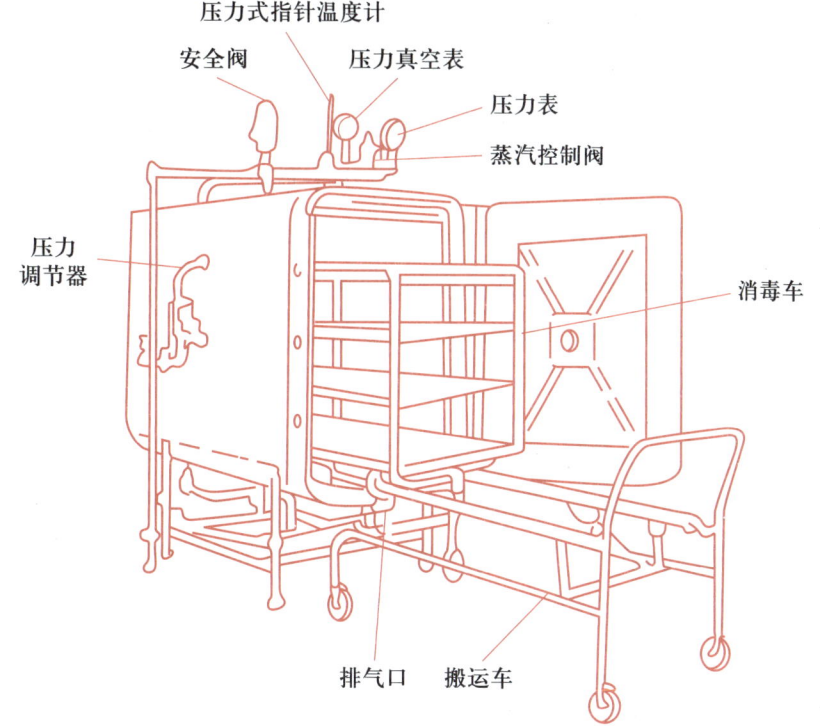

图 2-2-2 卧式压力蒸汽灭菌器

物品置于同一批次灭菌,如材质不同,将纺织类物品放于上层,金属器械类放于下层;下排气式压力蒸汽灭菌法装载体积不得超过柜室容量的80%,预真空压力蒸汽灭菌装填量不得超过90%,但不小于柜室容量的10%。④ 密切观察。灭菌时随时观察压力和温度并准确计时,加热速度不宜过快,只有当柜室的温度达到要求时开始计算灭菌时间。⑤ 灭菌后卸载。物品温度降至室温、压力表在"0"位时取出物品,取出的物品冷却时间>30分钟;每批次应检查灭菌是否合格,若灭菌不彻底或有可疑污染则不作无菌包使用。⑥ 监测灭菌效果。物理监测法:每次灭菌应连续监测并记录灭菌时的温度、压力和时间等参数,记录所有临界点的时间、温度和压力值,结果应符合灭菌要求。化学监测法:通过观察灭菌包包外、包内化学指示物颜色的变化判定是否达到灭菌要求(图2-2-3)。生物监测法:为最可靠的检测方法,通常使用对热耐受力较强的非致病性嗜热脂肪芽孢杆菌的菌片制成标准生物测试包,经灭菌后再取出培养,若全部菌片均无细菌生长表示达到灭菌效果;B-D试验,预真空灭菌器每日开始灭菌运行前空载进行B-D测试,监测合格方可使用。

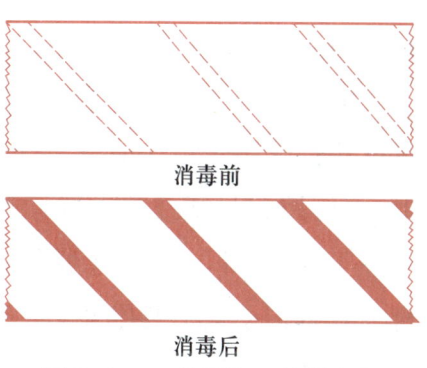

图 2-2-3 化学指示胶带变色

4. 煮沸消毒法　适用于金属、搪瓷、玻璃和餐饮具或其他耐湿、耐热物品的消毒,不能用于外科手术器械的灭菌。在1个标准大气压下,水的沸点是100℃,消毒时间从水沸后算起,煮沸5~10分钟可杀灭细菌繁殖体,煮沸15分钟可杀灭多数细菌芽孢。某些热抗力极强的细菌芽孢需煮沸更长时间,如破伤风杆菌芽孢需煮沸60分钟才可被杀灭。

注意事项:① 消毒前要求。使用软水;物品需保持清洁,将其全部浸没水中;大小相同的容器不能重叠;器械轴节或容器盖子应打开;空腔导管腔内预先灌满水;放入总物品不超过容量的3/4。② 玻璃类物品需用纱布包裹,并在冷水中放入;橡胶制品用纱布包好,水沸后放入;如中途加入物品,则在第二次水沸后重新计时。③ 水的沸点受气压影响,一般海拔每增高300 m,消毒时间需延长2分钟。④ 为增强杀菌作用、去污防锈,可将碳酸氢钠加入水中,配成1%~2%的浓度,沸点可达到105℃。⑤ 消毒后应将物品及时取出置于无菌容器内,及时应用,4小时内未用需要重新煮沸消毒。

5. 其他　湿热消毒还可选择低温蒸汽消毒法和流动蒸汽消毒法。低温蒸汽消毒法是用较低温度杀灭物品中的病原菌或特定微生物,可用于不耐高热的物品;用于乳类、酒类消毒时又称巴氏消毒法。流动蒸汽消毒法可杀灭细菌繁殖体,适用于医疗器械、器具和物品手工清洗后的初步消毒,餐饮具等物品的消毒。

(二) 辐射消毒法

辐射消毒法主要是利用紫外线或臭氧的杀菌作用,使菌体蛋白发生光解、变性,菌体内的氨基酸、核酸、酶遭到破坏而致细菌死亡的消毒方法。

1. 日光暴晒法　利用日光的热、干燥和紫外线作用达到消毒效果。常用于床垫、被服、书籍等物品的消毒。将物品放在直射阳光下暴晒6小时,并定时翻动,使物品各面均能受到日光照射。

2. 紫外线消毒法　紫外线属于波长在100~400 nm的电磁波,消毒使用的C波紫外线波长为250~270 nm,其中杀菌作用最强的为253.7 nm。紫外线可杀灭多种微生物,包括杆菌、病毒、真菌、细菌繁殖体、芽孢等。其主要杀菌机制为:① 作用于微生物的DNA,使菌体DNA失去转换能力而死亡;② 破坏菌体蛋白质中的氨基酸,使菌体蛋白光解变性;③ 降低菌体内氧化酶的活性;④ 使空气中的氧电离产生具有极强杀菌作用的臭氧。

由于紫外线辐照能量低,穿透力弱,因此主要适用于空气、物品表面和液体的消毒。消毒方法:① 用于空气消毒。首选紫外线空气消毒器,可在室内有人时使用;在室内无人情况下,也可用悬吊式或移动式紫外线灯照射,有效距离不超过2 m,数量≥1.5 W/m³,照射时间不少于30分钟。② 用于物品表面消毒。有效照射距离为25~60 cm,物品摊开或挂起,使其充分暴露以受到直接照射,照射时间为20~30分钟。③ 用于液体消毒。可采用水内或水外照射法,紫外线光源应装有石英玻璃保护罩,水层厚度应小于2 cm,并根据辐照强度确定水流速度。

注意事项:① 保持灯管清洁。一般每周用70%~80%乙醇布巾擦拭1次,如发现灰尘、污垢,应随时擦拭。② 消毒环境合适。清洁干燥,电源电压220 V,适宜温度为20~40℃、相对湿度为40%~60%。③ 正确计算并记录消毒时间。紫外线灯消毒时间须从灯亮5~7分钟后开始计时,若使用时间超过 1 000 小时,需更换灯管。④ 加强防护。紫外线对人的眼睛和皮肤有刺激作用,照射时人应离开房间,必要时戴防护镜或穿防护衣或用纱布遮盖双眼、用被单遮盖暴露的肢体,照射完毕后应开窗通风。⑤ 定期监测。至少每年标定 1 次灯管照射强度,普通 30 W 直管型新灯辐照强度应 ≥ 90 μW/cm^2,使用中辐照强度应 ≥ 70 μW/cm^2;30 W 高强度紫外线新灯的辐照强度应 ≥ 180 μW/cm^2。

3. 臭氧消毒法　臭氧在常温下为强氧化性气体,是一种广谱杀菌剂,可杀灭细菌繁殖体、病毒、芽孢、真菌,并可破坏肉毒杆菌毒素等,主要用于空气、水及物品表面的消毒。空气消毒时,应关闭门窗、无人状态下,臭氧浓度 20 mg/m^3,作用 30 分钟;水消毒时,根据不同场所按厂家产品使用说明书要求使用;物品表面消毒时,密闭空间内臭氧浓度 60 mg/m^3,作用 60~120 分钟。

注意事项:① 臭氧对人有害,国家规定大气中臭氧浓度 ≤ 0.16 mg/m^3;② 臭氧具有强氧化性,可损坏多种物品,且浓度越高对物品损坏越重;③ 温湿度、有机物、水的浑浊度、pH 等多种因素可影响臭氧的杀菌作用;④ 空气消毒后开窗通风 ≥ 30 分钟,人员方可进入室内。

(三) 电离辐射灭菌法

利用放射性核素 ^{60}Co 发射高能 γ 射线或电子加速器产生的高能量电子束穿透物品进行灭菌。适用于不耐热的物品,如橡胶、塑料、高分子聚合物(一次性注射器、输液输血器、聚乙烯心瓣膜)、食品、药品和生物制品等在常温下的灭菌,故又称"冷灭菌"。

注意事项:① 应用机械传送物品以防放射线对人体造成伤害。② 为增强 γ 射线的杀菌效果,灭菌应在有氧环境下进行。③ 湿度越高,杀菌效果越好。

(四) 过氧化氢等离子体灭菌法

在特定的电场内,过氧化氢气体发生电离反应,形成包括正电氢离子和自由电子等的低密度电离气体云,具有很强的杀菌作用。适用于不耐热、不耐湿的诊疗器械如电子仪器、光学仪器等的灭菌。不适用的灭菌对象:吸收液体的物品或材料、由含纤维素的材料制成的物品或其他任何含木质纸浆的物品、一头闭塞的内腔、液体或粉末、一次性使用物品、植入物、不能承受真空的器械。

(五) 微波消毒法

微波是一种频率高、波长短、穿透力强的电磁波。在电磁波的高频交流电场中,物品中的极性分子发生极化进行高速运动,并频繁改变方向,互相摩擦,使温度迅速上升,达到消毒作用。微波可以杀灭包括芽孢在内的所有微生物,常用于餐饮具的消毒,不能用于金属物品的消毒。

注意事项:① 微波对人体有一定的伤害,应避免小剂量长期接触或大剂量照射;② 盛放物品时不用金属容器;③ 微波的热效应需要有一定的水分,待消毒的物品应浸入水中或用湿布包裹;④ 被消毒的物品应为小件或不太厚。

(六) 过滤除菌法

利用生物洁净技术,除掉空气中直径 0.5~5 μm 尘埃,以达到洁净空气的目的,常用层流通风和过滤除菌法。层流通风主要使室外空气通过孔隙小于 0.2 μm 的高效过滤器,以垂直或水平两种气流呈流线状流入室内,再以等速流过房间后流出,主要用于手术室、烧伤病区、器官移植病区等。过滤除菌是将待消毒的介质,通过规定孔径的过滤材料,去除气体或液体中的微生物,但不能将微生物杀灭。

四、化学消毒灭菌法

化学消毒灭菌是利用液体或气体化学药物渗透菌体内,使菌体蛋白凝固变性,干扰细菌酶的活性,抑制细菌代谢和生长,或损害细胞膜的结构,改变其渗透性,破坏其生理功能等,从而起到消毒灭菌作用。凡不适于物理消毒灭菌的物品,如锐利的金属刀、剪、缝针和光学仪器(胃镜、膀胱镜等)均可采用此法。能杀灭传播媒介上的微生物使其达到消毒或灭菌要求的化学制剂称为化学消毒剂。

(一) 化学消毒灭菌剂的使用原则

1. 根据物品的性能及病原体的特性,选择合适的消毒剂。
2. 严格掌握消毒剂的有效浓度、消毒时间和使用方法。
3. 需消毒的物品应洗净擦干,浸泡时打开轴节或套盖,将物品浸没于消毒液内。
4. 消毒剂应定期更换,易挥发的应加盖并定期测定、调整浓度,消毒液中不能放置纱布、棉花等物,以免降低消毒效果。
5. 消毒液浸泡过的物品,使用前需用无菌生理盐水或无菌蒸馏水冲洗;气体消毒后的物品,应待气体散发后再使用,以免刺激组织。

(二) 常用化学消毒灭菌方法

1. **浸泡法** 选用杀菌谱广、腐蚀性弱、水溶性的消毒剂,将被消毒的物品清洗、擦干后浸没在规定浓度的消毒液内一定时间的消毒方法。浸泡前要打开物品的轴节或套盖,管腔内要灌满消毒液。适用于耐湿不耐热物品的消毒,如锐利器械、精密仪器等。

2. **擦拭法** 选用易溶于水、穿透性强、无显著刺激、标准浓度的消毒剂,擦拭物品表面或进行皮肤、黏膜消毒的方法。

3. **喷雾法** 借助喷雾器,使消毒剂产生微粒气雾弥散在空间,进行空气和物品表面的消毒。常用于地面、墙壁、空气、物品表面的消毒。

4. **熏蒸法** 在密闭空间内将一定浓度的消毒剂加热或加入氧化剂,使其呈气态,在标准的浓度和时间内达到消毒灭菌目的。适用于室内物品及空气消毒,或精密贵重仪器和不能蒸、煮、浸泡的物品(血压计、听诊器以及感染患者用过的票证等)的消毒。物品消毒常用甲醛消毒箱进行,空气消毒常用的消毒剂及消毒方法见表 2-2-1。

表 2-2-1 空气消毒常用的消毒剂及消毒方法

消毒剂	消毒方法
2% 过氧乙酸	8 mL/m³,加热熏蒸,密闭门窗 30~120 分钟
纯乳酸	0.12 mL/m³,加等量水,加热熏蒸,密闭门窗 30~120 分钟
食醋	5~10 mL/m³,加热水 1~2 倍,加热熏蒸,密闭门窗 30~120 分钟

(三) 常用化学消毒灭菌剂　见表 2-2-2。

表 2-2-2 常用化学消毒灭菌剂

名称	消毒效力	性质与作用原理	适用范围及使用方法	注意事项
环氧乙烷	灭菌	低温为无色液态,超过 10.8℃为气态,易燃易爆。穿透力强,与菌体蛋白结合,使酶代谢受阻而导致微生物死亡	① 用于不耐热、不耐湿的诊疗器械、器具和物品的灭菌,如电子仪器、光学仪器、塑料、陶瓷、金属、一次性诊疗用品等; ② 按说明,根据物品种类、包装、装载量、方法等选择灭菌参数。灭菌时使用 100% 纯环氧乙烷和二氧化碳混合气体;小型灭菌器参数:浓度 450~1 200 mg/L,温度 37~63 ℃,相对湿度 40%~80%,时间 1~6 小时	① 易燃易爆,具有一定毒性,工作人员要严格遵守操作程序;存放于阴凉通风、远离火源、静电、无转动的马达处,储存温度低于 40 ℃,相对湿度 60%~80%; ② 每次灭菌应进行效果监测及评价; ③ 灭菌后的物品,清除环氧乙烷残留量后方可使用; ④ 不可用于食品、液体、油脂类和粉剂的灭菌
戊二醛	灭菌	无色透明液体,有醛刺激性气味。与菌体蛋白质反应,使之灭活	① 2% 戊二醛常用于不耐热的诊疗器械、精密仪器的浸泡消毒与灭菌,如内镜; ② 使用前应加入 0.5% 亚硝酸钠起防锈作用,浸泡时间根据情况,消毒需 60 分钟,灭菌需 10 小时	① 加强日常监测,配好的消毒液可连续使用 14 天; ② 灭菌后的物品,使用前用无菌盐水冲洗并擦干; ③ 对皮肤、黏膜有刺激,对人体有毒,配制和使用中注意个人防护; ④ 易氧化分解,现用现配
过氧乙酸	高效灭菌	无色或浅黄色透明液体,有刺激性气味,能产生新生态氧,将菌体蛋白质氧化,使细菌死亡	① 用于耐腐蚀物品、环境、室内空气等的消毒;专用机械消毒设备适用于内镜的灭菌 ② 常用浸泡法、擦拭法、喷洒法或冲洗法。一般物品表面:0.1%~0.2% 溶液,作用 3 分钟 空气:0.2% 溶液,喷雾作用 60 分钟或 15% 溶液(7 mL/m³)加热熏蒸,相对湿度 60%~80%,室温下 2 小时 耐腐蚀物品:0.5% 溶液,冲洗 10 分钟 食品用工具、设备:0.05% 溶液,作用 10 分钟	① 稳定性差,应密闭储存于通风阴凉避光处,防高温,远离还原剂和金属粉末 ② 定期检测其浓度,如原液低于 12% 禁止使用;易氧化分解而降低杀菌力,需现配现用,使用时限≤24 小时; ③ 溶液有刺激性和腐蚀性,须加强个人防护;对金属和织物有很强的腐蚀和漂白作用,浸泡消毒后及时用无菌蒸馏水冲洗干净

续表

名称	消毒效力	性质与作用原理	适用范围及使用方法	注意事项
甲醛	灭菌	无色透明液体，刺激性强，能使菌体蛋白变性，酶活性消失	① 常使用熏蒸法，用于不耐湿、不耐热的诊疗器械、器具和物品的灭菌，如电子仪器、光学仪器、管腔器械、金属器械、玻璃器皿等； ② 应用低温甲醛蒸汽灭菌器进行灭菌，根据使用要求装载适量2%复方甲醛溶液或福尔马林(35%~40%甲醛溶液)。灭菌参数：温度55~80℃，相对湿度80%~90%，时间30~60分钟	① 灭菌箱需密闭，不可采用自然挥发法； ② 工作人员须持证上岗； ③ 对人体有一定毒性和刺激性，运行时的周围环境中甲醛浓度<0.5 mg/m³； ④ 灭菌物品摊开放置，灭菌后去除残留气体； ⑤ 甲醛有致癌作用，不宜用于空气消毒
含氯消毒剂(漂白粉、漂白粉精、次氯酸钠、84消毒液等)	高、中效	在水溶液中放出有效氯，产生次氯酸，有强烈刺激性气味，通过氧化、氯化作用破坏细菌酶的活性，使菌体蛋白凝固变性	① 用于餐具、水、环境、疫源地等的消毒； ② 含有效氯500 mg/L的消毒液，用于被细菌繁殖体污染的物品，浸泡时间10分钟以上，不能浸泡的可进行擦拭； ③ 含有效氯2 000~5 000 mg/L的消毒液，用于被肝炎病毒、结核分枝杆菌、细菌芽孢污染的物品，浸泡、擦拭或喷洒时间30分钟以上； ④ 按有效氯10 000 mg/L的干粉加入排泄物中，搅拌均匀，作用时间>2小时	① 保存在密闭容器内，置于阴凉、干燥、通风处； ② 配制的溶液性质不稳定，应现配现用； ③ 有腐蚀及漂白作用，不宜用于金属制品、有色织物及油漆家具的消毒； ④ 消毒后的物品应及时用清水冲净
醇类(乙醇、异丙醇、正丙醇或两种成分的复方制剂)	中效	无色澄清透明液体，具有乙醇固有的刺激性气味。能破坏细菌胞膜的通透性屏障，使细胞质凝固丧失代谢功能，达到消毒功效	① 70%~80%的乙醇溶液，适用于手、皮肤、物体表面及诊疗器的消毒； ② 常用擦拭法、浸泡法或冲洗法； 手消毒：擦拭揉搓时间≥15秒，皮肤、物体表面：擦拭2遍，作用3分钟 诊疗器具：浸泡时间30分钟以上；或进行表面擦拭消毒	① 易挥发，需加盖保存，定期测定，保持有效浓度； ② 不适于空气消毒及医疗器械的灭菌；不宜用于脂溶性物体表面的消毒；不适用于被血、脓、粪便等有机物严重污染表面的消毒；有刺激性，不宜用于黏膜和创面的消毒； ③ 对醇类过敏者慎用
碘酊	中效	棕红色澄清液，有碘和乙醇气味，能使细菌蛋白氧化变性而杀菌	2%碘酊常用于注射、手术部位皮肤及新生儿脐带部位皮肤消毒，擦拭2遍以上，作用1~3分钟，稍干后用70%~80%乙醇擦拭脱碘	① 避光密闭保存于阴凉、干燥通风处； ② 刺激性强，不适用于破损皮肤、眼及黏膜的消毒； ③ 对金属制品有腐蚀性，不做相应金属制品的消毒； ④ 皮肤过敏者慎用

续表

名称	消毒效力	性质与作用原理	适用范围及使用方法	注意事项
碘伏	中效	黄棕色至红棕色固体粉末,有碘气味。碘与聚醇醚和聚维酮类表面活性剂形成的络合物,能迅速而持久地释放有效碘,使细菌体等蛋白质氧化而失活,从而达到连续杀菌的目的	① 用于手、皮肤、黏膜及伤口的消毒; ② 碘伏浓度:手及皮肤消毒时 2~10 g/L;黏膜消毒时 250~500 mg/L ③ 外科手消毒:擦拭或刷洗,作用 3~5 分钟;手部皮肤:擦拭 2~3 遍,作用 ≥2 分钟;注射部位皮肤:擦拭 2 遍,时间遵循产品说明;口腔黏膜及创面:1 000~2 000 mg/L 擦拭,作用 3~5 分钟;阴道黏膜及创面:500 mg/L 冲洗,作用时间遵循产品说明	① 避光密闭保存于阴凉、干燥通风处; ② 稀释后稳定性差,宜现用现配; ③ 皮肤消毒后无须乙醇脱碘; ④ 对二价金属制品有腐蚀性,不做相应金属制品的消毒; ⑤ 对碘过敏者慎用
季铵盐类消毒剂(苯扎溴铵)	中、低效	芳香气味的无色透明液体。属阳离子表面活性剂,能吸附带阴离子的细菌,破坏细胞膜,改变细胞的渗透性,使蛋白质变性	① 用于环境、物体表面、皮肤与黏膜的消毒; ② 常用擦拭法、浸泡法。环境或物品表面:用 1 000~20 000 mg/L 消毒液擦拭或浸泡,作用时间 15~30 分钟;皮肤:原液擦拭 3~5 分钟;黏膜:用 1 000~2 000 mg/L 的溶液,作用方法遵循产品说明	① 避免接触有机物和拮抗物,不宜与阴离子表面活性剂如肥皂合用,也不能与碘或氧化物同用; ② 低温时可能出现浑浊或沉淀,可置于温水中加温; ③ 高浓度原液可造成严重的角膜、皮肤和黏膜烧伤,操作时须加强防护; ④ 不适用瓜果蔬菜的消毒
胍类消毒剂、复方氯己定、氯己定	中、低效	无色透明、无沉淀、不分层液体。能破坏菌体细胞膜的酶活性,使细胞膜破裂	① 适用于手、皮肤与黏膜的消毒; ② 擦拭法:有效含量 ≥2 g/L 的氯己定乙醇溶液在手术和注射部位皮肤处擦拭 2~3 遍,作用时间遵循产品说明; ③ 冲洗法:有效氯 ≥2 g/L 的氯己定水溶液用于冲洗阴道、膀胱、伤口黏膜创面	① 密闭存放于避光、阴凉、干燥处; ② 不适用于结核分枝杆菌、细菌芽孢污染物品的消毒; ③ 不能与阴离子表面活性剂如肥皂混合使用或前后使用

五、选择消毒或灭菌方法的原则

(一)明确消毒或灭菌的主要对象和要求

应具体分析引起感染的途径、涉及的媒介物及病原微生物的种类,有针对性地使用消毒剂。医疗机构应当严格执行医疗器械、器具的消毒灭菌工作技术规范,并达到以下要求。

1. 进入人体组织、无菌器官的医疗器械、器具和物品必须达到灭菌水平。
2. 接触皮肤、黏膜的医疗器械、器具和物品必须达到消毒水平。
3. 各种用于注射、穿刺、采血等有创操作的医疗器具必须一用一灭菌。
4. 医疗机构使用的消毒药械、一次性医疗器械和器具应当符合国家有关规定。一次性使用的医疗器械、器具不得重复使用。

(二) 采取适当的消毒或灭菌方法

根据消毒对象选择简便、有效、不损坏物品、来源丰富、价格适中的消毒方法。消毒对象大多为医院诊疗器械，按其污染后可造成的危害程度和人体接触部位的不同分为三类，即高度危险性物品、中度危险性物品和低度危险性物品。

1. 高度危险性物品　穿过皮肤、黏膜而进入无菌的组织或器官内部，或与破损的皮肤黏膜密切接触的物品，如手术器械、注射器、心脏起搏器。高度危险性物品使用前必须灭菌。

2. 中度危险性物品　仅与皮肤、黏膜密切接触，而不进入无菌组织内的物品，如内窥镜、体温计、氧气管、呼吸机管道、压舌板等。中度危险性物品应选用高效或中效消毒法，杀灭除芽孢以外的各种微生物。

3. 低度危险性物品　此类物品不进入人体组织，不接触黏膜，仅与完整无损的皮肤接触，如果没有足够数量的病原微生物污染，一般无危害，如听诊器、血压计、衣被。低度危险性物品应选用低效消毒法，去除一般细菌繁殖体和亲脂病毒。

(三) 控制影响消毒或灭菌效果的因素

许多因素会影响消毒剂的作用，而且各种消毒剂对这些因素的敏感性差异很大。因此，选择何种消毒灭菌方法，应综合考虑各种影响因素。

1. 微生物的种类　不同类型的病原微生物对消毒剂抵抗力不同，因此，进行消毒时必须区别对待。① 细菌繁殖体易被消毒剂消灭，一般革兰阳性菌对消毒剂较敏感，革兰阴性杆菌则常有较强的抵抗力。繁殖体对热敏感，消毒方法以热力消毒为主；② 细菌芽孢对消毒因子耐力最强，杀灭细菌芽孢较可靠的方法是热力灭菌、电离辐射和环氧乙烷熏蒸法。在化学消毒剂中，戊二醛、过氧乙酸能杀灭芽孢，但可靠性不如热力灭菌法；③ 病毒对消毒因子的耐力因种类不同而有很大差异，亲水病毒的耐力较亲脂病毒强；④ 真菌对干燥、日光、紫外线及多数化学药物耐力较强，但不耐热（在 60℃ 的情况下 1 小时即可杀灭）。

2. 微生物的数量　污染的微生物数量越多需要消毒的时间越长，剂量越大。

3. 有机物的存在　① 有机物在微生物的表面形成保护层妨碍消毒剂与微生物的接触或延迟消毒剂的作用，以至于微生物逐渐产生对药物的适应性；② 有机物和消毒剂作用，形成溶解度比原来更低或杀菌作用比原来更弱的化合物；③ 一部分消毒剂与有机物发生了作用，则对微生物的作用浓度降低；④ 有机物可中和一部分消毒剂，消毒剂中重金属类、表面活化剂等受有机物影响较大。

任务二　认识消毒供应中心

消毒供应中心（central sterile supply department，CSSD）是医院内承担各科室所有重复使用诊疗器械、器具、物品的清洗消毒、灭菌，以及灭菌物品供应的部门，是预防和控制医院感染的重要科室。消毒供应中心工作质量的好坏，直接影响诊疗和护理质量，关系到患者和医务人员的安危。医院消毒供应中心工作必须遵循有关规范（WS310.1-2016~WS310.3-2016）。

一、消毒供应中心的设置

医院应独立设置消毒供应中心，有条件的医院消毒供应中心应为附近医疗机构提供消毒供应。

1. 建筑原则　应遵循医院感染预防与控制的原则，遵守国家法律法规对医院建筑和职业防护的相关要求，进行充分论证。

2. 基本要求　消毒供应中心宜接近手术室、产房和临床科室，或与手术室有物品直接传递专用通道；周围环境应清洁、无污染源，区域相对独立；内部通风、采光良好，气体排放和温度、湿度控制符合要求；建筑面积应符合医院建设标准的规定，并兼顾未来发展规划的需要。

二、消毒供应中心的布局

应分为工作区域和辅助区域，各区域标志明显、界线清楚、通行路线明确。

1. 工作区域　包括去污区、检查包装及灭菌区和无菌物品存放区，其划分应遵循"物品由污到洁，不交叉、不逆流；空气流向由洁到污；去污区保持相对负压；检查包装及灭菌区保持相对正压"的原则。各区之间应设实际屏障；去污区和检查包装灭菌区均应设物品传递窗；并分别设人员出入缓冲间（带）。工作区域的洗手设施应采用非手触式水龙头开关，无菌物品存放区不设洗手池。

（1）去污区：为污染区域，用于对重复使用的诊疗器械、器具和物品进行回收、分类、清洗、消毒（包括运输器具的清洗消毒等）。

（2）检查包装及灭菌区：为清洁区域，用于对去污后的诊疗器械、器具和物品进行检查、装配、包装及灭菌（包括敷料制作等）。

（3）无菌物品存放区：为清洁区域，用于已灭菌物品的存放、保管和发放；一次性用物应设置专门区域存放。

2. 辅助区域　包括工作人员更衣室、值班室、办公室、休息室、卫浴间等。

三、消毒供应中心的工作内容

1. 回收　消毒供应中心应将重复使用的诊疗器械、器具和物品与一次性使用物品分开放置；重复使用的诊疗器械、器具和物品集中进行回收；被朊病毒、气性坏疽及突发原因不明的传染病病原体污染的诊疗器械、器具和物品，应双层封闭包装并标明感染性疾病名称，单独回收。不应在诊疗场所对所污染的诊疗器械、器具和物品进行清点，应采用封闭式回收，避免反复装卸；回收工具每次使用后应清洗、消毒，干燥备用。

2. 清洗消毒

(1) 清洗方法：包括机械清洗和手工清洗。机械清洗适用于大部分常规器械的清洗。手工清洗适用于精密、复杂器械的清洗和有机物污染较重器械的初步处理。

(2) 清洗步骤：包括冲洗、洗涤、漂洗、终末漂洗。精密器械的清洗应遵循生产厂家提供的使用说明或指导手册。

(3) 对于被朊病毒、气性坏疽及突发原因不明的传染病病原体污染的诊疗物品应先消毒灭菌，再进行清洗。

(4) 清洗后的消毒：首选机械湿热消毒，也可采用75%乙醇、酸性氧化电位水或其他国家许可的消毒剂进行消毒。

3. 干燥、检查与保养　首选干燥设备进行干燥处理，根据器械的材质选择适宜的干燥温度；不耐热器械、器具和物品可使用消毒低纤维絮擦布、压力气枪或≥95%乙醇进行干燥处理；管腔器械内的残留水迹，可用压力气枪等进行干燥处理；不应使用自然干燥方法进行干燥。采用目测或使用带光源放大镜对干燥后的每件器械、器具和物品进行检查。器械表面及其关节、齿牙处应光洁，无血渍、污渍、水垢等残留物质，功能完好，无损毁；带电源器械应进行绝缘性能等安全性检查。使用医用润滑剂进行器械保养。不应使用液状石蜡等非水溶性的产品作为润滑剂。

4. 包装　包括装配、包装、封包、注明标识等步骤。器械与敷料应分室包装。① 包装前应依据器械装配的技术规程或图示，核对器械的种类、规格和数量；② 手术器械应摆放在篮筐或有孔的托盘中进行配套包装；手术所用盘、盆、碗等器皿，宜与手术器械分开包装；剪刀和血管钳等轴节类器械不应完全锁扣，有盖的器皿应开盖，摞放的器皿间应隔开，管腔类物品应盘绕放置，保持管腔通畅；精细器械、锐器等应采取保护措施；③ 包装分为闭合式包装和密封式包装。手术器械若采用闭合式包装方法，应由2层包装材料分2次包装；密封式包装方法应采用纸袋、纸塑袋等材料；普通棉布包装材料应一用一清洗，无污渍，无破损；④ 灭菌包外应设有灭菌化学指示物，高度危险性物品灭菌包内还应放置包内化学指示物；闭合式包装应使用专用胶带，胶带长度应与灭菌包体积、重量适宜，松紧适度，纸塑袋、纸袋等密封包装其密封宽度应≥6 mm，包内器械距包装袋封口≥2.5 cm；灭菌物品包装的标识应注明物品名称、包装者等信息。

5. **装载、灭菌及卸载** 根据物品的性质选择适宜有效的灭菌方法,按照不同的灭菌器要求装载灭菌包,放置方法恰当,尽量将同类物品同锅灭菌,装载时标识应注明灭菌时间、灭菌器编号、灭菌批次、科室名称、灭菌包种类等,标识应具有追溯性。灭菌后按要求卸载,并且待物品冷却,检查包外化学指示物变色情况及包装的完整性和干燥情况。

6. **储存与发放** 灭菌后物品应分类、分架存放于无菌物品存放区。一次性使用无菌物品应去除外包装后,进入无菌物品存放区。物品存放架或柜应距地面高度≥20 cm,离墙≥5 cm,距天花板≥50 cm。物品应固定位置放置、设置标识,定期检查、盘点、记录,在有效期内发放。发放时有专人专窗,或者按照规定线路由专人、专车或容器加防尘罩去临床科室发放。接触无菌物品前应先洗手或手消毒;无菌物品的发放遵循先进先出的原则,确认无菌物品的有效性;发放记录应具有可追溯性。发放无菌物品的运送工具应每日清洁处理,干燥存放;有污染时应消毒处理,干燥后备用。

7. **相关监测** 消毒供应中心应安排人员专门负责质量监测,根据要求定期对清洁剂、消毒剂、洗涤用水、润滑剂、包装材料等进行质量检查;定期进行监测材料的质量检查;对清洗消毒器、超声清洗器、灭菌器等进行日常清洁和检查;根据灭菌器的类型对灭菌效果进行分别检查。

四、消毒供应中心的管理

消毒供应中心在主管院长或其相关职能部门的直接领导下开展工作,由护理管理部门、医院感染管理部门、人事管理部门、设备及后勤管理部门等协同管理,以保障消毒供应中心的工作需要,确保医疗安全。

消毒供应中心应建立健全岗位职责、操作规程、消毒隔离、质量管理、监测、设备管理、器械管理(包括外来医疗器械)及职业安全防护等管理制度和突发事件的应急预案;建立质量管理追溯制度;完善质量控制过程的相关记录;同时建立与相关科室联系制度。

消毒供应中心的工作人员应接受与岗位职责相应的岗位培训,正确掌握以下知识与技能:各类诊疗器械、器具与物品的清洗、消毒、灭菌的知识与技能;相关清洗、消毒、灭菌设备的操作规程;职业安全防护原则和方法;医院感染与控制的相关知识。同时根据专业发展,开展继续教育培训,更新知识。

项目三
无菌技术操作

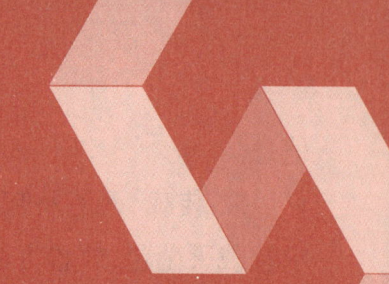

学习目标

1. 掌握无菌技术操作相关概念及操作原则；掌握无菌技术操作注意事项。
2. 说出并认识常用的无菌物品，规范完成各项无菌技术操作，养成无菌观念，树立认真负责、细心严谨的工作态度，预防和控制医院感染的发生。

情境导入

阑尾切除术后患者需更换伤口敷料，护士在治疗室为患者准备无菌换药盘，盘内需要放置：无菌治疗碗、无菌生理盐水、无菌血管钳、无菌持物镊、无菌敷料。

请思考：
1. 什么叫无菌技术？进行无菌操作时应遵循哪些原则？
2. 如何区分污染区和无菌区？对你将实施的无菌技术有何启示？
3. 如何进行正确的无菌技术操作？在操作中如何防止污染？

无菌技术是一项广泛用于医疗护理实践的重要技能，每个医务人员都必须熟练掌握并严格遵守，以保证患者的安全。

任务一 认识无菌技术

一、无菌技术相关概念

医疗实践中经过物理或化学方法灭菌后未被污染的物品（区域）称为无菌物品（无菌区域）。未经灭菌处理，或虽经灭菌处理但又被污染的物品（区域）称为非无菌物品（非无菌区）。

在执行医疗护理操作过程中，防止一切微生物侵入机体和保持无菌物品及无菌区域不被污染的操作技术称为无菌技术。

二、无菌技术操作原则

1. **操作环境要求** 进行无菌操作时环境应清洁、宽敞、定期消毒，操作前半小时须停止扫地、铺床等活动,减少人员走动,以避免室内空气中的尘埃飞扬。

2. 工作人员要求　进行无菌操作前,工作人员按要求着装准备。包括戴好帽子和口罩,修剪指甲并洗手,必要时穿无菌衣、戴无菌手套。无菌操作应明确无菌区和非无菌区;避免面对无菌区谈笑、咳嗽、打喷嚏;手臂应保持在腰部或治疗台面以上。

3. 无菌物品的保管　无菌物品必须存放于无菌包或无菌容器内,无菌包外注明物品名称,布类有效期以1周为宜,并按有效期先后顺序摆放。无菌物品和非无菌物品应分别放置。无菌物品一经使用或过期、潮湿应重新进行灭菌处理。

4. 取用无菌物品　取无菌物品时须用无菌持物钳(镊),不可触及非无菌物品或跨越无菌区域。无菌物品取出后,不可过久暴露,若未使用,也不可放回无菌包或无菌容器内。如无菌用物疑有污染或已被污染,应予更换并重新灭菌。一套无菌物品,只能供一位患者使用,以防交叉感染。

三、无菌技术操作基本用物

(一) 无菌持物钳(镊)

无菌持物钳(镊)是临床用来夹取无菌物品的器械。根据持物钳(镊)的构造和使用目的分为卵圆钳、三叉钳和长镊子、短镊子。

1. 卵圆钳　钳的柄部有两环,使用时手指套入环内,钳的下端(持物端)有两个小环,可用以夹取刀、剪、钳、镊、治疗碗及弯盘等。由于两环平行紧贴,不能持重物。

2. 三叉钳　结构和卵圆钳相似,不同处是钳的下端为三叉形状,呈弧形向内弯曲。用以夹取盆、盒、瓶、罐等较重的物品。

3. 镊子　镊的尖端细小,使用时灵巧方便。适用于夹取棉球、棉签、针头、注射器、缝针等小物品。

(二) 无菌容器

经灭菌处理的盛放无菌物品的器具称无菌容器,分为无盖无菌容器和有盖无菌容器。无盖无菌容器一般用来临时存放无菌物品,如棉球、纱布、药液。有盖无菌容器如贮槽、搪瓷盒或搪瓷罐,一般用于保存无菌物品,如无菌治疗碗、无菌镊(钳)。

(三) 无菌溶液

无菌溶液是指经过灭菌处理的溶液。常用无菌溶液主要有瓶装丁基胶塞无菌溶液、全封闭无菌溶液(分软质和硬质包装)。

瓶装丁基胶塞无菌溶液用密封瓶包装,铝盖封口,使用时可按无菌操作方法根据需要量进行取用,开瓶后未用完的无菌溶液在未污染情况下有效期为24小时。

(四) 无菌包

无菌包用来存放同类器械或敷料,以及各种专项技术操作用物,经灭菌处理后备用,如治疗巾包、胃包、导尿包、腹腔穿刺包。无菌包可分为布类无菌包和一次性医用无菌包两种。

1. 布类无菌包　用质厚、致密、未脱脂的双层棉布制成包布,将物品置于包布中间,内角盖过物品,而后折盖左、右两角(角尖端向外翻折),盖上外角,用化学指示胶带直接粘贴封包后进行灭菌处理成为无菌包。布类无菌包在未使用并保持干燥的情况下有效期一般为7天。

2. 一次性医用无菌包　是在生产制作过程中经灭菌处理的密封式无菌包,包装袋上注明生产日期、出厂日期和有效期,如一次性注射器、输液器、吸氧管。

(五) 医用无菌手套

医用无菌手套是在进行诊疗和护理操作时,预防微生物通过医务人员手部皮肤在医务人员和患者之间进行双向传播的防护用物。进行无菌操作所用无菌手套为一次性使用乳胶手套,可以根据医务人员手掌大小选择合适的型号。

任务二　实施无菌技术基本操作

一、评估重点

操作环境宽敞、明亮、整洁,操作前半小时停止打扫、铺床等活动,减少人员走动,避免尘埃飞扬;操作台或治疗车清洁、干燥、平整。

无菌操作的物品与操作项目一致;无菌物品存放符合无菌技术操作原则要求;取用的无菌物品标签清晰且在无菌有效期内。

二、操作准备

1. 环境准备　按无菌操作环境要求做好准备。
2. 物品准备　无菌持物钳(镊)、无菌容器、无菌包、治疗巾(在灭菌前的常见折叠方法有横折法和纵折法,如图2-3-1和图2-3-2所示)、无菌溶液、无菌手套、治疗盘、弯盘、棉签、碘伏、操作台或治疗车等。
3. 护士准备　衣帽整洁,修剪指甲,按七步洗手法清洁双手,戴口罩。

三、实施过程和注意事项

(一) 使用无菌持物钳(镊)的实施过程和注意事项

1. 使用无菌持物钳(镊)的实施过程　见表2-3-1。

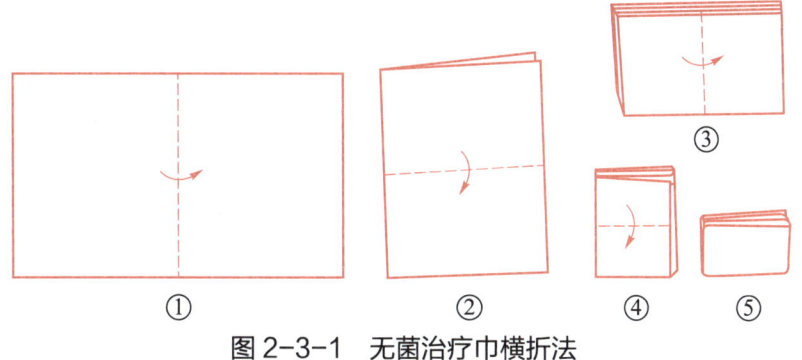

图 2-3-1　无菌治疗巾横折法

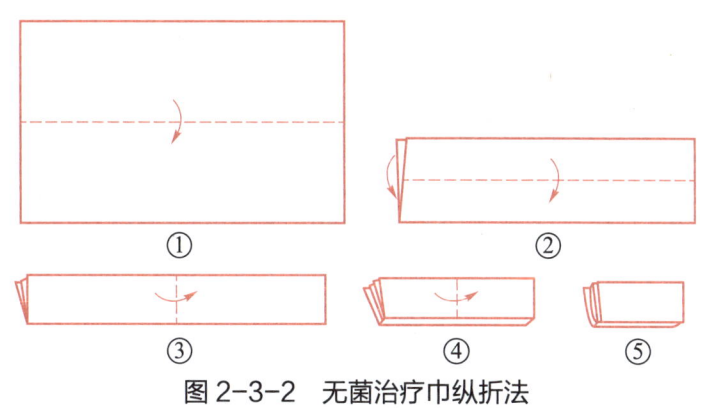

图 2-3-2　无菌治疗巾纵折法

表 2-3-1　使用无菌持物钳(镊)的实施过程

操作环节	操作步骤	要点说明
检查标识	检查并核对名称、有效期、灭菌标识	确保在有效期内；第一次使用，应记录打开日期、时间并签名，4小时内有效
开盖取钳	打开盛放无菌持物钳的容器盖，手持无菌持物钳上1/3处，闭合钳端，将钳移至容器中央，垂直取出，关闭容器盖	手不可触及容器口边缘和内面；盖闭合时不可从盖孔中取、放无菌持物钳
钳端向下	使用时保持钳端向下，在腰部以上视线范围内活动，不可倒转向上	保持无菌持物钳的无菌状态
放钳盖	使用后闭合钳端，打开容器盖，快速垂直放回容器中，盖好容器盖	防止无菌持物钳在空气中暴露过久

2. 使用无菌持物钳(镊)的注意事项

(1) 无菌持物钳(镊)应置于干燥无菌有盖的容器内，每只容器内只能放一把无菌持物钳(镊)。根据条件亦可置于盛有消毒溶液的无菌广口有盖的容器内，容器深度和钳(镊)长度的比例应合适，消毒液的液面需浸没持物钳轴节以上 2~3 cm 或镊子 1/2 处(图 2-3-3)。

(2) 取放无菌持物钳(镊)时，尖端闭合，不可触及容器口缘及溶液面以上的容器内壁。手指不可触摸浸泡部位。使用时保持尖端向下，不可倒转向上(图 2-3-4)，以免消毒液倒流污染尖端。用后立即放回容器内,并将轴节打开。如取远处无菌物品时,无菌持物钳(镊)应连同容器移至无菌物品旁使用。

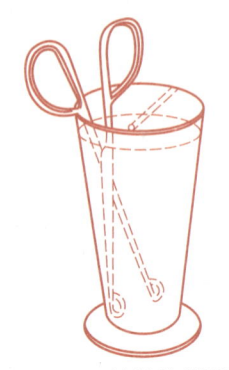
图 2-3-3　无菌持物钳的浸泡

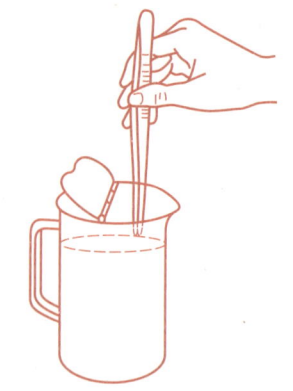
图 2-3-4　使用无菌持物钳

(3) 无菌持物钳(镊)不能触碰未经灭菌的物品,也不可用于换药或消毒皮肤。如被污染或可疑污染时,应重新消毒灭菌。

(4) 干燥保存的无菌持物钳(罐)及容器必须每 4 小时更换 1 次;消毒液浸泡保存的无菌持物钳(镊)及容器,每周消毒灭菌 1 次,并更换消毒溶液。使用次数较多的部门如外科病室每周消毒灭菌 2 次,手术室、门诊换药室、注射室等应每日消毒灭菌 1 次。

(二) 使用无菌容器的实施过程和注意事项

1. 使用无菌容器的实施过程　见表 2-3-2。

表 2-3-2　使用无菌容器的实施过程

操作环节	操作步骤	要点说明
检查标识	检查并核对无菌容器名称、灭菌日期、失效期、灭菌标识	应同时查对无菌持物钳以确保在有效期内
正确开盖	打开容器盖,平移离开容器,盖的内面向上置于稳妥处或拿在手中	盖子不得在无菌容器上方翻转,以防灰尘落入容器内造成污染 拿盖时,手勿触及容器盖边缘及内面
夹取物品	用无菌持物钳从无菌容器内垂直夹取无菌物品	无菌持物钳及物品不可触及容器边缘
正确盖盖	取物后立即将盖由近向远或从一侧向另一侧盖严	避免容器内无菌物品在空气中暴露过久
持托容器	手持无菌容器时(如无菌碗)应托住容器底部	手指不可触及容器边缘及内面; 第一次使用,应记录开启日期、时间并签名,24 小时内有效

2. 使用无菌容器的注意事项

(1) 使用无菌容器时应托在容器底部,手指不可触及容器边缘及内面(图 2-3-5)。无盖无菌容器一次性有效,使用结束应重新灭菌。

(2) 打开有盖无菌容器时,应将盖内面向上置于稳妥处或拿在手中,取出物品后立即将容器盖盖严,避免容器内无菌物品在空气中暴露过久(图2-3-6)。

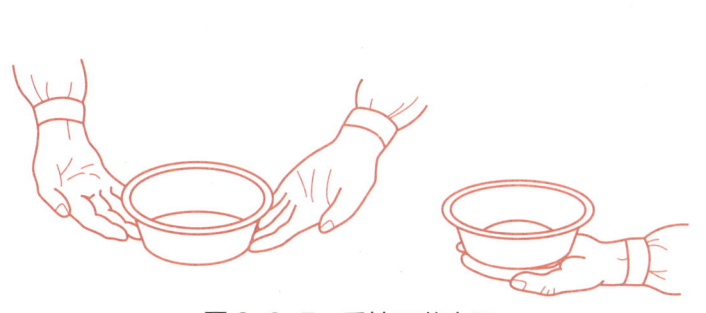

图2-3-5 手持无菌容器

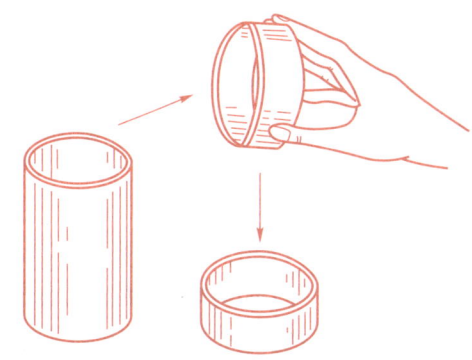

图2-3-6 打开无菌容器

(三)取用无菌溶液的实施过程和注意事项

1. 取用无菌溶液的实施过程 见表2-3-3。

表2-3-3 取用无菌溶液的实施过程

操作环节	操作步骤	要点说明
清洁瓶表面	取盛有无菌溶液的密封瓶,擦净瓶外灰尘	确保瓶身清洁
核对检查	核对瓶签上的药名、剂量、浓度、有效期,检查瓶盖有无松动,瓶身有无裂缝,对光检查溶液的澄清度	确保溶液质量可靠
消毒开瓶	用启瓶器撬开瓶盖,消毒瓶塞,待干后盖上无菌纱布,打开瓶塞	手不可触及瓶口及瓶塞的内面
冲洗瓶口	手握溶液瓶的标签面,倒出少量溶液于弯盘冲洗瓶口	避免溶液外溅和沾湿标签
倒出溶液	由原处倒出所需溶液于无菌容器中(图2-3-7)	瓶口高度适宜,瓶口不接触容器,液体勿外溅
盖好瓶塞	倒液后立即塞好瓶塞	必要时消毒瓶塞后再盖好
记录整理	1. 在瓶签上注明开瓶日期、时间并签名,放回原处 2. 按要求整理用物并处理	已开启过的无菌溶液,瓶内溶液有效期24小时 余液只作清洁操作用

2. 取用无菌溶液的注意事项

(1) 取无菌溶液前,须擦净瓶外灰尘,核对标签(药名、剂量、浓度、有效期),检查瓶盖有无松动,瓶壁有无裂痕,溶液的澄清度(应无沉淀、浑浊、变色、絮状物),确定符合要求方可使用。

(2) 无菌溶液一次未用完,在瓶签上注明开瓶日期、时间并签名,开瓶后的无菌溶液有效期不超过24小时。

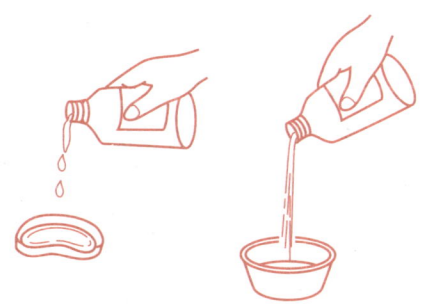

图2-3-7 取用无菌溶液法

(四) 使用无菌包的实施过程和注意事项

1. 无菌包使用的实施过程　见表 2-3-4。

表 2-3-4　无菌包使用的实施过程

操作环节	操作步骤	要点说明
检查核对	检查并核对无菌包名称、灭菌日期、有效期、灭菌标识,无潮湿或破损	同时查对无菌持物钳
开包取物	1. 桌上开包法 (1) 将无菌包放在清洁、干燥处,拆开粘贴处; (2) 用拇指和示指揭开包布外角,再揭开左右两角,最后揭开内角; (3) 用无菌钳取出所需物品,放在事先备好的无菌区内。 2. 手上开包法 若将小包内物品全部取出使用,可将包托在手上打开,另一手将包布四角抓住,稳妥地将包布内物品放入无菌区域内	手不可触及包布内面,操作时不可跨越无菌区 手不可触及包布内面
整理记录	如包内用物未用完,按原折痕包好,注明开包日期及时间并签名	已开过的无菌包内物品有效期为 24 小时

2. 无菌包使用的注意事项

(1) 检查无菌物品包装的名称、灭菌有效期及包装袋质量,如有破损或已过灭菌有效期,则不能使用。递送无菌物品时无菌面应朝向无菌区域(图 2-3-8)。

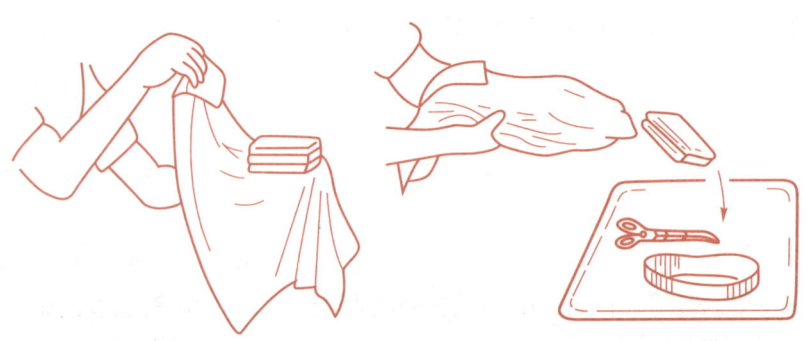

图 2-3-8　无菌包的打开法

(2) 如包内物品一次未用完,则按原折痕包好,注明开包时间,有效期为 24 小时。如不慎污染包内物品或包布被浸湿,则需要重新灭菌。

(五) 铺无菌盘的实施过程和注意事项

1. 铺无菌盘的实施过程　见表 2-3-5。

表 2-3-5 铺无菌盘的实施过程

操作环节	操作步骤	要点说明
查对开包	1. 取无菌治疗巾包，查看其名称、灭菌标记、灭菌日期，有无潮湿、松散及破损； 2. 打开无菌包，用无菌钳取出 1 块无菌巾，放于清洁治疗盘内； 3. 将剩余无菌治疗巾按原折痕包好，并注明开包日期、时间并签名	应同时查对无菌持物钳、无菌物品以确保在有效期内； 治疗盘应清洁、干燥； 包内治疗巾 24 小时内有效
铺无菌盘	1. 单层底铺盘 (1) 双手捏住无菌巾一边外面两角，轻轻抖开，双折铺于治疗盘上，将上层呈扇形折于近侧，开口边向外暴露无菌区（图 2-3-9）； (2) 放入无菌物品后，拉平扇形折叠层，盖于物品上，上下层边缘对齐。将开口处向上翻折两次，两侧边缘向下翻折 1 次，露出治疗盘边缘。 2. 双层底铺盘 (1) 双手捏住无菌巾一边外面两角，轻轻抖开，从远到近，3 折成双层底，上层呈扇形折叠，开口向外（图 2-3-10）； (2) 放入无菌物品拉平扇形折叠层，盖于物品上，边缘对齐。 3. 双巾铺盘 (1) 双手捏住无菌巾一边外面两角，轻轻抖开，从远侧向近侧平铺于治疗盘上； (2) 放入无菌物品后，再取无菌巾 1 块无菌面向下盖于物品上，上下两层边缘对齐。四周超出治疗盘部分向上翻折 1 次	治疗巾的内面为无菌区，不可触及衣袖及其他非无菌物品； 上下层无菌巾边缘对齐后翻折以保持无菌
记录签名	记录注明铺盘日期及时间并签名	保持盘内无菌，4 小时内有效

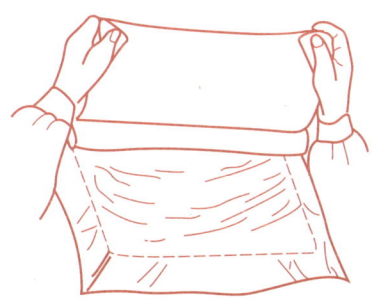

图 2-3-9 单层底铺盘法

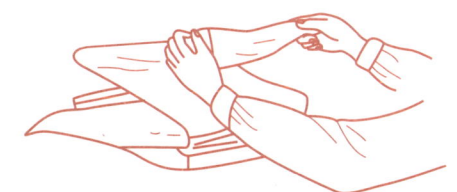

图 2-3-10 双层底铺盘法

2. 铺无菌盘的注意事项

（1）无菌盘一般用于摆放专项治疗或护理操作的无菌用物。

（2）无菌盘内面为无菌区，可放置无菌物品，手、衣物等非无菌物品不可触及无菌面，不可跨越无菌区。

（3）铺好的无菌盘尽早使用，有效期限不超过 4 小时。

项目三 无菌技术操作

(六) 戴脱无菌手套实施过程和注意事项

1. 戴脱无菌手套实施过程　见表 2-3-6。

表 2-3-6　戴脱无菌手套的实施过程

操作环节	操作步骤	要点说明
核对开包	检查并核对无菌手套号码、灭菌日期和包装，打开手套包装	选择大小合适的手套；确认在有效期内
取戴手套	1. 分次取戴手套(图 2-3-11) (1) 一手掀起手套袋开口处外层，另一手捏住手套翻折部分(手套内面)取出手套，对准五指戴上； (2) 未戴手套的手掀起另一袋口，戴好手套的手指插入另一手套的翻折内面(即手套外面)取出手套，同法戴好； (3) 将后一只戴好的手套的翻边扣套在工作服衣袖外面，同法戴好另一只手套。 2. 一次取戴手套 (1) 两手拇指和示指同时掀起手套袋开口处外层，一手持手套翻折部分同时取出一副手套； (2) 将两手套五指对准，一手捏住手套翻折部分，一手对准手套五指戴上；再以戴好的手指插入另一手套的翻折内面，同法戴好另一手套； (3) 将后一只戴好的手套的翻边扣套在工作服衣袖外面，同法套好另一只手套	手不可触及手套的外面(无菌面)；手套外面不可触及非无菌物
检查调整	双手对合交叉调整手套的位置，检查手套是否有破损	戴好手套的双手保持在腰以上视线范围内
脱下手套	用戴手套的手捏住另一手套腕部外面翻转脱下，再将脱下手套的手指插入另一手套内将其翻转脱下	勿使手套外面(污染面)接触到皮肤 不可强拉手套边缘或手指部分以免损坏
整理用物	按要求整理用物并处理，洗手、脱口罩	弃手套于黄色垃圾袋内

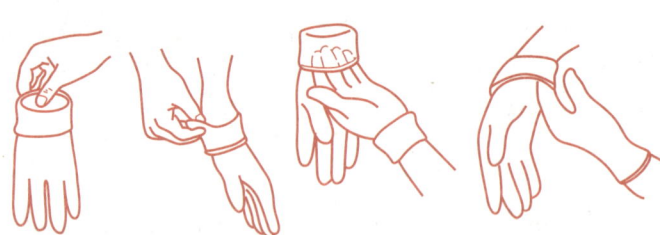

图 2-3-11　戴无菌手套法

2. 戴无菌手套注意事项

(1) 医护人员进行侵入性操作时应戴无菌手套，戴手套前后应洗手。

(2) 手套外面为无菌区，应保持其无菌。手套戴好后，双手置于胸前，以免污染。

(3) 未戴手套的手不可触及手套的外面，已戴手套的手不可触及未戴手套的手或另一手套的内面。

（4）发现手套有破洞，立即更换。一次性无菌手套不得重复使用。

四、质量标准

1. 遵守无菌技术操作原则，操作项目与操作目的相一致。
2. 无菌持物钳（镊）、无菌容器及无菌物品均未被污染。
3. 无菌巾内的物品放置合理，无菌巾折叠的大小适宜。
4. 无菌手套的无菌面未被污染或操作中手套未破损。
5. 各种无菌物品均在有效期内，且使用记录正确。

无菌包打包方法

治疗巾横折法与纵折法

项目四 隔离和隔离技术

学习目标

1. 掌握隔离的相关概念，隔离区域的设置及划分，隔离消毒原则。
2. 掌握手消毒的临床适应情境；掌握穿脱隔离衣的目的和注意事项。
3. 规范完成刷手法和消毒手法、穿脱隔离衣及避污纸的使用，养成隔离观念及自我保护意识，树立认真负责、细心严谨的工作态度。

情境导入

活动性肺结核患者在某传染病医院隔离病室进行住院治疗。当班护士小王现需要进入隔离室为患者进行肌内注射，小王准备好注射所需用物后，来到病室门前，洗净双手、戴上口罩，穿上隔离衣进入病室进行注射操作。

请思考：

1. 什么叫隔离？传染病区如何进行环境划分？
2. 隔离的原则和要求是什么？传染病患者如何安置？
3. 隔离技术有哪些？如何进行操作？操作中应注意什么？

任务一 认识隔离

一、隔离的相关概念

隔离是指将传染病患者、高度易感人群安置在指定的地方，暂时避免和周围人群接触。隔离可分为传染源隔离和保护性隔离两大类。

对传染病患者采取的隔离称为传染源隔离，其目的是控制传染源，切断传染途径；依据传染源的传播途径又可分为严密隔离、呼吸道隔离、肠道隔离、接触隔离、血液体液隔离和昆虫隔离等。

对易感人群采取的隔离称为保护性隔离，其目的是保护抵抗力特别低下的患者或易感者免受周围环境中病原体的感染。如对大面积烧伤、器官移植术后、肿瘤化疗、早产儿等患者采取的隔离。

二、隔离区域的设置和患者的安置

（一）隔离区域设置

隔离区域与普通病区分开并远离食堂、水源和其他公共场所，相邻病区楼房相隔大约30 m，侧面防护距离为10 m，以防止空气对流传播。隔离病区应由隔离室和其他辅助房间构成，设工作人员与患者分别进出的门。隔离病区内应配置必要的卫生、消毒设备。

（二）隔离患者的安置

1. 以患者为隔离单位　每个患者有独立的病房与用具，同病种的患者间及不同病种的患者间进行隔离。

2. 以病室为隔离单位　同一病种患者安排在同一病室内，但病原体不同者应分室收治。

3. 单独隔离　凡未确诊或发生混合感染，具有强烈传染性者，应安排单独隔离室。

三、隔离区域的划分及隔离要求

根据传染病患者接触的环境隔离区域内分为清洁区、半污染区及污染区。

1. 清洁区　未被病原微生物污染的区域为清洁区，如配餐室、库房、更衣室、值班室等场所。清洁区域内患者及患者接触过的物品不得进入，工作人员接触患者后需刷手、脱去隔离衣及鞋方可进入清洁区。

2. 半污染区　有可能被病原微生物污染的区域为半污染区，如医护办公室、治疗室、病区的内走廊和化验室。在半污染区内活动的人员不得接触区域的墙壁；各类检验标本有一定的存放盘或架，检验完毕的标本及容器等应严格按要求分别处理。

3. 污染区　凡和患者接触、被病原微生物污染的区域为污染区，如病房、患者洗手间、病房外走廊等。污染区的物品未经消毒处理不得带入清洁区。工作人员进入污染区时，务必穿隔离衣、戴口罩、换隔离鞋；离开前脱隔离衣、鞋，并消毒双手。

四、隔离消毒原则

（一）一般消毒隔离

1. 正确区分隔离种类，并采取相应隔离措施，实施护理。

2. 病房和病室门前悬挂隔离标志，门口放用消毒液浸湿的脚垫，门外设立隔离衣悬挂架（柜或壁橱），备消毒液、清水各一盆，以及手刷、毛巾、避污纸。

3. 工作人员进入隔离单位必须按规定戴口罩、帽子，穿隔离衣。穿隔离衣前，备齐所需的物品，不易消毒的物品可用纸包裹或放入塑料袋内避污。穿隔离衣后，只能在规定范围内活动。一切操作要严格遵守隔离原则，每接触一位传染病患者或污染物品后必须消毒双手。

4. 病室空气可用紫外线照射或消毒液喷雾,每日进行消毒;病室墙壁、地面可用含氯消毒剂擦拭消毒;床及床旁桌椅在晨间护理后,用消毒液擦拭。

5. 隔离传染源,患者的衣物、信件、钱币、票证等经消毒后才能送出;患者的排泄物、分泌物、呕吐物及各种引流物须按规定消毒后处理;需送出病区处理的物品,置污物袋内,袋外应有明显标记;患者接触过的医疗器械,如体温表、血压计、听诊器等,按规定消毒。

6. 解除隔离需经医生开出医嘱后,方可执行。

(二) 终末消毒处理

终末消毒处理是指对出院、转科或死亡的传染病患者及其所住病室、用物、医疗器械等进行的消毒处理。

1. **患者的终末处理** 患者出院或转科前洗澡、换上清洁衣服,个人用物须消毒后一并带出。如果患者死亡,须用消毒液为尸体护理,并用浸透消毒液的棉球填塞孔道、伤口换药,然后用一次性尸单包裹尸体,送传染科太平间。患者遗留的个人衣物等经清点并消毒后交家属带回。

2. **病室的终末处理** 包括室内的空气、家具、被服、医疗用品、日常用品等,分类进行消毒处理。关闭病室门窗、打开床旁桌、摊开棉被、竖起床垫,用消毒液熏蒸或用紫外线照射,然后开门窗通风并用消毒液擦拭家具、地面;被褥等送熏蒸室消毒或日光下暴晒6小时再清洗;体温计用消毒液浸泡,血压计及听诊器送熏蒸箱消毒。

任务二 实施隔离技术

隔离技术是保护患者和工作人员,避免传染源相互传播,减少感染和交叉感染发生的相关技术操作。主要包括接触传染病病源后手的消毒方法、隔离衣的穿脱方法和避污纸的使用方法。

一、刷手法和消毒手法操作程序

按照标准预防原则,医护人员遇下列情况时应当进行手消毒:① 检查、治疗、护理免疫功能低下的患者之前;② 出入隔离病房、重症监护病房、烧伤病房、新生儿重症病房和传染病病房等医院感染重点部门前后;③ 接触具有传染性的血液、体液和分泌物以及被传染性致病微生物污染的物品后;④ 双手直接为传染病患者进行检查、治疗、护理,或处理传染患者污物之后。应当先用流动水和洗手液刷手,然后使用手消毒剂消毒双手。

(一) 评估重点

1. 患者目前采取的隔离种类及隔离措施,患者的病情、治疗及护理情况。
2. 患者心理状况及合作程度,患者及家属对所患疾病有关防治知识、消毒隔离知识的了解程度及配合程度。

（二）操作准备

1. 护士准备　在了解患者病情的基础上熟知隔离种类及隔离措施，一切操作严格遵守隔离规程。工作服整洁，按要求戴好口罩和帽子（圆帽）。

2. 环境准备　操作区域整洁、宽敞、安全；治疗车清洁、干燥、平坦。

3. 用物准备　治疗车上层放置治疗盘，内备有已消毒的手刷、10% 皂液或手消毒液、纸巾或小毛巾；治疗车下层放置盛用过的手刷、小毛巾的容器或污物袋等。洗手池设备，无洗手池设备时另备消毒液和清水各 1 盆。

（三）实施过程

1. 刷手法见表 2-4-1。

表 2-4-1　刷手法（有洗手池设备）的实施过程

操作环节	操作步骤	要点说明
充分准备	打开水龙头，调节合适水流和水温	水龙头最好是感应式或用肘、脚、膝控制的开关
淋湿双手刷手法	1. 用手刷蘸 10% 皂液或手消毒液，按前臂—腕部—手背—手掌—手指—指缝—指甲顺序彻底刷洗后用流水冲净； 2. 按上述顺序再刷洗一次	水温适当，太热或太冷会使皮肤干燥； 每只手刷 30 秒，两遍共刷 2 分钟； 刷洗范围应超过被污染范围； 手刷应每日消毒，10% 皂液应每日更换
冲洗擦干	打开水龙头，在流动水下彻底冲净双手，用擦纸巾或小毛巾擦干双手或在干手器下烘干双手	冲洗时手指向下，从肘部向指尖方向冲洗； 避免溅湿工作服； 冲水后立即关闭水龙头； 擦干小毛巾应保持清洁、干燥，每日消毒

2. 浸泡消毒手方法

（1）将双手浸泡于盛消毒液的盆内，用小毛巾或手刷反复擦洗 2 分钟。

（2）消毒手后再用清水将手洗净，用小毛巾擦干。

（四）质量标准

刷手法和消毒手法正确，冲洗彻底，符合《医务人员手卫生规范（WS/T 313-2019）》；操作过程中工作服未被溅湿。

二、穿脱隔离衣操作程序

穿隔离衣是为了防止医务人员的皮肤和工作服被感染性的血液、分泌物、渗出物、飞溅的水等污染，同时也保护免疫低下的患者。

（一）评估重点

1. 患者目前采取的隔离种类及隔离措施，患者的病情、治疗及护理情况。

2. 患者心理状况及合作程度，患者及家属对所患疾病有关防治知识、消毒隔离知识的了解程度及配合程度。

(二) 操作准备

1. 护士准备(同刷手及消毒手法)。

2. 环境准备(同刷手及消毒手法)。

3. 用物准备　① 隔离衣、隔离衣柜；② 治疗车上层放置刷手及消毒手用物、实施护理操作的用物等；治疗车下层放置避污纸、污物容器、污物袋等；③ 洗手池设备。

(三) 实施过程

布类隔离衣穿脱的流程和方法　见表2-4-2。

表2-4-2　布类隔离衣穿脱的实施过程

操作方法	操作环节	操作步骤	要点说明
穿隔离衣法 (图2-4-1)	检查取衣	1. 检查隔离衣的完整性、清洁情况，核对长短、型号是否适合； 2. 手持衣领取下隔离衣，清洁面向自己，将衣领两端向外折齐，露出肩袖内口	隔离衣需全部遮盖工作服，隔离衣有破损、潮湿则不可使用； 衣领及隔离衣内面为清洁面
	穿好衣袖	右手持衣领，左手伸入袖内，右手将衣领向上拉，使左手露出，换左手持衣领，右手伸入袖内，依上法使右手露出	衣袖勿触及面部、衣领
	系好衣领	两手持衣领，由领子中央顺着边缘向后将领带系(扣)好	系领子时袖口不可触及衣领、帽子、面部和领部
	扣好袖口	扣好袖口(或系上袖带)	带松紧的袖口则不需系袖口
	系好腰带	将隔离衣一边(约在腰下5 cm处)，渐向前拉，见到衣边捏住其外边缘，同法捏住另一侧边缘。双手在背后将边缘对齐，向一侧折叠。一手按住折叠处，另一手将腰带拉至背后，压住折叠处，将腰带在背后交叉，回到前面打一活结	手不可触及隔离衣内面； 隔离衣应能遮盖背面的工作服，折叠处不能松散； 穿好隔离衣后，双臂保持在腰部以上、视野范围内，且不得进入清洁区、接触清洁物
脱隔离衣法 (图2-4-2)	松解腰带	解开腰带，在前面打一活结	若后侧下部边缘有衣扣应先解开
	解开袖口	解开袖口，将衣袖拉于肘部将部分衣袖塞入工作服袖下，露出双手	勿使衣袖外面塞入工作服袖内
	消毒双手	按消毒手的方法	不能沾湿隔离衣
	解开衣领	用清洁的双手解开领带(或领扣)	保持衣领清洁
	脱袖挂放	1. 右手伸入左侧衣袖内，拉下袖子过手；用遮盖的左手捏住右侧隔离衣袖外面，将右侧袖子拉下过手； 2. 双手轮换拉下衣袖，渐从袖筒退至衣肩； 3. 双手握住衣领，将隔离衣边缘对齐折好	挂在半污染区，清洁面向外； 挂在污染区，污染面向外
	再次洗手	按卫生洗手法洗手	

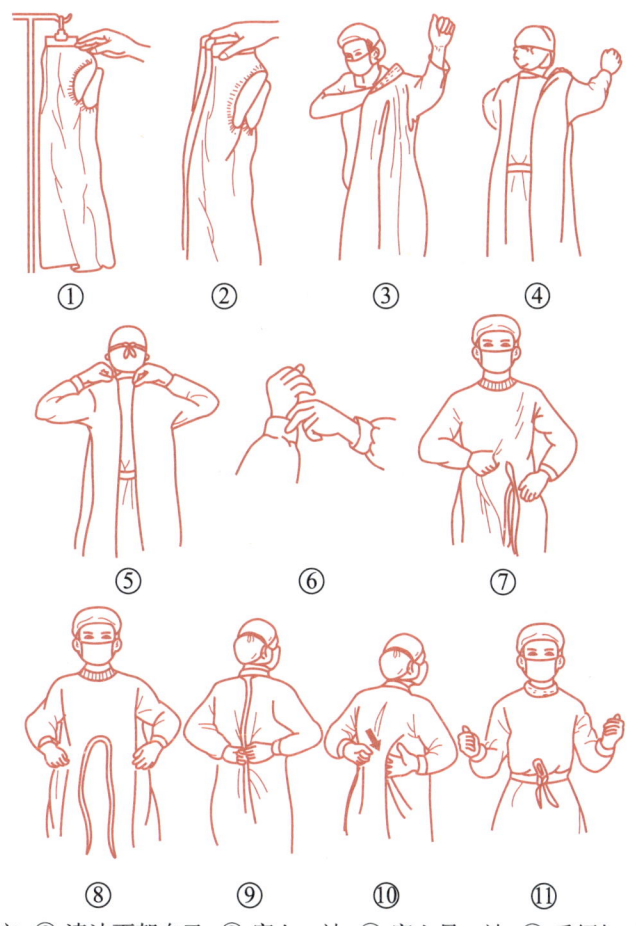

① 取隔离衣；② 清洁面朝自己；③ 穿上一袖；④ 穿上另一袖；⑤ 系领扣；⑥ 扣袖扣；⑦ 将一侧衣边捏至前面；⑧ 同法捏另一面；⑨ 将两侧衣边对齐；⑩ 向一侧折叠；⑪ 扎起腰带

图 2-4-1　穿隔离衣

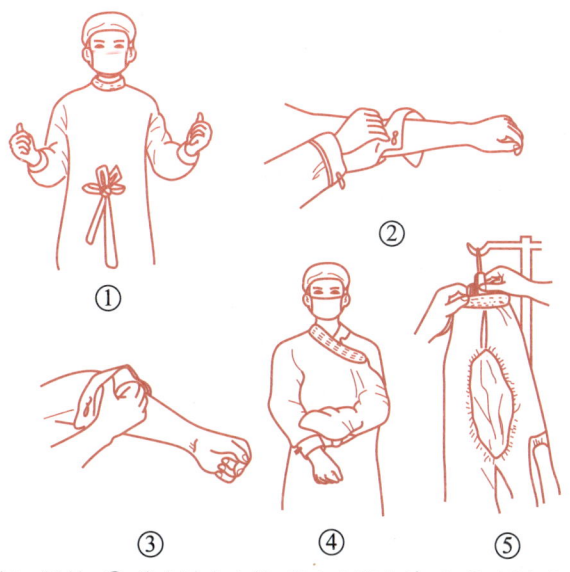

① 解开腰带，在前面打一活结；② 将衣袖向上拉，塞在上臂衣袖下；③ 用清洁手拉袖口内的清洁面；④ 用衣袖遮住的手拉另一袖的污染面；⑤ 提起衣领，对齐衣边挂在衣钩上

图 2-4-2　脱隔离衣

(四) 质量标准

1. 患者及工作人员均得到保护,未发生交叉感染;患者及家属能理解使用隔离衣的目的。
2. 护士隔离观念强,操作规范熟练,隔离衣未被溅湿。

(五) 注意事项

1. 隔离衣长短要合适,需完全遮盖工作服,勿使隔离衣的外面污染工作服。隔离衣有破损则不可使用。隔离衣如有潮湿或污染应立即更换。
2. 系领扣时污染的衣袖勿触及衣领、面部和帽子。穿隔离衣后不得进入清洁区,避免接触清洁物品。
3. 布类隔离衣挂在半污染区,清洁面向外;挂在污染区,污染面向外。如隔离衣不再穿用,脱下后将清洁面向外折好,放入污物容器或污染袋内。

三、取用避污纸

避污纸是备用的清洁纸片,主要用于完成传染科的简单操作,避免清洁的手或清洁的物品被污染,可省略消毒程序,如开关门窗、开关电灯、回收药杯、读体温计。

取拿避污纸时从页面抓取(图 2-4-3),不可掀页撕取,以保持下面的避污纸的清洁。避污纸用后丢入污物桶内,集中焚烧处理。

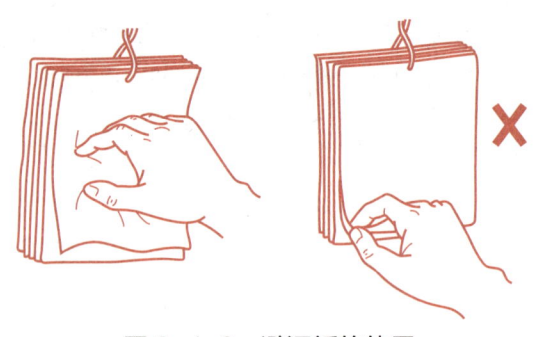

图 2-4-3 避污纸的使用

项目五
医疗废物的分类及处理

学习目标

1. 熟悉医疗废物分类收集要求；了解医疗废物的分类。
2. 掌握医疗废物的收集方法，能对医疗废物正确分类，培养职业防护意识。

情境导入

某新入职护士在护理部组织的培训中进一步学习医疗卫生机构应按照《医疗卫生机构医疗废物管理办法》对医疗场所产生的医疗废物进行分类。

请思考：
1. 什么是医疗废物？医疗废物如何进行分类？
2. 医疗废物如何收集和处理？

医疗废物是指医疗卫生机构在医疗、预防、保健及其他相关活动中产生的，具有直接或间接感染性、毒性及其他危害性的废物。

一、医疗废物的分类

根据性质，医疗废物分为感染性废物、病理性废物、损伤性废物、药物性废物和化学性废物。

1. 感染性废物　感染性废物是指携带病原微生物具有引发感染性疾病传播危险的医疗废物，如患者血液、体液、分泌物污染的棉球、棉签、纱布等各种敷料；一次性医疗器械；废弃的被服等。

2. 病理性废物　病理性废物是指手术及其他诊疗过程中产生的废弃的人体组织、器官和医学实验动物的组织、尸体等。

3. 损伤性废物　损伤性废物是指能够刺伤或割伤人体的废弃的各类医用锐器，如解剖刀、手术刀、医用针头、玻璃安瓿。

4. 药物性废物　药物性废物是指过期、淘汰、变质或被污染的废弃的药品，如抗生素、致癌性药物、废弃的血液制品。

5. 化学性废物　化学性废物是指具有毒性、腐蚀性、易燃易爆性的废弃的化学物品，如废弃的过氧乙酸、戊二醛等化学消毒剂,废弃的汞血压计、汞温度计。

二、医疗废物分类收集要求

为防止医疗废物引起的疾病传播和流行,医疗废物的分类收集要求和方法应遵循《医疗废物管理条例》和《医疗卫生机构医疗废物管理办法》的原则和要求。

(一) 基本要求

各科负责对本科室产生的医疗废物进行分类收集,不得混合收集,严禁将医疗废物混入其他废物和生活垃圾内。医疗废物收集点应设在病区的污染端,利于废物的收集。

(二) 分类装袋要求

医疗废物按黑、黄、红三种颜色的污物袋分类收集。

1. 黑色袋　收集生活垃圾。

2. 黄色袋　收集医疗垃圾。如果盛装感染性垃圾,应在包装上加注"感染性废弃物";如为利器,则以专用防刺、防渗漏的一次性塑料利器收集桶外套黄色垃圾袋收集。

3. 红色袋　收集放射性垃圾及其他具有生物毒性的特殊垃圾。

三、医疗废物的收集方法

1. 一次性注射器使用后,针尖投入利器收集桶内,注射器乳头必须毁形,其他部分投入黄色垃圾袋内。一次性输液器使用后立即毁形,利器部分经分离后投入利器收集桶内,其他部分投入黄色垃圾袋内。

2. 采血的一次性注射器、真空采血器,以及其他受体液、血液、分泌物污染的一次性注射器使用后,不要套帽(以防引起锐器伤),不用毁形,直接投利器收集桶内收集;其他能够引起刺伤、割伤的医用锐器废弃物,如针头、缝合针、手术刀片等也可直接投利器收集桶内收集。

3. 未受患者血液、体液、排泄物污染的物品,如注射药瓶类、一次性卫生用品(一次性口罩、帽子、鞋套等)、一次性塑料输液瓶及输液软袋等不属于感染性废弃物,按生活垃圾处理。

4. 被患者血液、体液、排泄物污染的物品属感染性废弃物,如棉球、棉签、纱布、引流条,以及其他一次性医疗用品、卫生用品等,使用后投入黄色垃圾袋内收集。收治传染病或疑似传染病患者的科室产生的所有垃圾,包括生活垃圾均属于感染性垃圾,必须使用双层黄色垃圾袋收集。

5. 盛装量不应超过容器或包装袋的3/4,转运前必须进行有效封口(垃圾袋扣死结,容器加盖),防止渗漏和遗洒。盛装医疗废物的每个包装袋或容器表面必须附注"警示"标识和标签,标明废物名称、产生单位、废物类别、日期、签名和其他需特别说明的内容。

6. 处理或接触医疗废物时,应戴乳胶或橡胶手套,避免裸手直接接触废弃物。医疗垃圾处理完毕应立即流水洗手和消毒双手。

模块三

患者出入院护理和病案管理

临床护理工作中的常规工作包含了最基础的入院和出院护理，患者入院和出院均有规定的程序和制度，住院期间医护人员必须将患者检查、诊断、治疗、护理的全过程进行全面、真实、详细地记录，以保证患者的权益和医疗工作的正常进行。因此，医院工作的护理人员应熟练掌握患者入院和出院的护理程序、内容和要求，以及住院期间患者病案的管理和医疗护理文件执行和记录的规定。

项目一
患者出入院护理

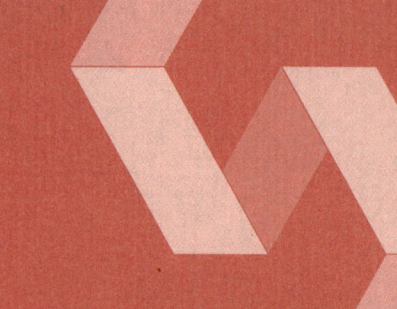

学习目标

1. 掌握出入院护理工作内容、分级护理的适用对象和护理内容;熟悉患者的入院程序、一般患者和急危重患者入病区后的初步护理工作。
2. 熟练完成用轮椅、平车运送患者,了解担架运送患者的方法,操作符合质量标准,具有严谨求实的工作态度,对患者关心体贴,运送患者过程中确保患者安全。

情境导入

案例一:患者,男,24岁,因打篮球意外导致左脚跟腱断裂。门诊医生诊断后将患者收入骨外科病房,准备进行手术治疗。

案例二:患者,男,63岁,患高血压病15年,3天前突发昏迷,脑血管破裂,急诊入院手术,术后患者生命体征平稳,呈昏迷状态,现转入神经外科病区监护病室6床继续接受观察和治疗。

请思考:
1. 患者住院的依据和程序是什么?如何将患者从门诊或急诊送入病区?
2. 按照分级护理要求,两位患者入院后应分别采取什么级别的护理?

门诊或急诊的患者,经医生初步诊断和治疗后,确定需要住院者,由医生签发住院证并通知病区做好接收准备。患者或其亲属持医生签发的住院证,到住院处办理入院手续,住院后患者将得到全面、系统的治疗和护理。

任务一 入院护理

入院护理是指患者入院时,护理人员对其进行的一系列护理工作。患者入院的一般流程是办理住院手续、实施卫生处置、护送患者入病区。

一、入院程序

1. 办理住院手续 患者在住院处填写住院登记表、预付住院保证金,提交医保材料后,携带住院证和病案首页自行或由急诊护理人员护送入病区。病区值班护士将根据病情做好接纳新患者的准备。

2. 实施卫生处置　根据患者病情及身体状况判断是否需要进行卫生处置，如理发、沐浴、更衣、修剪指甲等。有头虱或体虱者，先行灭虱，再沐浴、更衣；传染病患者或疑似传染病的患者送隔离室进行卫生处置；急诊、危重的患者可酌情免浴。患者更换病员服，换下的衣服和不需用的衣物可交家属带回，或带至病室存放衣柜内，贵重物品交家属保存。

3. 护送患者入病区　根据患者病情护士选用步行、轮椅、平车或担架等方式护送患者进入病区。护送时应注意患者的保暖和安全，并且不能停止必要的治疗如输液、给氧等。护送患者入病区后，应与病区值班护士详细交接患者的病情、个人卫生及所携带的物品等并记录。

二、入病区后的初步护理工作

(一) 一般患者的护理

1. 准备床单位　病区护士接到通知后，了解患者入院的原因及病情，根据病情需要准备患者床单位，将备用床改为暂空床。

2. 迎接新患者　以热情的态度、亲切的语言接待患者，将患者带至病床旁，妥善安置患者于病床；向患者介绍主管医师、护士及护士长，介绍同室病友，以及病区的环境、各设备的使用方法和病室管理要求。

3. 通知医生协助体检　通知医生诊察患者，必要时协助体检。医嘱下达后按分级护理要求实施与落实护理措施，进行各项治疗和护理。

4. 排列并填写患者入院相关资料

(1) 准备住院病历一套并按规定排列病历顺序（表3-1-1）。

(2) 填写相关内容：① 用蓝笔逐页填写住院病历眉栏及有关表格；② 用红笔在体温单40~42℃的相应时间栏内纵行填写入院时间；③ 填写入院登记本、诊断卡（插在患者住院一览表上）、床尾卡（置于床尾牌夹内）。

5. 做好膳食准备　根据医嘱确定饮食种类，进行饮食指导，通知营养室准备膳食。

6. 测量生命体征　测量患者的体温、脉搏、呼吸、血压，询问药物和食物过敏史；对能站立的患者测量体重，必要时测量身高，并将结果按要求记录于体温单上。

7. 实施健康教育　根据患者的病情、心理变化，以及医院的规章制度对患者进行健康教育，如作息制度、探视制度、卫生制度。指导患者留取常规标本的种类、意义、方法、时间及注意事项等。

8. 完成入院护理评估　评估患者入院时的健康状况，了解其基本情况和身心需要，并在入院24小时内完成患者入院护理评估单（附表1《入院护理评估单》）的填写，确定护理诊断，拟订初步护理计划（附表2《护理计划单》）。

表 3-1-1　住院病历排列顺序

序号	内容	序号	内容
1	体温单	10	特殊治疗同意书
2	长期医嘱单	11	特殊治疗记录单
3	临时医嘱单	12	一般护理记录单
4	住院病案或入院记录	13	危重症护理记录单
5	病程记录,如手术病例还需有:① 手术前小结;② 手术审批书;③ 手术同意书;④ 麻醉前小结;⑤ 麻醉记录(或待产记录);⑥ 手术记录(或产时记录);⑦ 手术护理记录单;⑧ 手术后病程记录(或产后记录)	14	病理报告单
		15	器械检查报告单
		16	血、尿、粪常规检查报告单
		17	临床化学、免疫、微生物及其他检验报告单
6	ICU 记录单	18	病案首页及住院证或其他
7	会诊单	19	病案内容目录表
8	输血同意书	20	门诊病案及以往住院病案或其他医院诊疗资料等
9	特殊检查同意书		

(二) 急诊、危重患者的护理

病区接收的急诊、危重患者多从急诊室直接送入或由急诊室经手术室术后转入,护士接到通知后应立即做好以下工作。

1. 准备床单位　危重患者应置于病房抢救室或危重病室,床上加铺橡胶中单和中单,对急诊术后的患者应备好麻醉床。

2. 备好急救药品和物品　根据患者情况备好如氧气、输液用物、吸引器、急救车等急救物品和药品,并通知医生做好抢救准备。

3. 观察病情协助抢救　患者入病室后,密切观察病情变化,积极配合医生进行抢救,做好护理记录。

4. 防止意外事故发生　老年人、婴幼儿、意识不清或躁动不安的患者,需安置床挡加以保护,以防发生坠床等意外事故。

5. 不能正确叙述病情和要求的患者(语言障碍、听力障碍等),意识不清患者,精神障碍者或婴幼儿等,需暂留陪送人员,以便询问病史,协助医生尽快作出诊断。

三、住院患者的分级护理

分级护理是医生根据患者病情,以医嘱的形式下达,护士按照护理程序的工作方法制订出不同级别的护理措施并予以实施。患者入院后接受护理的级别规定为四等:特级护理、一级护理、二级护理、三级护理(表 3-1-2)。

表 3-1-2 分级护理

护理级别	适用对象	护理内容
特级护理	病情危重,需随时观察,以便进行抢救的患者,如严重创伤、各种复杂疑难手术术后、器官移植、大面积烧伤等	① 设立专人24小时护理,严密观察病情及生命体征;② 制订护理计划,严格执行各项诊疗护理措施,及时准确填写危重患者护理记录单;③ 备齐急救药品和器材,以便随时急用;④ 认真细致地做好各项基础护理,严防并发症,确保患者安全
一级护理	病情趋向稳定的重症患者,术后或治疗期间需要严格卧床休息的患者,如各种大手术术后、休克、瘫痪、昏迷、高热、出血、肝肾等功能衰竭和早产儿等	① 每1小时巡视患者1次,观察病情及生命体征;② 制订护理计划,严格执行各项诊疗及护理措施,及时填写危重患者护理记录单;③ 准备必要的抢救药品和器材;④ 认真细致地做好各项基础护理,严防并发症,满足患者身心两方面的需要
二级护理	病情稳定,生活部分自理的患者,如大手术术后病情稳定者,以及年老体弱者、幼儿、慢性病者不宜多活动者	① 每2小时巡视患者1次,观察病情;② 按护理常规护理;③ 生活上给予必要的协助,了解患者病情动态及心态,满足其身心两方面的护理需要
三级护理	病情较轻,生活基本能自理,如一般慢性病者、疾病恢复期者及择期手术前准备阶段的患者	① 每天3小时巡视患者1次,观察病情;② 按护理常规护理;③ 给予卫生保健指导,督促患者遵守院规,了解患者的病情动态及心态,满足其身心两方面的护理需要

任务二 运送患者的常用方法

年老体弱患者或因病不能自行活动和行走的患者,常用轮椅、平车或担架运送入院、出院、接受检查、治疗或室外活动。

一、评估重点

1. 患者病情、体重、意识状态、医嘱及诊断治疗要求。
2. 患者生命体征、病损部位及配合能力。
3. 运送工具的性能是否完好。

二、操作准备

1. 护士准备　根据患者情况适当增加辅助护士1~3人。
2. 患者准备　向患者说明运送的目的、过程和配合注意事项。
3. 用物准备　根据运送要求准备运送工具及相应用物。
4. 环境准备　环境宽敞、整齐,路面平整。

三、实施过程

(一) 轮椅运送患者

轮椅运送法用于运送不能行走但能坐起的患者入院、出院、接受检查、治疗或室外活动,也可帮助患者下床活动,促进血液循环和体力恢复,实施过程见表 3-1-3。

表 3-1-3 轮椅运送法的实施过程

操作环节	实施过程	要点说明
备齐用物	轮椅,按季节备毛毯、别针,需要时备软枕、外衣	确保患者保暖安全
核对检查	1. 检查轮椅性能,推轮椅至患者床旁; 2. 核对患者床号、姓名,向患者及家属解释操作目的及配合要求	确保轮椅性能正常,保证患者安全; 确认患者信息,取得患者的理解和配合
协助患者上轮椅(图 3-1-1)	1. 轮椅背与床尾平齐,面向床头,翻转踏脚板。如需要毛毯保暖时,将毛毯平铺于轮椅上,上端高出患者颈部 15 cm; 2. 拉起车闸,固定轮椅(如无车闸,应安排另一辅助护士站在轮椅后面,固定轮椅); 3. 扶患者坐起,协助穿鞋下地,扶助患者坐在轮椅上,放下脚踏板将患者双脚放于其上,如患者下肢水肿或有伤口,可在双脚下垫软枕; 4. 将毛毯上端的边向外翻折约 10 cm 围在患者颈部,用别针固定。用毛毯围着两臂作为两个袖筒,各用一别针在腕部固定,再用毛毯围好上身,并将双下肢和两脚包裹; 5. 嘱患者扶稳轮椅的扶手,尽量靠后坐,系好安全带,嘱患者勿向前倾身或自行下车,以免跌倒; 6. 整理床单元为暂空床	缩短距离,便于入座; 天气寒冷时,防止受凉; 防止轮椅滑动; 使足部获得支托,确保患者舒适安全; 观察和询问患者有无眩晕和不适; 运送过程中,随时观察、询问患者,确保安全; 保持病室整洁
协助患者下轮椅	1. 将轮椅推至床尾,固定轮椅,翻起踏脚板,扶患者下轮椅; 2. 协助患者上床,取舒适卧位,观察	护士运用节力原则 确保患者安全
整理记录	整理床单元,需要时记录患者外出及返回时间和患者病情的变化	记录执行时间和患者反应

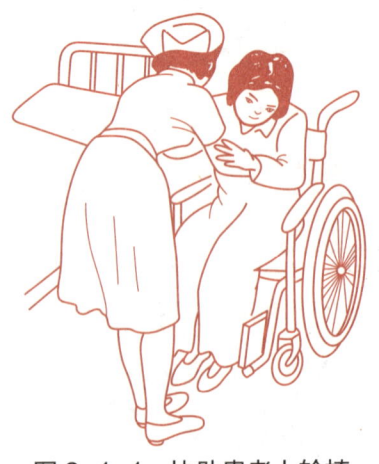

图 3-1-1 协助患者上轮椅

(二) 平车运送患者

运送不能起床的患者去手术室、接受特殊检查或治疗室等,实施过程见表3-1-4。

表 3-1-4 平车运送法的实施过程

操作流程	实施过程	要点说明
备齐用物	平车(上置以被单和橡胶单包好的垫子和枕头)、带套棉被或毛毯、枕头	必要时备氧气袋、输液架、木板和中单
检查平车	检查平车性能,根据天气在平车上铺好棉被或毛毯,备齐用物至患者床前	确保各部分性能正常,保证患者安全
核对解释	核对患者床号、姓名,向患者及家属解释操作目的及配合要求	确认患者信息,取得患者或家属的理解与配合
移动患者前准备	将各种导管妥善放置	避免移动中滑脱
移动患者至平车上	1. 挪动法(图3-1-2) (1) 移开床旁桌、椅,推平车紧靠床边; (2) 固定平车,护士在旁抵住平车,协助患者按上身、臀部、下肢顺序向平车挪动,使患者卧于舒适位置; (3) 回床时,先助其移动下肢,再移动上身,如有导管,应安置妥当,防止脱落及扭曲。 2. 一人搬运法(图3-1-3) (1) 将平车推至床尾,使平车头端与床尾成钝角,固定平车,松开患者盖被; (2) 搬运者站在钝角内的床边,一只手臂从患者腋下伸至肩部外侧,另一只手臂伸入患者大腿根部,患者双臂交叉依附于搬运者颈部; (3) 搬运者抱起患者,移步转身,将患者轻轻放于平车上,盖好盖被。 3. 二人搬运法(图3-1-4) (1) 平车放置同一人搬运法; (2) 松开盖被,患者上肢交叉置于胸前; (3) 甲、乙两位搬运者,甲托住患者颈肩部与腰部,乙托住臀部与腘窝处,两人同时抬起患者平稳地移向平车。 4. 三人搬运法(图3-1-5) (1) 平车放置同一人搬运法; (2) 松开盖被,患者上肢交叉置于胸前; (3) 搬运者甲、乙、丙三人,甲托住患者的头颈、肩背部,乙托住腰、臀部,丙托住腘窝、腿部之后,由中间一人喊口令,同时抬起患者,并使之身体稍向搬运者倾斜,动作协调一致移至平车。	适用于病情较轻、能够配合移动身体的患者; 防止平车移动,确保患者安全; 护士在旁抵住平车,防止平车移动; 适用于患儿及病情许可、体重较轻者; 搬运者两脚前后分开并屈膝,可扩大支撑面降低重心,增加稳定性; 确保患者安全; 适用于病情较轻,但不能自己活动、体重又较重者; 避免脊柱弯曲或扭转; 身高者托患者的上半身,使患者头处于高位,减轻不适; 适用于病情较轻,但不能自己活动、体重又较重者; 三位搬运者从床头按身高从高到低顺序排列,使患者头处于高处,减少不适; 避免脊柱弯曲或扭转; 注意动作协调一致,按口令同时抬起患者,保持平衡;

续表

操作流程	实施过程	要点说明
移动患者至平车上	5. 四人搬运法（图3-1-6） （1）移开床旁桌、椅，将平车紧靠床边。在患者腰、臀下铺中单，中单应选择布质牢固的，保证搬运时患者的安全； （2）四位搬运者分别站于床的四个面：甲站于床头，托住患者的头和肩部，乙站于床尾托住患者的两腿，丙和丁分别站在病床及平车的两侧； （3）四人抓紧中单四角，由一人发出指令，同时抬起患者，轻轻将患者放在平车中央。如是颈椎损伤或疑似损伤患者，搬运时保持头部中立位，平卧时去枕，头下可垫软、厚毛巾，搬运后在头颈或腰椎两侧用枕头、沙袋、衣物等固定。 6. 过床器移动法 （1）平车紧靠床边，患者平移至床侧，靠近平车，向对侧稍侧翻转患者身体； （2）将过床器边缘部分插入患者身下，其余部分平置于平车上，稳妥推移患者，让其滑动至平车中央； （3）撤去过床器，安置患者	适用于颈椎骨折、腰椎骨折或病情危重患者； 中单要能承受患者的重量； 骨折患者需垫木板，并固定好骨折的部位； 防止平车移动，确保安全； 站于床头的护士应观察患者病情变化； 多人搬运时护士动作必须协调一致； 避免脊柱弯曲或扭转，防止颈、腰椎错位，以及脊髓损伤，导致患者致残甚至危及生命； 适用于不能自行移动的卧床患者
整理	1. 根据病情安置患者舒适体位，检查各种导管，用盖被包裹患者； 2. 整理床单位，铺暂空床	确保患者保暖舒适； 整齐美观
运送患者	松开车闸，推患者至指定地点（图3-1-7）	记录执行时间和患者反应

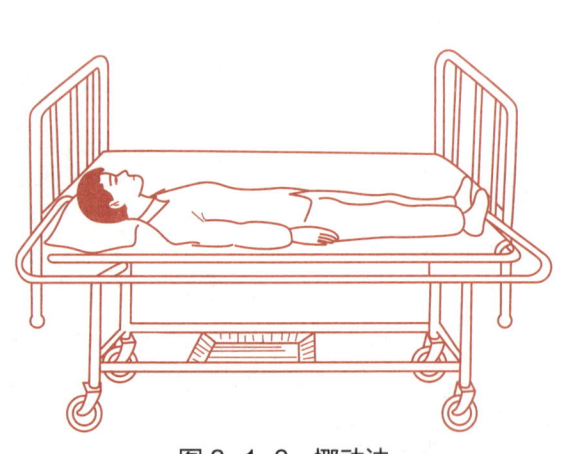

图3-1-2 挪动法

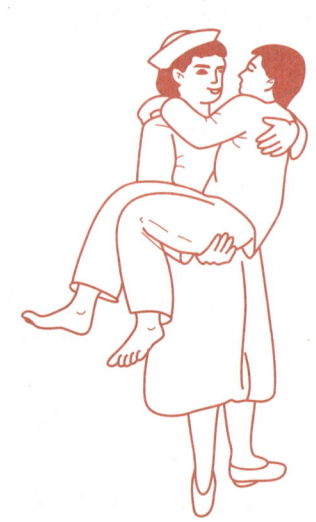

图3-1-3 一人搬运法

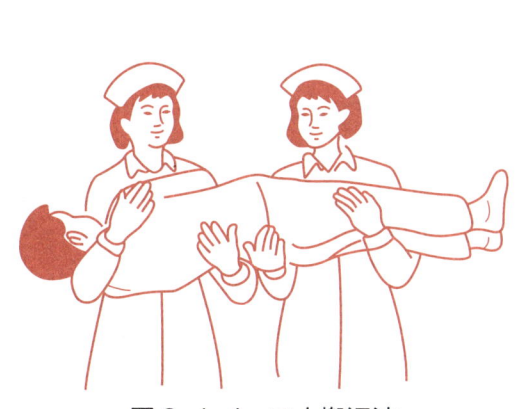
图 3-1-4　二人搬运法

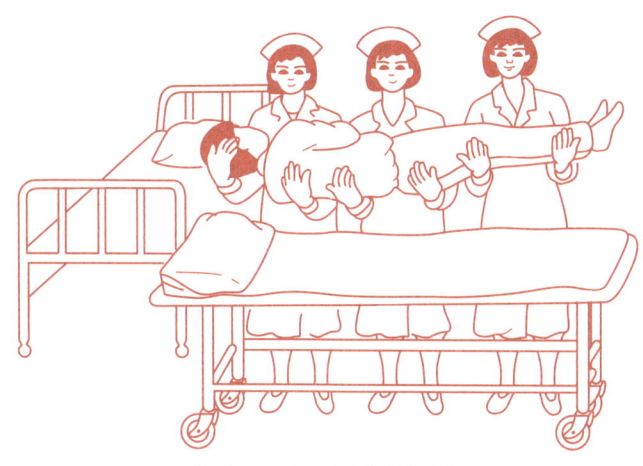
图 3-1-5　三人搬运法

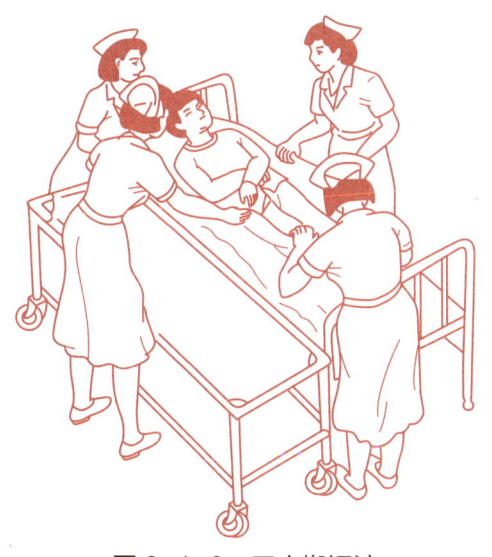
图 3-1-6　四人搬运法

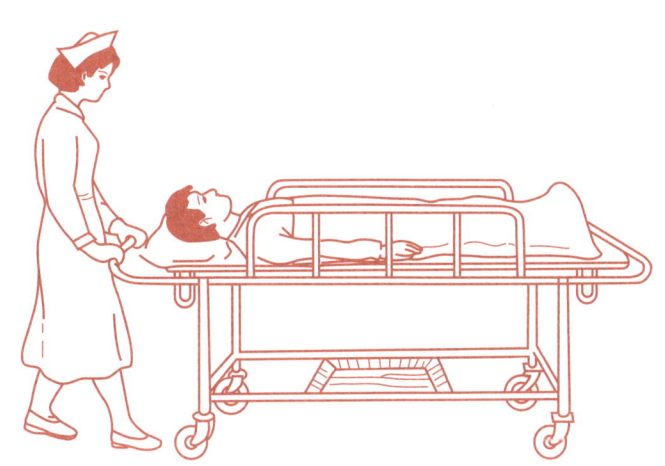
图 3-1-7　平车运送法

（三）担架运送法

担架是急救时运送患者最基本、最常用的工具。其优势是可以上下楼梯，且对体位影响较小，方便上下各种交通工具，不受地形、道路等条件限制。

用物为担架（通常用帆布担架，紧急情况下可以使用木板等）、棉褥、中单、带套棉被或毛毯、枕头。可采用二人或三人搬运法，搬运时由两人抬起并使担架与床平齐，便于搬运患者，具体方法同平车搬运法。抬担架运送患者的基本要求：① 尽量保持患者身体呈水平位或头部稍低位；② 行走时，患者的足在前，头在后。上下楼梯时，注意使担架保持平衡；③ 在将患者抬入救护车时，应使患者头在前，足在后，以使患者感到舒适。

四、质量标准

1. 根据评估结果采取正确的移动和搬运患者方法。

2. 搬运轻、稳、准确,患者安全、舒适、无损伤。

3. 妥善处置各种管路,患者的持续性治疗未受影响。

五、注意事项

(一) 轮椅运送

1. 操作前应仔细检查轮椅的各个部件。

2. 在推轮椅过程中要注意观察病情,保证患者安全。推车下坡时宜减慢速度;过门槛时先翘起前轮,使患者的头、背后倾,并嘱患者抓住扶手,防止发生意外。

3. 外出时注意患者保暖,防止着凉。

(二) 平车运送

1. 操作前应仔细检查平车的各个部件性能,根据病情和患者体重选择合适的方法将患者移动至平车上。搬运患者时注意节力,搬运者两脚前后分开站立,屈膝,保持重心稳定;尽量使用大肌群搬运,并将患者尽量靠近搬运者,以减轻身体重力线的偏移。

2. 多人搬运时动作应平稳、协调一致,保证患者安全。如平车有大、小轮,应让患者头部卧于大轮一侧,减少转动和颠簸带来的不适。推车进出门时,应先开门再推行;推患者上下坡时,保持患者头部在高处以免低垂引起不适。

3. 行进过程中护士应站于患者头端,注意观察患者的面色等的改变。昏迷患者应将头偏向一侧,颅脑损伤者、颌面部外伤者头偏向健侧。骨折患者搬运时应在车上垫木板,并做好骨折部位的固定;如有输液及引流装置时,要保持管道通畅。

4. 外出时注意患者保暖,防止着凉。

(三) 担架运送

1. 患者位于担架中央,取仰卧位,颈下垫软枕或衣物,以保持呼吸道通畅。

2. 患者四肢不可靠近担架边缘,以免碰撞造成损伤。

3. 密切观察病情变化,保证安全。

4. 胸、腰椎损伤患者应使用硬板担架。

任务三 出院护理

出院护理指患者出院时,护理人员对其进行的一系列护理工作。如患者经过治疗和护理,病情好转,逐渐康复,经医生决定可以出院时,护士应协助其办理出院手续,同时对出院的患者进行健康指导并做好患者出院后的护理。出院患者一般包括痊愈出院患者、未痊愈需转院的患者或要求自动离院的患者等。

一、患者出院前的护理

1. 通知患者和家属　医生根据患者的身体恢复情况,决定出院时间。护士应按医嘱,将出院日期提前通知患者及家属,使之做好出院准备。

2. 评估患者身心需要,适时进行健康教育　出院前护士应评估患者健康状况、心理变化、预计出院后可能存在的问题等(附表3《出院护理评估单》)。根据患者的情况进行健康教育,做好心理护理,指导注意饮食、服药、休息、功能锻炼和定期复查等,并做好记录。必要时可为患者或家属提供有关方面的书面资料,指导患者出院后的自我护理。对于因经费或病床周转等问题,术后未拆线或病情相对稳定即出院者,护士应制订出院计划,以便患者回到社区或家庭病房后能得到连续性的医疗和护理,以帮助患者更好地康复。

3. 征求患者及家属意见　在患者出院前,征求患者及家属对医院工作的意见和建议,以便不断改进工作方法,提高护理质量。

二、患者出院当日的护理

护士将患者送出院后,需要对其所住病室环境、床单位进行终末处理,同时注销各种执行单及卡片,整理病案,填写相关出院文件。

(一)医疗文件的处理

1. 执行出院医嘱

(1) 停止一切医嘱,注销所有治疗、护理执行单,如服药单、注射单、治疗单、饮食单。

(2) 撤去"患者一览表"上的诊断卡及床头(尾)卡。

(3) 填写出院患者登记本,按要求整理病历,排列出院病历的顺序(见表3-1-5),交病案室保存。

(4) 在体温单40~42℃相应时间栏内,用红笔纵行填写出院时间。

(二)患者的护理

1. 护士根据出院医嘱,填写出院通知单,结算患者在住院期间所用的药品及治疗护理费用,指导患者和家属到出院处办理出院手续。

2. 患者出院后仍需服药时,护士凭出院医嘱处方到药房领取药品,交给患者带回并指导患者正确用药,说明用药的注意事项等。

3. 护士收到患者的出院证后,协助患者整理个人用物并给予物品带出证,解除患者腕带标识。

4. 根据患者具体情况,采用不同的方式护送患者出病区。

表 3-1-5 出院病历排列顺序

序号	内容	序号	内容
1	病案首页及住院证	10	特殊治疗记录单
2	出院记录或 24 小时内入出院记录、24 小时内入院死亡记录	11	一般护理记录单
3	住院病案或入院记录	12	危重症护理记录单
4	病程记录,如手术病例尚需有:① 手术前小结;② 手术审批书;③ 手术同意书;④ 麻醉前小结;⑤ 麻醉记录(或待产记录);⑥ 手术记录(或产时记录);⑦ 手术护理记录单;⑧ 手术后病程记录(或产后记录)	13	病理报告单
		14	器械检查报告单
		15	血、尿、粪常规检查报告单
		16	临床化学、免疫、微生物及其他检验报告单
5	ICU 记录单	17	长期医嘱单
6	会诊单	18	临时医嘱单
7	输血同意书	19	体温单
8	特殊检查同意书	20	死亡患者门诊病案
9	特殊治疗同意书	—	—

(三) 病室及床单位的处理

1. 撤去病床上的污被服,放入污衣袋,送洗衣房处理。

2. 床垫、床褥、枕芯、棉胎放在日光下暴晒 6 小时或用紫外线照射消毒后,按要求放置。

3. 用消毒液擦拭病床及床旁桌椅。非一次性痰杯、面盆等须用消毒液浸泡后再做进一步处理。

4. 打开病室门窗,通风换气。

5. 传染性疾病的床单位及病室,均按传染病终末消毒法处理。

6. 铺好备用床,准备接收新患者。

项目二　住院病案和护理文件的书写

学习目标

1. 掌握住院病案记录及管理要求,不同种类医嘱的概念,各类医嘱的处理方法及注意事项,病区交班报告书写顺序;熟悉一般患者及危重患者护理记录单的记录要求,病区交班报告书写要求;了解病案记录的意义。

2. 熟练绘制体温单,能正确处理医嘱,在书写护理文件中养成认真负责、细心严谨的职业素质。

情境导入

患者,男,63岁,计划行脑血肿清除术,现收治于神经外科病区监护病室。患者在住院期间,管床医生和责任护士依据各自的权力范围和医疗文件的书写要求,将患者住院期间每天的病情变化、病情观察和治疗内容、护理措施等完整、准确、规范地记录在住院病案中。

请思考:
1. 什么叫病案?病案的意义是什么?
2. 病案记录、书写和保管的要求是什么?
3. 护理记录文件有哪些?在记录内容和要求上有什么规定?

病案是诊疗工作中形成的文字、符号、图表、影像、切片等资料的总和,是医务人员通过对患者问诊、查体、实验室及器械检查、诊断、治疗、护理等医疗活动获得的有关资料进行归纳、分析、整理所形成的医疗护理工作记录。它反映了患者疾病的全过程,是临床医师进行正确诊断、抉择治疗和制订预防措施的科学依据,是具有法律效力的医疗文件。

任务一　记录和保管住院病案的要求

一、病案记录的意义

1. **病案提供了患者的信息资料**　病案是医疗工作的全面记录,客观地反映了患者患病、治疗及其转归的全过程,为患者再次入院的诊断、治疗提供重要信息,为医生对疾病进行更细致和更全面的分析判断提供依据。

2. 病案提供了教学和科研资料　在现代医院管理中,病案作为医疗活动信息的主要载体,是患者病情变化及治疗过程的最原始记录,因此也是教学和科研的第一手资料。

3. 病案提供了医疗事故鉴定的法律依据　当发生医疗事故争议时,由医疗机构保管的病案资料,是医疗事故技术鉴定中审查医疗行为和医疗过程的重要文书,是举证的法律书证,是判断责任的重要证据之一。

4. 病案提供了医护质量评价依据　病案反映了医院的医疗护理质量,在医院评审和日常的医疗、护理质量检查中,病案抽查是不可缺少的重要项目。

二、病案记录要求

患者住院期间的病案包括医疗文件和护理文件,由医护人员共同完成书写、记录和整理。依据医生和护士的权利和职责,医护人员需要真实、规范、及时,并按照规定的格式书写病案。

1. 书写规范　病案书写应内容客观、真实、准确;表述通顺、语句精练,重点突出、层次分明;书写工整、清楚、不超过格线,若出现错字、错句,应在错字、错句上用双横线标示,不得用刀刮、胶粘、涂黑、剪贴等方法抹去原来的字迹;标点符号引用正确。文件和其他病历资料有机结合,相互统一,避免矛盾。

2. 记录及时　各种病案应及时完成,因抢救危急患者未及时书写病案时,应在抢救结束后6小时内据实补记,并注明抢救完成的时间和补记时间。

3. 记录完整　护理记录的书写必须保证完整性、连续性、时效性。各项文件应按照要求逐项填写,避免遗漏。记录应连续,不留空白,每项记录后签全名。

4. 内容、格式正确　病案应当按照规定的内容书写,各项记录应用中文和医学术语,记录后记录者在右下角签全名,并注明年、月、日,急诊、抢救等记录应注明至时、分,采用24小时制和国际记录方式。每项记录字、行之间不留空格。

5. 记录者身份合法　实习医务人员、试用期医务人员、进修人员书写的病案,应当经过本医疗机构合法执业的医务人员审阅、修改并签名,审查修改应保持原记录清楚可辨,并注明修改时间。修改、签名一律用红笔,签在署名医师(护师)的左侧,以斜线相隔。修改该病案应在72小时内完成。

6. 用规定的笔墨记录　病案应当使用蓝黑墨水或碳素墨水书写,需复写的资料可用蓝或黑色油水的圆珠笔书写。凡药物过敏者,应在病案中用红笔注明过敏药物的名称。

三、病案管理要求

1. 规定放置区域,用后放回　患者住院期间的病案由所在病区负责集中、统一保管,并按住院病案次序排列存放;因复印或复制等需带离病区时,病区应指定专人负责携带和保管,用后及时归还。

2. 保持病案清洁完整　病案应保持清洁,各种检查报告单,在检查结果出具后24小时内按规定粘贴归入病案,不得遗漏。严禁任何人涂改、伪造、隐匿、销毁、抢夺、窃取病案,保持病案的原始性和完整性。

3. 非医护人员不得擅自查阅病案　除涉及对患者实施医疗活动的医务人员及医疗服务质量监控人员外,其他任何机构和个人不得擅自查阅该患者的病案。因科研、教学需要查阅病案的,经患者就诊的医疗机构有关部门同意后方可查阅,查阅后应当立即归还,不得泄露患者隐私。

4. 病案需要长期保存　患者出院时,由病区办公室护士负责按出院病案排列次序整理,统一编码后,填写病案内容目录表。病案室于患者出院后次日回收。住院病案保存期不得少于30年,观察室病案保存期不得少于15年。需要保存门诊病案的医院或专科,其门诊病案保存期不得少于15年。

5. 复印病案须申请和盖章方可进行　患者本人或其代理人、死亡患者近亲属或其代理人、保险机构要求复印或者复制病案资料时,应向医务科(处)提出申请,并提供有关证明有效身份的材料。医疗机构受理申请后,由医务科(处)通知病案室或者病区,在申请人在场的情况下复印或复制,并将需要复印或复制的病案资料在规定时间内送至指定地点。其资料经申请人核对无误后,医疗机构应当加盖证明印记。

知识链接

智能体温单系统

以智能体温单系统为平台,构建患者生命体征、出入量、个性化体征、各种管路、引流量等记录的平台。

智能体温单的主要界面由患者基本生命体征部分的表格构成,可以显示体温、脉搏、呼吸等,根据录入时间段的不同,每日可以显示6次记录,同时可以体现降温等特征,根据录入的信息,智能体温单可以显示患者的房颤特征,并按要求,画出心率(脉率)的标志;呼吸次数记录可以体现是否使用呼吸机等特征。

固定记录项目包括入量、尿量、血压等内容,与纸质版体温单相同,可以方便医生护士连续观察患者的重要体征项目。

还可以根据每个病室的需求,设置自定义项目,主要包括引流量、特殊患者需记录的特征内容等。为了统计患者管路的使用时间,对胃管、尿管、PICC(外周静脉穿刺中心静脉置管)、CVC(中心静脉导管)等管路进行系统设置,可自行计算管路留置的天数,并显示于体温单,方便护士熟知患者管路的情况,也为医院感染控制提供基础数据。

任务二 记录和书写护理文件

护理文件是指根据国家卫生健康委员会相关文件规定，由护士记录或处理的患者住院期间病情变化及各项护理活动等内容的文字资料，反映了患者接受医疗护理行为的过程，是病案的重要组成部分。护理文件包括：体温单、医嘱单、护理记录单等。

一、体温单

体温单是用于记录患者体温、脉搏、呼吸曲线，血压数据，以及患者出入院、手术、分娩、转科或死亡时间、大小便等情况的表格记录单（附表4《体温单》）。

（一）体温单的内容

包括患者姓名、科别、床号、住院号、出入院时间、转科时间、死亡时间、术后日数、手术或分娩日期、体温、脉搏、呼吸、血压、大小便次数、身高、体重、液出入量、药物过敏实验结果等。

（二）体温单填写方法

1. 眉栏各项均用蓝（黑）笔填写，如姓名、科别、床号、住院号。

2. 填写日期栏每页第一日应填写年、月、日，其余6日只写日，中间遇到新的年度或月份均应填全。

3. 填写"住院日数"，入院日起始日为"1"，连续写至出院；用红笔填写手术或分娩日期，当天为"术日"，记为"0"，次日为第一日，依次填写至14日止。如在14天内行第二次手术，则将第一次手术日数作为分母，第二次手术日数作为分子填写。

4. 入院、出院、转科、手术、分娩、死亡时间等标记应用红笔纵向顶格在体温单40~42℃之间相应时间格内填写，内容和时间不空格，时间用大写，使用24小时时间制。转入时间由转入病区填写，如"转入××科二十时三十分"。

5. 绘制体温曲线，见模块五项目二任务一体温的观察与护理。

6. 绘制脉搏曲线，见模块五项目二任务二脉搏的观察与护理。

7. 绘制呼吸曲线，见模块五项目二任务三呼吸的观察与护理。

8. 在"大便（次）"栏及以下所记录的内容只填写数量不写单位，均用蓝（黑）笔填写。大便应填前24小时的次数，记录前一天14点至当天14点的大便次数。无大便记作"0"；"※"表示大便失禁，人工肛门则用"☆"表示。如患者需要灌肠排便，记录方法见模块四项目三任务一评估和护理排便异常的患者。

9. 尿量以毫升（mL）为单位，记前一日的大便次数，每天记录1次。导尿以"C"表示；尿失禁以"※"表示。例如1 200/C表示导尿患者排尿1 200 mL。

10. 新入院患者当日应当测量身高并记录,以 cm 计入。在入院时测体重一次,住院期间根据病情需要,按医嘱测量记录,以 kg 计数填入。若卧床不能测者,记录"卧床"两字。

11. 液体出入量应记录前 24 小时的量。

12. 患者入院时测血压,并填写在当日相应栏内,如为下肢血压应当标注"(下肢)"。

13. 根据皮试结果将皮试阳性药物名称对应日期填写在"过敏药物"栏内,用红笔写(阳性),蓝(黑)笔写(阴性)。

14. "其他"栏可根据医嘱或根据病情需要记录相关项目。

二、医嘱单

医嘱是指经治医生在医疗活动中为诊治患者而下达的医疗指令。医嘱由经治医生直接写在医嘱单上或在计算机上开立,然后由护士按医嘱种类处理执行并记录。医嘱的内容及起始、停止时间应当由医生书写。

(一) 医嘱种类

1. 长期医嘱 指有效时间在 24 小时以上的医嘱,医生注明停止时间后即失效。例如:维生素 C 100 mg po tid。长期医嘱由医生开立在长期医嘱单上(附表 5《长期医嘱单》),内容包括:患者姓名、科别、病区、床号、住院号(或病案号)、页码、开始日期和时间、医嘱内容、停止日期和时间、医师签名、护士签名。

2. 临时医嘱 指有效时间在 24 小时以内的医嘱,指定执行的临时医嘱,应严格在指定时间内执行。有些临时医嘱需要立即执行。例如:急诊血常规。临时医嘱由医生开立在临时医嘱单上(附表 6《临时医嘱单》),内容包括:医嘱日期和时间、内容、医师签名、执行时间、护士签名。

3. 备用医嘱 指由医生开立的预定医嘱,护士可根据患者病情在有效期内酌情使用。根据医嘱的有效期又可分为:

(1) 长期备用医嘱(prn 医嘱):有效时间在 24 小时以上,必要时用,两次执行之间有时间间隔,由医生注明停止日期后方失效。例如:哌啶 50 mg im q6 h prn。

(2) 临时备用医嘱(sos 医嘱):仅在 12 小时内有效,必要时用,过期未执行则失效。例如:地西泮 5 mg po sos。

(二) 医嘱的执行和记录

1. 执行和记录方法

(1) 长期医嘱:将长期医嘱转抄于执行单上(服药单、治疗单、注射单、饮食单等),护士在医嘱单上签名,另一护士核对签名,以后即按执行单上的要求依次去做,直到医生注明停止时间后方为失效。

(2) 长期备用医嘱:每执行一次后应由执行者在临时医嘱栏内写明执行时间并签全名,经治医生注明停止时间后方失效。

(3) 临时医嘱及临时备用医嘱：执行临时医嘱和临时备用医嘱后均应及时注明执行时间并签名，指定执行的临时医嘱，应严格在指定时间内执行。临时备用医嘱过期尚未执行则自然失效。

(4) 停止医嘱：应在相应执行单上注销，并在停止时间栏内注明停止时间和签名。

2. 注意事项

(1) 处理医嘱应先急后缓，先执行临时医嘱，后执行长期医嘱。

(2) 一般情况下，医生不得下达口头医嘱，在抢救危重患者时和手术中需下达口头医嘱时，护士应当复诵一遍，抢救结束或术后医生应立即据实补记医嘱（不得超过6小时）。

(3) 如出现转科、出院（死亡）、手术、分娩情况时，应在长期医嘱单的最后一项医嘱的下面用红笔画一横线，表示以前的医嘱一律作废；线下正中用蓝笔标明"转科医嘱"或"手术后医嘱"（红线上、下均不得空行），在日期时间栏内写明当天日期时间。如有空格应用蓝笔从左上到右下顶格画一斜线。

(4) 执行药物过敏实验医嘱后，由执行者将药物名称及结果填写在体温单相应栏内。对于2小时后出现迟缓阳性反应者，应及时记录到护理记录单上。

（三）整理医嘱

1. 长期医嘱单超过3张应及时整理。

2. 重整医嘱应在长期医嘱单的最后一次医嘱下面用红笔画一横线，在红线下用蓝钢笔写上"重整医嘱"字样及日期。

3. 重整医嘱时，必须准确抄录横线以上未停止的长期医嘱，按原医嘱的日期、时间抄写，医生与护士签名均按原医嘱；横线以上医嘱必须停止执行。

（四）长期医嘱执行单

长期医嘱执行单是护士执行长期医嘱时的客观、真实、原始记录。

1. 内容：患者姓名、科别、床号、住院号（或病案号）、医嘱开立日期及时间、医嘱停止日期及时间、医嘱内容、执行日期及时间、执行护士签名、页码。

2. 各医院可根据情况自行设计格式。

3. 要求执行口服药长期医嘱时，应当在长期医嘱执行单上注明医嘱内容、发药时间、执行护士签名；执行注射等其他长期医嘱时，应当在长期医嘱执行单上注明医嘱内容、执行时间、执行护士签名。执行时间应具体到分钟。

三、护理记录单

（一）一般患者护理记录

是护士根据医嘱和病情对一般患者在住院期间护理过程的客观记录。

1. 记录内容　患者姓名、科别、床号、住院号(或病案号)、页码、记录日期和时间、患者的病情、护理措施和护理效果、护士签名(附表7《一般护理记录单》)。

2. 记录要求

(1) 应在病情栏内如实记录患者病情、护理措施和实际效果。

(2) 新入院患者应记录一般情况、相关专业疾病特点的客观反应等；急诊入院患者应记录生命体征、患者主诉、执行医嘱及给药情况、护理措施等。

(3) 对于手术当日、病情较重、病情处于变化阶段、体温在38.5℃以上、特殊检查等的患者，应记录：① 患者主诉、简要病情与观察结果；② 生命体征、液体出入量；③ 去手术室时间、术后回病房时间；④ 回病房后的生命体征、麻醉清醒时间；⑤ 伤口引流及各种管道情况；⑥ 特殊检查名称及注意事项、采取的护理措施及护理效果等。

(4) 应用危重患者护理记录单的患者，不再使用一般患者护理记录单，但2种记录单应紧密衔接，避免遗漏或脱节。

(5) 病情危、重的患者每班要有病情小结，一级护理每周应至少记录2次；二级、三级护理患者，病情稳定后每周至少记1次；病情发生变化时随时记录。

(6) 记录时间应具体到分钟。

(二) 特别护理记录单

特别护理记录单是指护士根据医嘱和病情对危重患者住院期间护理过程的客观记录。适用于危重、抢救、大手术及特殊手术术后、特殊治疗和需要严密观察病情变化的患者。

1. 记录内容　患者姓名、科别、床号、住院号(或病案号)、页码、记录日期和时间、液体出入量、体温、脉搏、呼吸、血压等病情观察内容，护理措施和效果、护士签名(附表8《危重患者护理记录单》)。

2. 记录要求

(1) 根据相应专科的护理特点，在病情栏内如实记录患者的主诉、生命体征、意识情况、液体出入量、各种仪器监测指标、管道护理情况、病情变化、护理措施、执行特殊医嘱、治疗护理效果等。

(2) 死亡患者应重点记录抢救经过、抢救时间、死亡时间。

(3) 每班至少记录1次，病情变化及时记录，遇特殊情况，在6小时内补记。

(4) 应准确记录液体出入量或根据医嘱记录液体出入量；仅记"24小时出入量"的医嘱，可不记录其他内容。

(5) 24小时的护理记录均用黑笔书写。24小时液体出入量由夜班护士在次日7:00用蓝笔总结，填入所画两道红线之间；未满24小时液体总结用蓝笔写明具体时数。

(三) 手术护理记录单

手术护理记录单指巡回护士对手术患者术中护理情况及所用器械、敷料的记录，应当在手术结束后及时完成。

1. 记录内容　患者姓名、住院号、手术开始和结束时间、手术名称、术前诊断、药物过敏史、器械包监测结果、术中所用各种器械名称和数量、各种器械清点核对情况、术中护理情况、器械护士和巡回护士签名等(附表9《手术护理记录单》)。

2. 记录要求

(1) 应当填写完整、清楚、不漏项。填写手术器械、敷料等数量时必须用数字，不得用"√"表示。

(2) 器械护士和巡回护士在手术结束前，必须对手术器械和敷料进行清点，发现器械、敷料种类或数量与术前不符合时，应向手术医生提出不得缝合手术切口，如手术医师拒绝，护士应注明并由手术医师签名。

四、护理病案

护理程序在临床护理中的提出和应用，使得护士能够有计划、系统地对患者实施护理，首先对患者的病情进行评估，在评估的基础上确定患者的护理诊断(或护理问题)，然后为患者制订个体化的护理计划，通过计划的实施，达到预防、减轻和解决患者问题的目的。因此，护理病案包括：入院评估单、护理计划单、护理记录单和出院计划单。

五、病室报告

病室报告是由值班护士书写的书面交班报告，不属于护理文件，但它是班班交接时的书面交接内容。为避免书写重复，有的医院在交接班时直接将护理记录的内容作为书面交班内容，也有医院仍采用病区交班报告(附表10《病区报告本》)。

(一) 书写要求

1. 报告应按照书写顺序，在巡视病房了解病情的基础上书写。

2. 书写内容应全面、真实、简明扼要、重点突出，报告内容要前后衔接，如白班交班渗血较多，夜间应注明是否终止或仍渗血，是新鲜还是陈旧性血液等。

3. 措辞恰当，使用医学术语，无错别字，字迹清晰、整洁，不得随意涂改或伪造。日间用蓝钢笔书写，夜间用红钢笔书写。

4. 填写时，先写床号、姓名、诊断，再简要记录病情、治疗和护理情况。

5. 对新入院、转入、手术、分娩患者，在诊断的右下角分别用红笔注明"新""转入""手术""分娩"；危重患者做红色标记，病重注明"*"，病危注明"危"。

(二) 书写顺序

1. 眉栏填写清楚，详细填写病室名称、日期(年、月、日)，患者总数、入院、转入、出院、转出、手术、生产、病重、病危、死亡等人数。

2. 根据下列顺序,按床号先后顺序书写报告:① 出院(或转出)患者的姓名、床号、诊断及出院(或转出)的时间;② 死亡患者的姓名、床号、诊断及呼吸心跳停止时间;③ 新入院(或转入)患者姓名、床号,性别、年龄、入院原因、诊断及时间;④ 当日手术患者姓名、床号,麻醉方式、手术名称;⑤ 明日手术患者姓名、床号,麻醉方式、手术名称;⑥ 病危(或病重)患者姓名、床号、诊断,病情情况交代。

(三) 交班内容

1. 出院、转出、死亡患者出院者写明离开时间;转出者注明转往何院、何科;死亡者简要记录抢救过程及死亡时间。

2. 新入院及转入患者写明入院(或转入)的原因、时间、主要症状、体征、诊断,目前的治疗及护理主要措施。

3. 手术患者　当天手术患者写明麻醉种类、手术名称及过程,麻醉清醒时间,回病房后生命体征、伤口、引流、排尿及镇痛药使用情况。次日手术患者应写明术前准备和术前用药情况等。

4. 产妇应报告胎次、产次、产程、分娩时间、会阴切口及恶露情况。

5. 危重患者和有异常情况、特殊检查治疗的患者应写明主诉、生命体征、神志、病情变化、抢救及特殊治疗护理情况,需重点观察的内容。

模块四
患者基本生活需要与护理

患者在患病期间生活自理能力下降,这时护士可以帮助患者,满足其基本的生活需要。满足患者基本生活需要的护理内容包括,身体清洁护理、饮食护理、排泄护理、舒适与安全护理。

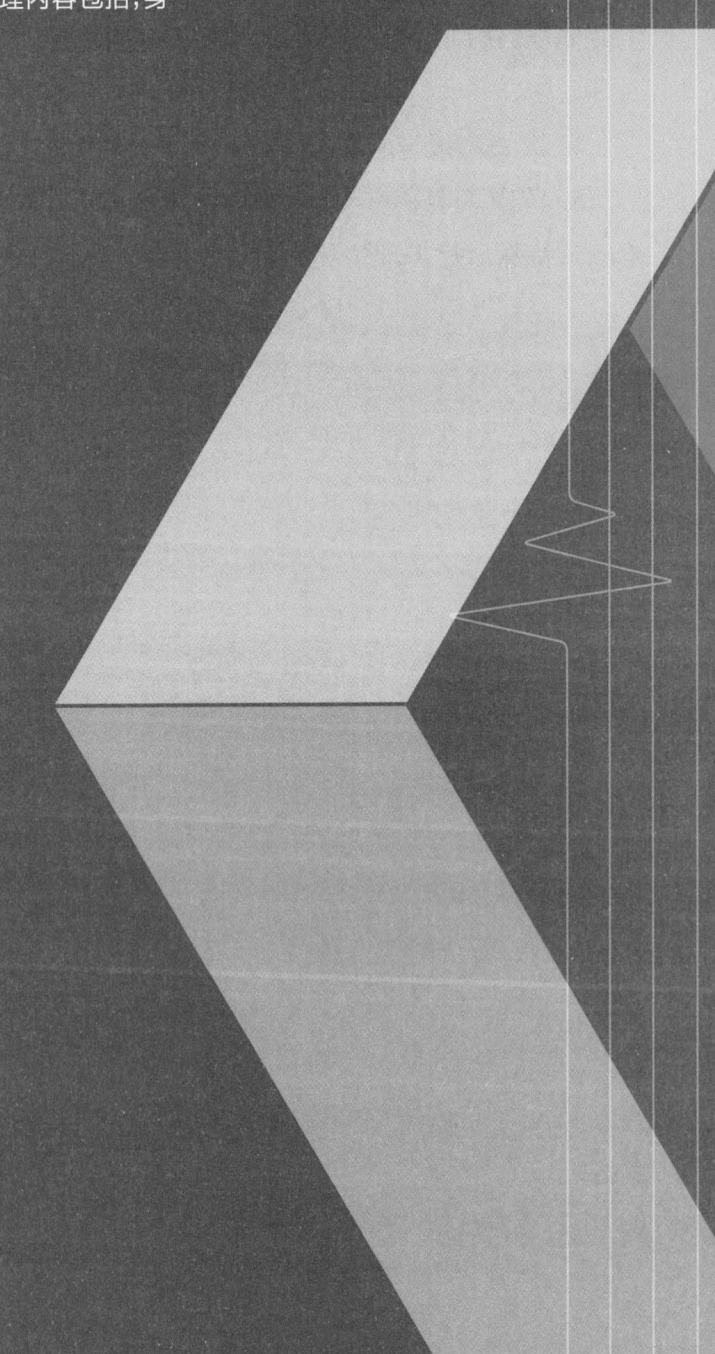

项目一
身体清洁护理

学习目标

1. 掌握口腔护理、头发护理、皮肤护理的目的，常用漱口溶液的作用，口腔护理、床上洗发、床上擦浴、有患者床更换床单法的注意事项；熟悉病房晨晚间护理的目的和内容。
2. 能规范正确地完成口腔护理、床上洗发、床上擦浴、有人床扫床法和有人床更换床单法，实施过程中动作轻柔，关心尊重患者，体现良好的职业道德。
3. 掌握压疮的概念、发生的原因、好发部位、预防措施、临床分期及护理。

情境导入

患者，65岁，有糖尿病、脑卒中病史。1年前因脑卒中后遗症，长期卧床行动不便。近来因血糖再度升高入院治疗。目前患者病情尚稳定，意识清楚，体检发现患者口腔牙龈充血红肿疼痛，口腔黏膜干燥，右颊部有1 cm×1 cm的溃疡，头发有异味且污垢较多。根据患者的口腔情况，护士选用了1%~3%过氧化氢溶液，嘱咐患者每次饭后进行漱口，很快患者口腔溃疡愈合。由于患者行动不便，自理能力差，护士需要为患者在病床上进行身体清洁的护理。

请思考：
1. 不能自理的患者如何进行口腔护理？如果患者有义齿如何护理？
2. 如何为卧床患者梳理头发、洗头和床上擦浴？
3. 患者长期需要卧床，应如何保持床单位的清洁？

维持个人卫生是人的基本需求之一，目的是清除体表微生物及其他污垢，防止细菌生长繁殖，促进血液循环，改善患者自我形象。每个人的卫生情况因年龄、性别、生活条件、受教育程度、风俗习惯、健康状态等因素的影响而存在较大差异。健康的个体有能力满足自己的卫生需求，而患病或身体不适的个体则需要协助。清洁卫生的护理内容包括口腔护理、头发护理、皮肤护理及保持卧床患者床铺的清洁等。

护理人员在为患者提供清洁护理时应尽可能尊重患者，保护患者的独立性和隐私部位，建立相互信任的治疗性护患关系，增进患者身体的舒适。

任务一　实施口腔护理

口腔是食物进入消化道的重要通道,又是部分消化液分泌的场所,口腔的温度、湿度和食物残渣,适宜微生物繁殖生长。在正常情况下,通过饮水、进食、刷牙、漱口等活动起到清洁口腔的作用,使口腔内微生物群落的生长繁殖和消亡处于动态平衡之中,一般不会引起口腔问题。

当人在患病时,由于不能经口进食,唾液分泌减少,口腔干燥,口腔自净能力下降,以及抗生素、激素、免疫抑制剂等的大量使用,导致机体免疫功能紊乱或菌群失调,口腔内细菌迅速繁殖,且以厌氧菌与腐败菌为主,引起口臭、口腔感染,甚至全身感染。同时,口腔出现问题还会导致患者的食欲下降、局部疼痛,影响营养物质的摄入。另外,口腔异味、牙齿缺失、破损或不洁则会影响个人形象,给社会交往带来消极影响。

良好的口腔护理可保持口腔的清洁卫生,使口腔内细菌减少,预防口腔感染及呼吸系统的感染,促进口腔正常功能,提高患者生活质量。

一、口腔清洁法

清洁口腔可以去除口腔内的食物残渣、减少致病菌的数量,预防口腔感染;还可以祛除口臭,湿润黏膜,增进食欲,保持口腔正常功能。护理人员应向患者及家属宣传口腔卫生的重要性,并指导患者进行正确的口腔清洁技术,鼓励患者保持良好的口腔卫生习惯,每日2~3次常规进行口腔清洁。

1. 刷牙　牙菌斑是导致龋病和牙周病的始动因子,早晚刷牙是去除软垢菌斑、防治牙龈炎最常用的方法。选择性能良好的牙刷、牙膏,掌握恰当的刷牙方法,对提高刷牙效率有十分重要的意义。

(1) 牙刷:牙刷的外形应较小,便于刷到牙齿的各面。软毛牙刷不会磨损牙龈,并可按摩牙龈部位。在使用间隔期间应保持牙刷清洁干燥,并经常更换。一般牙刷有电动牙刷、手动牙刷。

(2) 牙膏:牙膏不应具有腐蚀性,含氟牙膏具有抗菌和保护牙齿的作用,可以推荐患者使用。牙膏不宜长期使用一种类型,要轮流更换。

(3) 刷牙方法:刷牙时间的长短、次数、范围及刷牙手法均是影响清洁效果的重要因素。牙医专家们为了指导人们科学地刷牙,提出了刷牙"三三制",即每天坚持三餐后刷牙,每次刷牙应刷洗牙齿的唇颊面、舌面和咬合面三个牙面,每次刷牙必须持续3分钟。目前提倡的刷牙手法是颤动竖式刷牙法,因其清除牙颈部及龈沟内菌斑的效果好,且对牙龈有良好的刺激作用。

颤动竖式刷牙法是将牙刷毛面与牙齿呈45°角指向根尖方向,按压在龈牙交界处,使刷毛的一部分进入龈沟,同时部分刷毛伸入邻面间隙内,做快速环形震颤,每次刷2~3颗牙,刷完一处再刷邻近部位,刷前排牙齿的内面,可用牙刷毛面的顶端震颤刷洗(图4-1-1),牙齿咬合面可将刷毛与牙齿平行来回刷洗,最后刷洗舌面。上下竖刷法即沿牙齿纵向刷,刷到牙齿的内、外和咬合面。

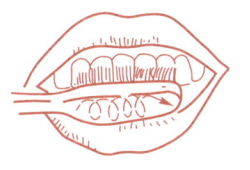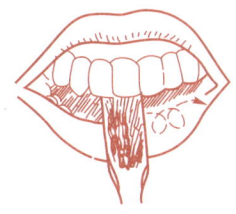

图 4-1-1 正确刷牙法

2. 牙线剔牙法 实验研究表明,仅仅刷牙还不能完全清除牙齿周围的牙菌斑和碎屑,需辅以其他控制菌斑的手段,如使用牙线,牙线每日使用1~2次。牙线用棉、丝、麻、尼龙或涤纶等材料制成,分上蜡或不上蜡两种。上蜡牙线一般用来去除牙间隙的食物残渣和软垢,但不易去净附着于牙面上可以导致龋齿的菌斑。不上蜡的牙线直径较小,有利于去除牙菌斑。首先拉取出一段约25厘米长的牙线,将线头两端略松地缠于两手的食指二至三圈;用大拇指或中指支撑将牙线拉直,引导牙线沿牙齿侧面缓和地滑进牙缝内,同时带出食物残渣;将牙线贴紧牙齿的邻接牙面并使其略呈C形,以增加接触面积,然后上下左右缓和地刮动,清洁牙齿的表面、侧面及牙龈深处的牙缝;刮完牙齿的一边邻面后,再刮同一牙缝的另一边邻面,直至牙缝中的食物残渣、牙菌斑及软牙垢随牙线的移动被带出为止;当牙线变脏或有磨损时,换一节干净的牙线,用同样的方法,逐个将全口牙齿的邻面刮净,使用牙线后彻底漱去刮下的食物残渣、牙菌斑及软牙垢(图4-1-2)。操作中切忌损伤牙龈部位。

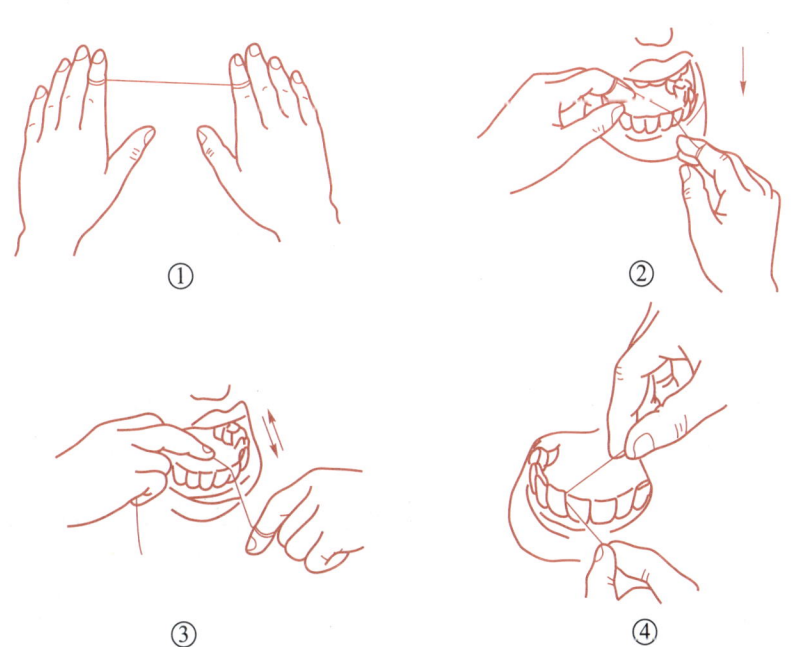

① 使用丝线或尼龙线作牙线;② 两手食指、拇指配合,将牙线缓和地滑进牙缝内;
③ 用拉锯式轻轻前后拉动牙线,带出食物残渣;④ 牙线贴紧牙齿的邻接牙面,上下左右缓和地刮动。

图 4-1-2 牙线的使用

项目一 身体清洁护理

3. 义齿的清洁护理　义齿是人工制作的牙齿,佩戴义齿可以弥补因牙齿脱落带来的咀嚼功能障碍,维持清晰的口语交流,保持良好的口腔外形,维护个人形象,因此应鼓励有义齿者白天坚持佩戴义齿。

义齿同样会积存食物碎屑、牙菌斑和牙石,每日至少应清洁2次,以牙刷、牙膏彻底清洁义齿内、外两面,再以冷水冲净。晚上睡前应将义齿取下并清洁口腔,使牙床得到充分休息。为防止义齿丢失或损坏,应将取下的义齿浸没于贴有标签的冷水杯中,每日换水1次,不可浸于热水中,也不可浸于乙醇等消毒液中,以免变色、变形和老化。

二、特殊口腔护理法

特殊口腔护理法主要指对禁食、高热、昏迷、术后、鼻饲、口腔疾患、衰弱等生活不能自理的患者进行口腔的清洁护理。一般每日2或3次,如病情需要,还可增加次数。

通过对患者实施口腔护理,不仅可以使患者的口腔清洁,增进食欲,还可以观察口腔黏膜、舌苔、牙龈情况及特殊的口腔气味,提供病情的动态信息。如肝功能不全患者的口腔有肝臭味,提示肝性昏迷先兆;糖尿病患者的口腔溃疡往往不易痊愈等。

(一) 评估重点

1. 患者口腔的情况　口唇及口腔黏膜的颜色、湿润度、出血及疱疹、感染及溃疡等;牙龈有无水肿、出血、牙周病等;牙齿有无缺损,有无义齿、龋齿、牙垢,牙齿有无松动等;舌的颜色、湿度、活动度,有无溃疡,扁桃体、悬雍垂有无肿胀、疼痛、分泌物等,口腔有无异味。

2. 患者的病情、意识程度、治疗情况及自理能力。

3. 患者口腔卫生习惯、口腔卫生知识。

(二) 操作准备

1. 护士准备　衣帽整洁,洗手、戴口罩,必要时准备手套。

2. 患者准备　观察患者口腔情况,说明口腔护理的知识和目的。

3. 环境准备　病室整洁安静,宽敞明亮。

4. 用物准备

(1) 口腔护理盘:内置治疗碗(内盛漱口液、棉球至少16只、镊子、弯血管钳)、治疗巾、弯盘、压舌板、吸水管、杯子(内盛漱口液)、棉签、手电筒、需要时备开口器等。

(2) 常用外用药:按需准备液状石蜡、锡类散、西瓜霜、冰硼散、金霉素甘油、制霉菌素甘油等。

(3) 常用的漱口液(表4-1-1)。

表 4-1-1 口腔护理常用漱口液

名称	作用
生理盐水	清洁口腔,预防感染
朵贝尔溶液(复方硼酸溶液)	抑菌,除臭
0.08% 甲硝唑溶液	用于厌氧菌的感染
0.1% 醋酸溶液	用于铜绿假单胞菌感染
2%~3% 硼酸溶液	酸性防腐剂,抑菌
1%~3% 过氧化氢溶液	遇有机物时,放出新生氧,抗菌除臭
1%~4% 碳酸氢钠溶液	碱性药剂,用于真菌感染
0.02% 呋喃西林溶液	清洁口腔,广谱抗菌

(三) 实施过程　见表 4-1-2。

表 4-1-2　特殊口腔护理的实施过程

操作环节	操作步骤	要点说明
核对解释	备齐用物携至患者床旁,核对患者信息并解释,取得合作	取得患者配合,嘱患者做好准备
摆放体位	1. 患者侧卧或仰卧,头侧向护士; 2. 铺治疗巾围于患者颌下,置弯盘于口角旁	便于分泌物从口腔流出,防止反流引起误吸; 防止床单、枕头及衣服被浸湿
观察口腔	1. 用棉签湿润口唇,嘱患者张口,一手持手电筒,一手用压舌板轻轻撑开颊部,观察口腔黏膜有无溃疡、出血等现象;长期使用抗生素、激素的患者,应注意观察有无真菌感染; 2. 有活动义齿者协助取下,清洁义齿并浸于冷开水中保存	湿润口唇,检查口腔黏膜; 对昏迷、牙关紧闭、无法自行张口的患者,用开口器协助张口; 义齿不可放于热水或者乙醇等溶液中
倒液漱口	1. 倒漱口液,湿润并清点棉球; 2. 协助患者用漱口液漱口,吐于弯盘内	便于前后核对棉球数量; 昏迷患者禁忌漱口
擦洗口腔	1. 嘱患者咬合上下齿,用压舌板轻轻撑开一侧颊部,用弯血管钳夹紧含有漱口液的棉球从磨牙向门齿纵向擦拭一侧牙齿外侧面。同法擦洗对侧; 2. 嘱患者张口,依次擦洗一侧牙齿的上内侧面、上咬合面、下内侧面、下咬合面,再弧形擦洗该侧颊部。同法擦洗对侧; 3. 依次擦洗舌面、舌下及硬腭部; 4. 再次检查口腔,意识清醒者,协助漱口,用治疗巾拭去患者口角处水渍; 5. 再次清点棉球数量	棉球湿度以不滴水为宜; 对于面部瘫痪的患者,应将颊龈缝隙食物残渣彻底清理; 勿触及咽部、软腭,以免引起患者恶心; 防止棉球遗落口腔造成窒息

续表

操作环节	操作步骤	要点说明
酌情用药	酌情使用外用药	口唇干裂者可涂液状石蜡; 口腔黏膜有溃疡,局部用药
整理记录	1. 撤去治疗巾,协助患者取舒适卧位,整理床单位,清理用物; 2. 记录口腔的卫生状况和观察所见	必要时可协助患者佩戴义齿,并做好相应的健康教育

(四)质量标准

1. 患者口唇润泽,感觉口腔清洁舒适;口腔有感染、溃疡、出血等情况时及时处理;擦洗过程中没有口腔黏膜损伤。

2. 护士操作规范,动作轻柔。

3. 护士能和患者有效沟通,患者主动配合,获得口腔保健的知识和技能。

(五)注意事项

1. 动作轻柔,钳端应被全部包裹在棉球里,勿直接接触患者口腔黏膜及牙龈,以免造成损伤;凝血功能差的患者尤应注意。

2. 棉球不可过湿,以防患者误将溶液吸入呼吸道。

3. 一只棉球只擦一个部位,棉球应夹紧,避免将棉球遗留在口腔内。

4. 昏迷患者禁忌漱口,需使用开口器时,应从臼齿处放入,牙关紧闭者不可用暴力助其张口。

任务二 实施头发护理

保持头发清洁是人们日常清洁卫生的一项重要内容。健康的头发有光泽、浓密适度、分布均匀,清洁无头皮屑。头皮表面是人体皮脂腺分布最多的部位,皮脂、汗液及灰尘经常黏附于毛发、头皮,形成污垢和异味,并可引起脱发和头皮疾病。当患者患病时,生活自理能力下降,护士应帮助或协助他们进行头发护理,去除头皮屑、污垢及脱落的头发,促进头发的生长和代谢,使患者感到舒适和美观,维护患者自尊和自信,以利于患者身心健康。

一、床上梳发法

适用于卧床不能自行梳理头发的患者。能自理但不能下床的患者可为其准备用物自行梳理。

(一)评估重点

1. 发质、发型和头发卫生情况

(1) 毛发的密度、长度、韧性、有无假发等。

(2) 询问患者喜欢的发型并查看头发卫生情况,如有污垢异味,先洗发再梳发。

2. 患者病情和自理程度　根据病情和体质决定坐位或卧位梳发。

(二)操作准备

1. 护士准备　衣帽整洁,洗手。

2. 患者准备　向患者说明情况,以取得配合。

3. 环境准备　调整病床位置及高度以便于操作,固定床轮。

4. 用物准备　治疗巾、梳子(患者自备)、30% 乙醇、纸袋(放脱落的头发)。

(三)实施过程　见表 4-1-3。

表 4-1-3　床上梳发护理的实施过程

操作环节	操作步骤	要点说明
核对解释	携用物至床旁,核对患者信息,向患者解释。铺治疗巾于枕上,协助患者将头偏向一侧	取得患者配合,嘱患者做好准备
正确梳发	1. 将头发从中间分向两边,左手握住一股头发由发梢逐渐梳向发根; 2. 根据患者喜好将头发编辫或扎成束,同法梳理另一边; 3. 将脱落头发放入纸袋中,撤下治疗巾	遇头发纠结成团的,可用 30% 乙醇湿润后再梳理; 发辫不宜过紧,以免引起疼痛; 纸袋弃于生活垃圾桶内
整理记录	1. 协助患者卧于舒适体位,整理床单位; 2. 整理用物,洗手、记录	

(四)质量标准

患者舒适,头发整洁、美观。

(五)注意事项

1. 护士对患者进行梳发时,应注意患者个人喜好,尊重患者个人习惯。

2. 对于头发编成辫的患者,每天至少将发辫松开一次,梳理后再编好。

3. 头发梳理过程中,可用指腹按摩头皮,促进头部血液循环。

二、床上洗头法

卧床患者洗发的次数依患者情况、个人习惯及头发污垢的程度而定,每周 1~2 次,尚能下床活动且身体状况许可的患者,可协助到盥洗室取坐姿洗发。活动不便或体质虚弱的患者,如昏迷患者、大手术术后体弱者、骨牵引患者等则采用床上洗发。

(一) 评估重点

1. 发质和卫生情况

(1) 毛发的密度、颜色、光泽度、长度、韧性,有无假发等。

(2) 头发、头皮情况:头发有无污垢和异味,有无虱蚧,头皮有无瘙痒、抓痕、擦伤等。

2. 患者情况　病情和体质能否耐受洗头,头发卫生的知识认识度,自理及合作程度。

(二) 操作准备

1. 护士准备　衣帽整洁,洗手、戴口罩。

2. 患者准备　病情处于稳定阶段,向患者解释以取得合作。酌情协助患者使用便器。

3. 环境准备　调整病床位置及高度以便于操作,固定床轮;关闭门窗、避免对流风,以免患者受凉,调节室温。

4. 用物准备　洗头车或马蹄形洗头垫;治疗车上备小橡胶单、大毛巾、小毛巾、洗发液、眼罩或纱布、别针、干棉球2只、纸袋、水壶(内盛略高于体温的温水,不超过40℃)、污水桶、梳子、镜子、护肤霜(患者自备)、电吹风。

(三) 实施过程　见表4-1-4。

表4-1-4　床上洗头护理的实施过程

操作环节	操作步骤	要点说明
核对解释	备齐用物携至患者床旁,核对患者信息。拉上床帘,保护患者隐私	取得患者配合,嘱患者做好准备
铺巾垫单	1. 垫小橡胶单及大毛巾于枕上; 2. 松开患者衣领向内反折,将小毛巾围于颈部,用别针固定	保护床单、枕头及盖被衣领不被浸湿
安置卧位	1. 洗头车法(图4-1-3):协助患者斜角仰卧,移枕于肩下,头部枕于洗头车的头托上或将接水盘放在患者头下,双腿屈膝; 2. 马蹄形垫洗头法(图4-1-4、图4-1-5):协助患者斜角仰卧,移枕于肩下,将马蹄形垫置于患者后颈部,使患者后颈部枕于突起处,头部在槽中,槽形下部接污水桶。患者屈膝,膝下可垫软枕; 3. 扣杯式洗头法:取脸盆一个,盆底放一块毛巾,倒扣搪瓷杯于盆底,杯上垫一块毛巾,患者取仰卧位,头部枕于毛巾上,脸盆内置一橡胶管,下接污水桶	询问患者有无不适,关注患者安全和舒适
保护眼耳	用干棉球塞两耳,用眼罩或纱布遮盖双眼,或嘱患者闭眼	防止操作中水流入眼睛和耳朵
床上洗发	1. 先用少许热水蘸湿头发并询问患者水温是否合适,然后用热水充分湿润头发,将洗发液倒于手掌涂遍头发,用双手指腹揉搓头发和头皮,方向由发际向头顶部; 2. 用热水冲洗头发,直到洗净	水温合适,搓揉力道适中

续表

操作环节	操作步骤	要点说明
撤去设备	1. 解下颈部毛巾裹住头发,一手托住患者头部,一手撤去洗头设备; 2. 除去患者耳内棉花及眼罩或纱布,用患者毛巾擦干面部	根据患者情况,可酌情使用护肤霜
梳理头发	1. 协助患者卧于床正中,移肩下枕及大毛巾至头部下方; 2. 用包头的毛巾揉搓头发,再用大毛巾擦干或用电吹风吹干; 3. 按床上梳头法为患者梳理头发	确保患者舒适、整洁
整理记录	1. 撤去上述用物,整理床单位; 2. 洗手,记录洗头时间、效果及患者反应	—

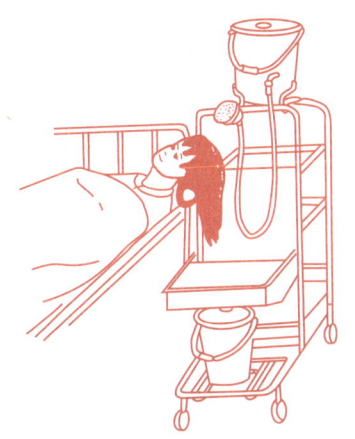

图 4-1-3　洗头车法

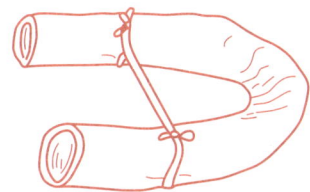

图 4-1-4　马蹄形垫图

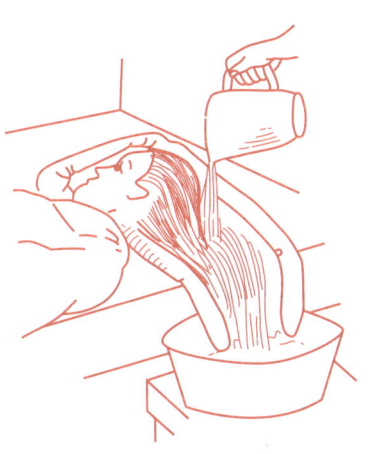

图 4-1-5　床上马蹄形垫洗头法

(四) 质量标准

1. 患者头发清洁,发型整齐美观,无不良反应发生。
2. 患者床铺干燥整洁,无落发和潮湿。
3. 护士操作轻柔、规范,护患合作愉快。

(五) 注意事项

1. 动作轻柔,揉搓力量适中,不可用指甲抓,以防损伤头皮。
2. 操作中防止水流入患者耳及眼内。
3. 随时观察患者面色,脉搏、呼吸等情况,发现异常,立即停止操作,注意保暖,防止受凉。

三、灭头虱虮法

虱由接触传染,寄生于人体的有头虱、体虱、阴虱三种,主要与卫生不良、环境污染有关。虱不仅使局部皮肤瘙痒,抓破容易引起感染,还可传播疾病,如流行性出血热、回归热等。所以一旦发现患者有虱,应立即进行除灭。

灭虱常用的制剂有30%含酸百部酊剂(百部30 g放入瓶中,加50%乙醇100 mL,再加100%乙酸1 mL,装瓶中盖严,48小时后即可)或30%百部含酸煎剂(百部30 g,加水500 mL煎煮30分钟,双层纱布过滤,将药液挤出,药渣再加水500 mL煎煮30分钟,再以双层纱布过滤,挤出药液。两次药液合并浓缩至100 mL,冷却后加入100%乙酸1 mL)。

操作时护士穿隔离衣、戴手套,以免受虱、虮的传染,必要时先动员患者剪短发,剪下的头发用纸包裹焚烧。用纱布蘸百部酊,按顺序擦遍头发,反复用手揉搓10分钟,使头发全部浸透,然后戴帽子包住头发。24小时后取下帽子,用篦子篦去死虱和虮,再洗发。如发现仍有活虱,须重复操作。灭虱结束,为患者更换清洁的衣服、被服,将污衣服和被服放入污衣袋内,扎紧袋口送高压灭菌,梳子、篦子消毒后刷洗干净。操作中应防止虱、虮的传播,同时保护患者的自尊,30%含酸百部酊剂不可流入患者的眼及耳内。

任务三　实施皮肤护理

皮肤具有保护机体、调节体温、吸收、分泌、排泄及感觉等功能。完整的皮肤是人体的天然屏障,可阻止微生物的入侵。随着皮肤的新陈代谢,其排泄的废物,如皮脂、脱落的表皮碎屑及汗液,可与外界细菌及尘埃结合成脏物黏附于皮肤表面,如果不及时清除,将会刺激皮肤,引起皮肤炎症,降低皮肤的抵抗力,破坏皮肤的屏障作用,成为病菌入侵门户,导致各种感染。

当患者自我护理能力下降时,护士可根据患者的病情和自理能力,协助患者进行皮肤清洁,去除皮肤污垢,让患者感到舒适;同时促进机体的血液循环,增强皮肤排泄功能,预防感染和压疮等并发症的发生。沐浴次数根据个人习惯和季节,每周至少1~2次。沐浴时间宜选择在进餐后1小时进行,以免影响消化。

一、皮肤的清洁护理

(一) 盆浴和淋浴的协助和指导

盆浴和淋浴适用于病情稳定且能离床自行沐浴的患者,患者沐浴时护士应给予协助和指导。

1. 调节浴室温度为22℃以上,水温通常为40~45℃,浴室内须设有信号铃、扶手、椅子、浴盆,地面应有防滑设施等。饭后须经1小时才能进行沐浴。

2. 携带沐浴用品送患者入浴室,嘱患者浴室不可锁门,可在门外挂"正在使用"标记牌。

3. 加强安全指导,防止发生意外。嘱患者进出浴室应扶好安全把手,不用湿手接触电源开关,浸泡时间不宜超过10分钟;向患者说明和示范调节冷、热水开关,使用信号铃的方法,并让患者进行实际操作,以确认患者已学会。

4. 注意患者入浴时间,每5分钟与患者联络一次,以防发生意外;当患者使用信号铃时,护士应先敲门后进入浴室;若患者发生晕厥,应迅速救治护理。

5. 若患者需要帮助,护士应酌情予以协助。

6. 沐浴结束,护士应整理和清洁浴室或浴盆,换下的污衣、污单放入污衣袋内。浴室门外挂"未用"标记牌。记录沐浴的时间、效果及患者反应。

7. 妊娠7个月以上的孕妇禁用浴盆;衰弱、创伤、心脏病需卧床休息的患者不宜盆浴或淋浴;传染病患者沐浴应按照隔离要求进行。

（二）会阴清洁法

会阴部的清洁护理可以预防或消除会阴部的污物和异味,保持局部皮肤清洁,预防泌尿生殖系统的感染。

1. 评估重点

（1）患者年龄、病情、意识及自理能力。

（2）会阴部清洁程度、皮肤有无感染或破损、有无分泌物及异味等、有无尿失禁或留置导尿管。

（3）患者的卫生习惯,患者及其家属对会阴部卫生重要性的认识。

2. 操作准备

（1）护士准备:衣帽整洁,洗手、戴口罩,戴一次性手套。

（2）患者准备:向患者和家属说明会阴部清洁的意义,取得理解和配合。

（3）环境准备:关闭门窗,调节室温,防止受凉。屏风遮挡,保护隐私。

（4）用物准备:护理车上放置:小毛巾、大毛巾、橡胶单、中单、浴毯、一次性手套、盛有温水的脸盆（水温通常为40~45℃）、按需准备皮肤润滑油或外用药、便盆、卫生纸。

3. 实施过程　见表4-1-5。

4. 质量标准

（1）患者会阴清洁,无异味和异常分泌物。

（2）护士动作轻柔,关心体贴患者。

5. 注意事项

（1）注意擦净皮肤和黏膜皱褶处的污物。

（2）遇到大小便失禁的患者,可在肛门和会阴部涂凡士林或氧化锌软膏,以保护皮肤。

（3）动作轻柔,保护患者隐私部位。

表 4-1-5　会阴清洁法的实施过程

操作环节	操作步骤	要点说明
核对解释	备齐用物携至患者床旁，核对患者信息并解释	
给予便器	1. 臀下铺橡胶单和中单，根据需要协助患者使用便盆 (1) 平卧位法：一手托起患者腰骶部，同时嘱患者抬高臀部，另一手将便盆置于患者臀下，便盆阔边的一头朝向患者的头部(图 4-1-6)。 (2) 侧卧位法：协助患者翻身侧卧，放置便盆后，一手扶住便盆，另一手协助患者恢复平卧位(图 4-1-7)。 2. 排便结束，卫生纸擦净肛门，盖上便巾，取走便盆	注意不可硬塞或硬拉便盆，必要时可在便盆的边缘垫软纸或布垫，保护患者骶尾部皮肤
安置卧位	1. 协助患者仰卧，臀下铺大毛巾。将盖被折于会阴部以下，浴毯盖于患者暴露部位； 2. 盆内盛放温水和小毛巾，置于床旁椅上，戴上一次性手套，暴露患者会阴部； 3. 安置患者，取仰卧屈膝位	注意保护患者隐私； 询问患者水温是否合适
清洗会阴	1. 女患者会阴部清洗法：左手合上双侧大阴唇，右手用小毛巾的不同部位从耻骨联合向肛门单方向擦洗大阴唇外侧。然后左手分开大阴唇，从耻骨联合部向肛门方向擦洗擦净小阴唇、尿道口、阴道口周围的黏膜。 2. 男患者会阴部清洗法：浴毯铺于阴茎下方，将阴茎前端包皮后推，依次轻轻擦洗尿道口、龟头；擦干后再将包皮推回原位，接着依次清洗阴茎、阴囊及皮肤皱褶处	洁净小毛巾的同一部位只能单向擦一次，不可来回反复擦拭
整理记录	1. 清洗结束，擦干会阴部皮肤，穿上裤子，撤去用物，协助患者取舒适卧位； 2. 整理床单位及用物，洗手并记录	记录执行时间，患者会阴部卫生情况、配合情况、效果及患者反应

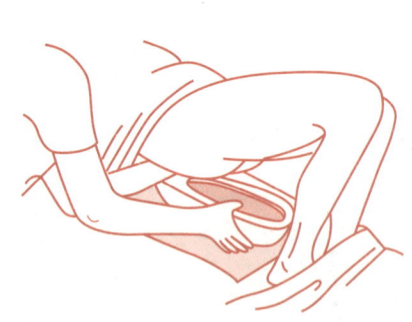

图 4-1-6　仰卧位给便盆法

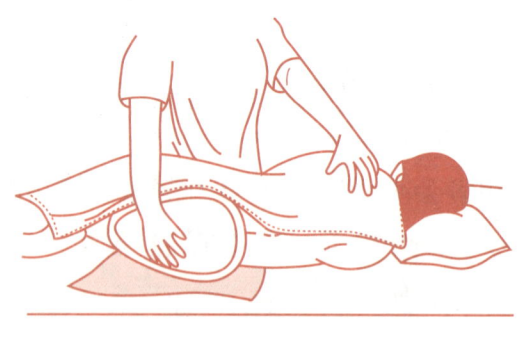

图 4-1-7　侧卧位给便盆法

(三) 床上擦浴法

床上擦浴法适用于活动受限、身体虚弱、意识不清或无法自行下床的患者。

1. 评估重点

(1) 全身皮肤感觉功能,皮肤皱褶情况、有无破损和皮肤疾病等;皮肤的卫生情况及污垢程度。

(2) 患者的意识状态和自理程度,身体上有无特殊治疗(治疗导管、骨折固定等)。

(3) 平时沐浴习惯,患者和家属对沐浴的要求。

2. 操作准备

(1) 护士准备:衣帽整洁,洗手、戴口罩,必要时戴一次性手套。

(2) 患者准备:向患者说明情况以取得配合;协助患者使用便器排空膀胱。

(3) 环境准备:关闭门窗,调节室温为24℃以上,防止患者受凉;调整病床高度以方便操作;用屏风或挂帘遮挡,保护患者隐私。

(4) 用物准备:① 治疗车上备:浴毯、面盆、足盆各1只,水桶2只(一桶盛热水,水温根据患者年龄、季节、习惯调节,通常为50~52℃,另一桶盛污水用)、便盆及盖布。② 治疗盘内备:小毛巾2条、大毛巾、浴皂、梳子、小剪刀、清洁衣裤、被服。如有需要准备50%乙醇、爽身粉等。

3. 实施过程　见表4-1-6。

表4-1-6　床上擦浴法的实施过程

操作环节	操作步骤	要点说明
擦洗前准备	1. 备齐用物携至患者床旁,核对患者信息并解释。屏风遮挡,关好门窗; 2. 将用物放在便于操作处,面盆放于床边桌或床边椅上,倒入热水约2/3满,调试水温; 3. 以浴毯代替盖被为患者保暖,并将盖被折至床尾	保护患者隐私,防止患者受凉;注意保暖
擦洗脸及颈部	1. 将微湿小毛巾如手套式包在右手上(图4-1-8),擦洗脸颊; 2. 擦洗顺序:先擦洗眼(由内眦向外眦擦拭),然后依次擦洗一侧额部、颊部鼻翼、人中、耳后下颌、颈部,同法擦另一侧。用拧干的毛巾再同法操作一遍	使用清水擦洗,避免刺激眼部
擦洗上肢	1. 为患者脱上衣,先脱近侧肢体后脱对侧肢体; 2. 铺大毛巾在擦洗部位下,一手托住患者肘部,另一手以离心方向依次擦洗上臂、腋下、前臂。同法擦洗另一侧上肢	如肢体有外伤或活动障碍,先脱健侧肢体上衣,后脱患侧肢体上衣;力量适中,擦洗时动作快捷
擦洗胸、腹及背部	1. 铺大毛巾于患者胸腹部,一手略掀起大毛巾,一手按顺序擦洗胸部、腹部; 2. 协助患者侧卧,背朝向护士,铺大毛巾于卧位下,按顺序擦洗颈部、背部、臀部,根据情况按摩背部(见皮肤按摩法); 3. 将面盆放于床旁椅上,患者双手浸泡于盆内热水中,洗净、擦干; 4. 为患者换上清洁衣服,先穿对侧肢体后穿近侧肢体	注意脐部的擦洗,女患者应注意乳房下皮肤皱褶处的清洁;注意观察背部皮肤情况;如肢体有外伤或活动障碍,先穿患侧肢体,后穿健侧肢体

项目一　身体清洁护理

操作环节	操作步骤	要点说明
擦洗会阴	更换盆、水、小毛巾,协助患者仰卧、脱去裤子,清洁会阴	减少身体暴露,注意保护患者隐私
擦洗下肢	1. 再次换水、小毛巾,铺大毛巾于一侧腿下,按顺序擦洗髋部、大腿、小腿;同法擦洗另一侧下肢; 2. 为患者更换清洁裤子	力量适中
清洗足部	安置患者斜角仰卧,足盆放于床旁椅上,将患者双脚移入盆内热水中浸泡、洗净、擦干	可适时进行足部护理健康教育
整理记录	1. 整理床单位,撤去浴毯,拉上盖被; 2. 清理用物,记录操作时间、患者皮肤卫生情况、效果、患者反应	根据需要梳发、修剪指甲及更换床单

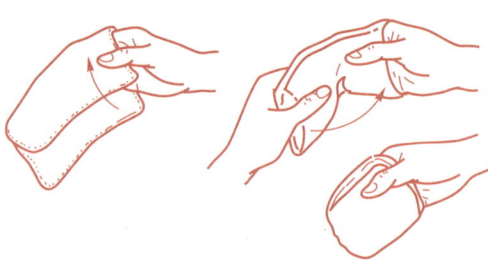

图 4-1-8　包小毛巾法

4. 质量标准

(1) 患者皮肤清洁、光滑、温暖,感觉舒适。无意外发生。

(2) 床铺平整干燥。护士动作轻柔,关心患者,护患沟通有效。

5. 注意事项

(1) 操作中注意按照节力原理减少体力消耗,动作轻柔敏捷。

(2) 尊重体贴患者,保护患者隐私,注意保暖。

(3) 注意洗净耳郭、耳后、颈部、腋窝、乳房及腹股沟等皮肤皱褶处。特别脏的部位可用涂浴皂的小毛巾擦洗,再用清水洗净。

(4) 皮肤有伤口的患者,擦浴时应避免弄湿敷料,必要时沐浴后伤口换药。

(5) 注意观察患者有无异常反应,如出现寒战、面色苍白应立即停止擦洗,给予适当处理。

(四) 皮肤按摩法

按摩皮肤,可以刺激皮肤的血液循环,改善局部营养状况,增强皮肤抵抗力,预防皮肤破损,患者感到舒适。常用的方法有手法按摩和电动按摩器按摩。

1. 手法按摩

(1) 全背按摩:协助患者侧卧或俯卧,暴露背部,先以热水进行擦洗,再以两手掌蘸少许50%乙醇做按摩。按摩者斜站在患者右侧,左腿在前弯曲,右腿在后伸直,从患者骶尾部开始沿脊柱两侧边缘向上按摩到肩部,到肩部时做环状动作按摩,然后手再轻轻滑到臀部及尾骨部位,按摩力量要足够刺激肌肉组织,此时左腿伸直右腿弯曲,如此有节奏按摩至少3分钟。再用拇指指腹蘸50%乙醇由骶椎按摩到第7颈椎处(图4-1-9)。

(2) 局部按摩:两手掌蘸少许50%乙醇,以大、小鱼际部分紧贴皮肤,做压力均匀向心方向按摩,按摩力度由轻到重,每次3~5分钟。

2. 电动按摩器按摩　电动按摩器是依靠电磁作用引导治疗器按摩运动以代替各种手法按摩,护士可根据患者的不同部位选择合适的按摩头。

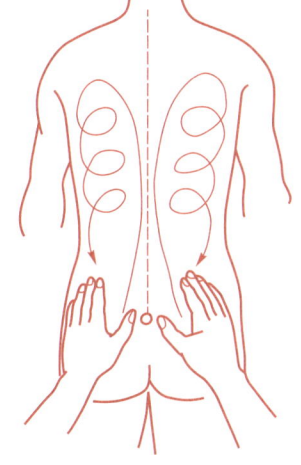

图4-1-9　背部按摩法

二、压疮的预防和护理

(一) 压疮的概述

压疮又称压力性溃疡或压力性损伤,是由于局部组织长期受压,血液循环障碍,产生持续缺血、缺氧、营养不良而致组织溃烂坏死。

压疮不仅可以发生于长期卧床的患者,也可以发生在长久坐位的患者。因为它与压力的关系密切,故现在更倾向于将压疮称为"压力性损伤"。

1. 压疮形成的力学原理

造成压疮发生的物理力主要有三种:压力、摩擦力和剪切力,通常是2~3种力联合作用而导致的。其中以压力为主要作用力。

(1) 压力:指垂直作用于物体表面的力,是造成压疮的最主要因素。对局部组织的压力主要由重力引起。单位面积承受的压力越大,产生组织坏死所需的时间就越短。实验证明:使用体积描记器测得毛细血管压在16~35 mmHg之间,如压力超过该限值,即可阻断毛细血管对组织的灌流,导致组织缺氧,持续受压2~4小时以上就能引起组织不可逆损害。骶尾部压力为60~70 mmHg,肩背部位30~45 mmHg,当组织承受70 mmHg压力下持续2小时以上就可产生压疮,故这些部位为易发部位。

(2) 摩擦力:当患者卧于床上活动或坐轮椅时,皮肤随时可以受到床单位及轮椅坐垫表面的逆向阻力摩擦,摩擦力会作用于上皮组织,能去除外层的保护性角化皮肤,增加对压疮的易感性。临床上床面不平整,有渣屑存在或搬动时拖、拉、推、拽患者,均可产生较大摩擦力。

(3) 剪切力:是由两层组织相邻表面间的滑行而产生进行性的相对移动所引起的,是由摩擦力与压力相加而成,与体位有密切关系。这是我们在压疮护理工作中常常忽视的一个重要因素。剪切力作用于深层,引起组织的相对位移,能切断较大区域的血液供应,因此它比垂直方向的压力更具危害。如仰卧患者抬高床头时身体有下滑倾向,坐轮椅患者身体有前移倾向,其骶骨均受到重力引起的下滑力,而其骶骨处皮肤受到接触面对其向上的摩擦力,这两对力大小相等方向相反,由于皮下组织疏松,这两个力的作用之和使皮肤与骨连接不牢固,在骶骨及坐骨结节部位产生较大的剪切力,常累及骶外侧动脉的背侧支及臀上动脉的浅支,产生其供应区的大片组织缺血缺氧。

2. 压疮护理的意义　压疮并不是原发病,多是在原发病的基础上由于护理不周到而导致的并发症。压疮一旦发生,会给患者带来很大的痛苦,增加患者的经济负担,延长康复的时间,甚至出现继发感染引发败血症而危及生命。绝大多数压疮是可以预防的,因此,周到细致的护理对压疮的预防具有重要意义。

(1) 保持皮肤的完整性,增强皮肤抵抗力,防止皮肤损伤。

(2) 防止皮肤继发感染,减轻患者的经济负担,减少医院的医疗费用。

(3) 减轻患者的痛苦,促进患者舒适,提高生活质量。

(二) 压疮的评估

1. 评估易发部位　压疮易发于受压和缺乏脂肪组织保护、无肌肉包裹或肌层较薄的骨隆突处,并且与体位的关系密切。不同的体位造成的易发部位是不同的,各个体位的常见部位如下(图 4-1-10)。

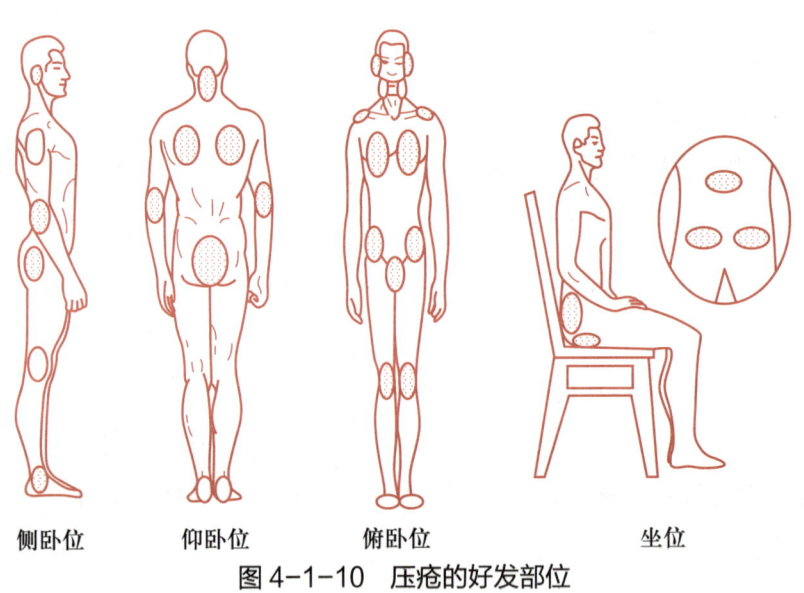

侧卧位　　仰卧位　　俯卧位　　坐位

图 4-1-10　压疮的好发部位

(1) 仰卧位易发于枕骨粗隆、肩胛部、肘关节、脊椎体隆突处、骶尾部、足跟,尤其好发于骶尾部。

(2) 侧卧位易发于耳郭、肩峰、肋骨、髋骨、股骨粗隆、膝部、内外踝部。

(3) 俯卧位易发于额部、下颌部、肩峰、肋缘突出部、髂前上棘、膝前部、足趾。

(4) 坐位易发于坐骨结节、肩胛骨、足跟。

2. 压疮评分法　积极评估患者情况是预防压疮的关键。对患者发生压疮的危险因素做定性、定量的综合分析,常用的有 Braden 压疮评分法(表 4-1-7)和 Norton 危险因素评分法(表 4-1-8)。

表 4-1-7 Braden 压疮评分表

评分内容		评分标准			
		1分	2分	3分	4分
感知能力	与压迫有关的不适感受能力	完全丧失	严重丧失	轻度丧失	未受损害
潮湿度	皮肤暴露于潮湿环境的程度	持久潮湿	非常潮湿	偶尔潮湿	很少潮湿
活动程度	身体活动程度	卧床不起	局限于椅	偶尔步行	经常步行
活动能力	改变或控制体位的能力	完全不能	严重受限	轻度受限	不受限
营养摄取能力	通常摄食状况	非常差	可能不足	适当	良好
摩擦和剪切力		有	有潜在危险	无问题	—

Braden 压疮评分法是当前世界上应用最广泛的评估表，该表有 6 个指标，其中感知能力、活动程度、活动能力 3 个指标主要测量高强度和长期压力对压疮形成的危险程度；潮湿度、营养摄取能力、摩擦力和剪切力主要评估组织对压力的耐受性。评分范围 6~23 分，分值越低，患者器官功能越差，压疮发生的危险性越高。6 项累计总分<12 分，预示有压疮发生的高度危险；总分 12~14 分为中度危险；15~17 分为轻度危险；≥18 分为无压疮发生危险。目前 Braden 评分法已被译成多国语言，在世界上各医疗机构广泛应用。

表 4-1-8 Norton 危险因素评分表

项目	评分标准			
	4分	3分	2分	1分
身体情况	很好	尚可	差	很差
精神状态	清醒	淡漠	模糊	昏迷
活动能力	步行	辅助步行	坐轮椅	卧床不起
灵活程度	行动自如	轻度受限	严重受限	不能活动
二便失禁	无	偶尔	经常	二便失禁

Norton 危险因素评分法主要是针对老年患者的压疮发生的评估，目前已成功应用于老年病院，总分为 5~20 分。总分在 18~20 分者，仅 5% 发生压疮；14 分以下发生压疮的机会为 32%；12 分以下属高危组，两周内发生压疮的机会为 48%。在这 5 种参数中，尤其以二便失禁评分的指示性好。

3. 压疮的临床分期　根据严重程度和侵害深度可以分为四期。

（1）淤血红润期（1 期）：受压部位出现暂时性血液循环障碍，受压局部表现为红、肿、热、麻木或有触痛，解除压迫后短时间内不见消退。此期皮肤的完整性未破坏，为可逆性改变。如及时去除其原因,可阻止压疮的发展。

(2) 炎性浸润期(2期):红肿局部继续受压,造成血液循环得不到改善,局部静脉回流受阻,静脉淤血,局部红肿向外浸润、扩展。表现为皮肤变为紫红色、皮下产生硬结、疼痛加剧,皮肤因水肿而变薄,可有水疱形成。若水疱破溃,则可显露出潮湿红润的创面。

(3) 浅度溃疡期(3期):严重静脉血液回流障碍,局部淤血,血栓形成,组织缺血缺氧坏死。表现为表皮水疱破裂,创面有黄色水样渗出物,感染后可有脓液出现,造成局部浅层组织坏死,形成溃疡,疼痛加重。

(4) 坏死溃疡期(4期):坏死组织侵入真皮下层、肌肉层,甚至达骨膜或关节腔,局部呈黑色,脓性分泌物增多,有臭味,甚至可引起败血症,危及患者的生命。

4. 评估发生原因

(1) 局部组织长期受压:卧床患者长时间不改变体位,导致血液循环障碍而发生组织营养不良,常见于昏迷、瘫痪、极度消瘦、年老体弱及使用镇静剂的患者。

(2) 皮肤经常受到潮湿、排泄物及摩擦等物理因素的刺激:常见于大小便失禁等的患者。

(3) 石膏绷带及夹板使用不当:使用石膏绷带、夹板时,衬垫不当,松紧不适,致使局部组织血液循环障碍。

(4) 皮肤抵抗力下降:全身营养不良和水肿的患者,缺乏蛋白质和维生素,皮肤抵抗力差,在物理力作用或潮湿等理化刺激下,极易造成破溃坏死。

(三) 压疮的预防性措施

1. 避免局部组织长期受压

(1) 经常更换体位,减少组织的压力 鼓励和协助长期卧床的患者经常翻身,使骨骼突出部位交替地减轻压迫。翻身间隔时间视患者病情及局部受压情况而定,一般每2小时翻身1次,必要时每30分钟翻身1次,建立床头翻身记录卡(表4-1-9)。

表 4-1-9 翻身记录卡

姓名: 床号: 住院号:

日期/时间	卧位	皮肤情况及备注	执行者
05-08 08:00	平卧位	正常	××
05-08 10:00	左侧卧位	正常	××

(2) 保护骨隆突处和支持身体空隙处:对易发生压疮的患者,可在身体空隙处垫软枕或海绵垫,酌情在骨隆突处和易受压部位垫软垫、海绵垫等,减少受力,必要时可用支被架抬高被毯,以避免局部受压。有条件的可以配合使用喷气式气垫、交替充气式床垫、水褥、羊皮垫及翻身床等,支撑患者身体,分散体重,减轻对局部表面的压迫,防止血液循环障碍。

(3) 正确使用石膏、夹板、绷带 石膏、绷带和夹板固定松紧度适中,保证衬垫平整、无皱褶,随时观察局部情况及肢体末端的温度、颜色等,并及时听取患者的主诉。

2. 避免潮湿、摩擦及排泄物的刺激

(1) 保护患者的皮肤,如有大小便失禁、呕吐、出汗者,应及时擦洗;伤口若有分泌物,应及时更换敷料。

(2) 保持床铺清洁干燥、平整无碎屑,如有污染,被服要及时更换;勤给小儿更换尿布;不可让患者直接卧于橡胶单上。

(3) 正确使用便器,应选择无破损便器,协助抬起患者腰骶部,不要强塞硬拉。必要时在便器边缘垫上纸或布垫,以防擦伤皮肤。

3. 促进局部组织血液循环　对易发生压疮的患者,要定期检查受压部位,经常进行温水擦浴和全身按摩,以促进血液循环,改善局部营养状况,增强皮肤抵抗力。

(1) 手法按摩:双手蘸少许50%乙醇,以手掌大、小鱼际肌部分紧贴皮肤,做压力均匀的向心方向按摩,由轻到重,由重到轻,每次3~5分钟,按照全身和局部按摩法进行按摩。如局部皮肤已发红,则不应在该处按摩,可用拇指指腹以环状动作由近压疮处向外按摩,避免造成局部损伤加重。

(2) 电动按摩器按摩:电动按摩器是依靠电磁作用,引导治疗器按摩头振动,以代替各种手法按摩。

4. 增进营养物质的摄入　对于易发生压疮的患者,应注意全身营养,在病情允许的情况下给予高蛋白、高维生素膳食,不能进食者应考虑以静脉营养的方式给予,以增强机体抵抗力及组织修复力。另外,适当补充矿物质,如硫酸锌,可促进溃疡愈合。

(四) 压疮的护理措施

如患者已发生压疮,应积极地进行治疗,防止压疮的进一步发展和继发感染的产生。一般治疗护理遵循以局部治疗为主、全身抗感染治疗为辅的原则。

1. 淤血红润期的护理　此期为可逆反应期,护理重点在于及时去除病因,加强预防措施,避免压疮的进一步发展。注意此时皮肤已受损,避免在受损皮肤处进行按摩,局部可使用湿性敷料加以保护,防止压疮进一步发展。

2. 炎性浸润期的护理　护理重点在于保护皮肤,避免感染。除了要加强预防措施,更要做好水疱的处理。对于小水疱可用无菌纱布包扎,减少摩擦,防止破裂感染,以促进水疱自行吸收;大水疱局部用碘伏消毒后,用无菌注射器抽尽疱内液体(不可剪去表皮),局部上药后用无菌敷料覆盖。如水疱已破溃,应消毒创面及其周围皮肤,再用无菌敷料包扎。

3. 浅度溃疡期的护理　护理重点在于清洁创面,处理伤口渗出液,预防和控制感染。在此期间仍然需要解除压迫,保持床单干燥、清洁。

创面无感染时用生理盐水冲洗;创面有感染时可根据创面细菌培养及药物过敏试验结果选用合适冲洗液,如0.02%呋喃西林溶液、3%过氧化氢溶液等。进行清创处理期间,应动态观察伤口渗出液量、组织类型和面积的变化。

根据渗出液的特点,选择合适的湿性敷料,确定换药频率。局面创面还可采用药物治疗,如碱性成纤维因子、去腐生肌的中草药等。

4. 坏死溃疡期的护理　护理重点在于去除坏死组织,促进肉芽组织的生长。可以用3%过氧化氢、1∶5 000呋喃西林或生理盐水清洗创面后,除去焦痂和腐肉直至暴露健康组织,保持局部引流通畅。再用湿性敷料保持伤口湿润,用凡士林油保护伤口周围皮肤。长期愈合不良者,可用中药生肌散等外敷。对于大面积深达骨骼的压疮,可采取外科手术治疗如植皮和转移皮瓣术。

任务四　保持卧床患者床铺的清洁

一、床铺的清洁与维护

床单位是住院患者的个人领域,尤其是卧床患者日常活动的主要区域。保持床单位的整洁不仅可以为患者提供清洁、整齐和美观的病区环境,还可以减少床铺皱褶和污物对皮肤的刺激,预防皮肤感染和褥疮的发生,促进患者的舒适。通常使用有人床扫床法或有人床更换床单法来保持卧床患者的床铺清洁。

（一）评估重点

1. 患者的病情、意识状态、病患部位,有无输液管、引流管、导尿管,有无皮肤受压及肢体活动障碍等情况。

2. 床单的清洁情况,病房有无其他患者治疗或进餐。

（二）操作准备

1. 护士准备　衣帽整洁,洗手、戴口罩。

2. 患者准备　病情稳定,了解整理床铺的意义,患者愿意合作。

3. 环境准备　病室内无其他患者治疗或进餐。根据季节调节室温。

4. 用物准备　护理车:上层置清洁的大单、中单、被套、枕套、床刷或扫床巾(略潮湿)、根据需要备清洁的衣裤。下层置污衣袋、便器等。

（三）实施过程

1. 有人床扫床法　见表4-1-10。

2. 有人床更换床单法

（1）侧卧换单法　适用于卧床不起,病情允许翻身侧卧者,见表4-1-11。

表4-1-10　有人床扫床法的实施过程

操作环节	操作步骤	要点说明
核对解释	1. 备齐用物携至患者床旁,核对患者信息并解释,以取得配合; 2. 移开床旁桌椅,如病情允许,放平床头或床尾支架,松开床尾盖被	酌情屏风或挂帘遮挡,必要时协助患者使用便器
清扫床单	1. 协助患者翻身至对侧,松开近侧各层床单,用床刷或扫床巾分别扫净中单、橡胶中单后依次搭在患者身上,再从床头至床尾扫净大单,注意扫净枕下和患者身下,最后将大单、橡胶中单、中单逐层拉平铺好; 2. 协助患者翻身侧卧于扫净一侧,护士转至对侧,同上法逐层扫净各单,拉平,铺好	注意患者安全,可使用床挡,防止患者坠床
整理盖被和枕头	1. 协助患者仰卧,为患者整理盖被并盖好 2. 取出枕头,揉松后放回患者头下	患者躺卧舒适
整理床单位	还原床旁桌椅,根据需要支起床上支架,床刷或扫床巾集中消毒清洗	—

表4-1-11　有人床侧卧换单法的实施过程

操作环节	操作步骤	要点说明
核对解释	1. 备齐用物携至患者床旁,核对患者信息并解释,以取得配合; 2. 移开床旁桌椅,如病情允许,放平床头或床尾支架,松开床尾盖被	酌情屏风或挂帘遮挡,必要时协助患者使用便器
更换床单	1. 协助患者翻身至对侧,移枕头至对侧置于患者头下; 2. 松开近侧各层床单,将污中单卷入患者身下,扫净橡胶中单后将其搭在患者身上,再将污大单卷入患者身下,扫净床垫; 3. 将清洁大单的中线与床中线对齐,正面向上,远侧半幅大单塞入患者身下(图4-1-11),靠近侧的半幅大单展开,按床头、床尾、中间顺序铺好,放平橡胶单,铺上清洁中单,远侧一半塞入患者身下,近侧一半连同橡胶单一起塞入床垫下; 4. 移枕至近侧,协助患者翻身卧于铺好的一侧,患者面向护士; 5. 护士转至对侧,松开各单,将污中单卷起撤出放于床尾,扫净橡胶中单搭于患者身上,将污大单自床头卷到床尾,连污中单一起放入污衣袋中; 6. 扫净床垫,依次将清洁大单、橡胶单、中单逐层拉平,铺好; 7. 协助患者仰卧,置枕于患者头下	注意患者安全,可使用床挡防止患者坠床; 污中单、大单污染面向上内卷; 清扫方向从床头至床尾,从床中线至床外缘; 清洁中单、大单清洁面向内卷
更换被套和枕头	1. 松开被筒,解开被套尾端系带,打开被套尾端约1/3,将棉胎在污被套里竖叠三折后按S形折叠拉出,放于床尾椅子上; 2. 将清洁被套正面向外铺于患者身上,将棉胎套入清洁被套里,拉平,系好被套尾端带子,卷出污被套放入污衣袋内; 3. 整理盖被,叠成被筒,为患者盖好	注意保暖,防止患者着凉; 避免棉胎接触患者皮肤

续表

操作环节	操作步骤	要点说明
更换枕套	一手托起患者头部,另一手迅速取出枕头,取下污枕套,换上清洁枕套,揉松重新置于患者头下	—
整理床单位	1. 清理用物,还原床旁桌椅,协助患者取舒适卧位,整理床单位; 2. 根据需要支起床头、床尾支架,拉起床挡	—

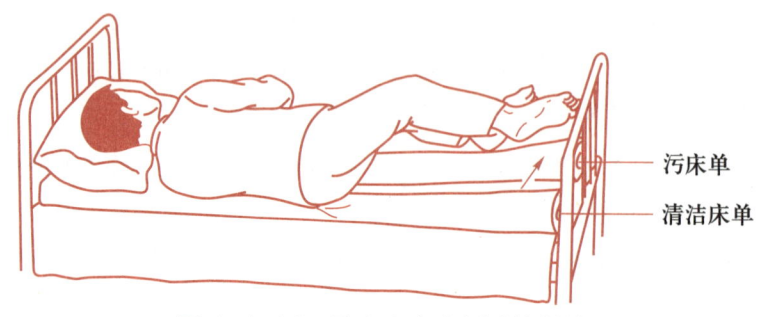

图 4-1-11　卧有患者床侧卧换单法

（2）平卧换单法　适用于病情不允许翻身侧卧、只能仰卧者,见表 4-1-12。

表 4-1-12　有人床平卧换单法的实施过程

操作环节	操作步骤	要点说明
核对解释	1. 备齐用物携至患者床旁,核对患者信息并解释,以取得配合; 2. 移开床旁桌椅,一手托起患者头部,另一手迅速取出枕头,取下污枕套放入污衣袋中,枕芯放于椅子上	酌情屏风或挂帘遮挡,必要时协助患者使用便器
更换床单	1. 松开床尾盖被,松开各单,卷成筒状至患者肩下; 2. 将清洁大单横卷成筒状铺在床头(图 4-1-12),中线与床中线对齐,铺好床头大单; 3. 抬起患者的上半身,将污大单、橡胶中单、污中单一起从患者肩下卷至臀下,同时将清洁大单拉平到臀部; 4. 放下患者的上半身,抬起臀部迅速撤去各层污单放入污衣袋中,橡胶单放在床尾椅上。同时将清洁大单拉至床尾展平铺好; 5. 铺好近侧清洁的橡胶单、中单,余下半幅塞于患者身下,转至对侧,将橡胶单、中单拉出展平铺好; 6. 套好枕套,拍松枕头,置于患者头下	注意患者安全; 骨科患者可利用牵引架上拉手抬起身躯
更换被套	方法同侧卧换单法	注意保暖,防止患者着凉
整理床单位	方法同侧卧换单法	—

(四) 质量标准

1. 患者感觉舒适,无不良反应发生。
2. 病房及床单位整洁、美观。

(五) 注意事项

1. 以正确的姿势扫床或更换床单,避免多余走动,节省体力和时间。

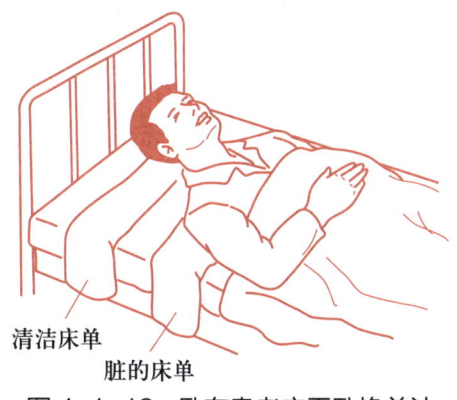

图 4-1-12　卧有患者床平卧换单法

2. 保护病室环境,避免发生感染或交叉感染:避免以抽拉方式取出污床单,以免导致皮肤破损;清洁床铺过程中勿拍打床铺或抖动床单、被子和枕头;更换下的床单或被套放入污衣袋内,勿置地上或抱身上。

3. 观察病情,保护患者安全,以防发生意外:为意识障碍患者清洁床铺应设床栏以防坠床;骨折固定或牵引的患者应保持固定和牵引的位置;带有各种导管的患者(输液管、引流管、吸氧管等),应保持导管通畅;注意保暖,防止患者受凉,同时观察患者面色、脉搏、呼吸等情况。

任务五　实施晨晚间护理

危重、昏迷、瘫痪、高热、大手术术后或年老体弱等的患者,由于病痛,自理能力丧失或减弱,常常需要护士根据患者的病情进行晨、晚间的生活护理,以满足其身心需要,促进舒适、休息和睡眠,利于患者康复。

一、晨间护理

晨间护理一般在清晨诊疗工作前完成。当患者早晨醒来后,应该进行晨间护理。患者经过一整夜的睡眠,常常需要进行清洁护理,从而使患者感到身心舒适,以愉快的心情迎接新的一天。护士通过晨间护理可以观察到患者的病情,增进护患沟通交流的机会,及时发现患者存在的护理问题,做好心理护理和卫生指导。

(一) 护理目的

1. 使患者清洁舒适,预防并发症的发生。
2. 观察和了解患者病情,为诊断、治疗和护理提供依据。
3. 保持病床和病室整洁。
4. 进行心理护理及卫生宣传,满足患者的身心需要。

(二) 护理目标

1. 患者身体清洁、感觉舒适。

2. 患者无压疮及肺炎等并发症发生。

3. 病室和病床保持整齐清洁。

(三) 护理措施

1. 问候患者。

2. 协助患者留取标本,更换引流瓶。

3. 患者的清洁护理

(1) 能离床活动、病情较轻的患者:应当鼓励其自行洗漱,如刷牙、漱口、洗脸和梳头,通过完成这些活动,一方面可促进患者离床活动,使全身的肌肉、关节得到运动;另一方面使其增强疾病康复的信心。

(2) 病情较重、不能离床活动的患者:护士要协助其排便、刷牙、漱口,病情严重的患者给予口腔护理,洗脸、洗手、梳头,协助翻身并检查全身皮肤有无受压变红,用湿热毛巾擦洗背部并进行背部及受压的骨隆突处皮肤按摩,预防压疮等并发症的发生。

4. 整理床铺,酌情更换衣裤　护士可用消毒的毛巾或一次性床刷进行湿式扫床,根据清洁程度,更换衣服和床单,并整理床单位。

5. 观察病情　护士与患者交谈,了解睡眠情况及病情变化,鼓励患者早日康复,同时进行心理护理和健康教育。

6. 保持病室清洁　根据室温酌情开窗通风,保持病室内空气新鲜。

二、晚间护理

为患者创造良好的睡眠条件,护士须进行必要的晚间护理,晚间护理一般在临睡前完成。

(一) 护理目的

1. 保持病室、病床整洁,空气流通,使患者清洁舒适,易于入睡。

2. 观察和了解患者病情,预防并发症的发生。

(二) 护理目标

1. 患者身体清洁、感觉舒适。

2. 病床整洁,病室保持安静。

(三) 护理措施

1. 患者的清洁护理　协助患者梳发、刷牙、漱口,危重患者做口腔护理,洗脸、洗手、擦洗背部和臀部,为女患者清洗会阴部,最后用热水泡脚。检查身体受压部位皮肤,观察有无压疮早期征象,按摩背部和骨隆突部位。寝前协助患者排便。

2. 帮助患者入睡　因疾病所造成的痛苦和焦虑不安,以及外界的噪声、强光和不新鲜空气,都会干扰患者睡眠。

(1) 采取有效措施,减少因疾病带给患者的痛苦与不适:如疼痛时酌情给予镇痛剂,解除咳嗽、腹胀、尿潴留等不适；若因绷带和导管造成睡眠障碍时，给予重新调整；因姿势不当影响睡眠时，可帮助患者改变卧位，使其易于入睡。

(2) 为患者创造良好的睡眠环境：保持病室安静，空气流通，减少噪声，调节室内温度和光线。如通风换气后酌情关门窗，放下窗帘，关大灯，开地灯，查房时注意做到"四轻"。

(3) 指导患者养成良好的睡眠习惯：如临睡前不宜吃得过饱、饮水过多，不喝浓茶与咖啡，避免过度兴奋。

3. 整理床单位　整理床铺，保持平整，根据季节调整棉被的厚薄，如天气寒冷给患者增加毛毯或盖被。

4. 加强巡视　了解患者睡眠情况，对于睡眠不佳的患者应给予相应的护理。

项目二 饮食护理

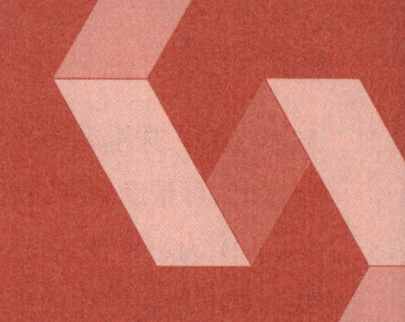

学习目标

1. 掌握医院饮食的种类、适用范围、饮食原则及用法,特殊饮食护理的概念、目的及注意事项;熟悉营养评估及饮食常规护理,胃肠外营养概念及方法;了解胃肠外营养支持护理要点。

2. 能规范正确地进行鼻饲操作,实施过程中关注患者的感受,注意患者的安全,防止并发症的发生,体现以患者为中心的意识。

案例导入

患者,女,50岁,因间断性上腹痛2年,加重1周入院治疗。患者2年前开始出现间断性上腹疼痛,空腹时明显,进食后可缓解,有时夜间被痛醒,有嗳气和反酸,常因焦虑和进食不当发病,1周前患者吃凉红薯导致疾病复发,且疼痛较前加重,患者目前生命体征平稳,无恶心、呕吐,近期体重减轻4 kg。医生开具医嘱:大便隐血试验检查。

请思考:
1. 大便隐血试验前如何对该患者正确实施饮食健康教育?
2. 如何正确对患者实施饮食护理?

合理的营养可维持人体的正常生理功能,促进健康和生长发育,提高机体的劳动能力、抵抗力和免疫力,有利于某些疾病的预防和治疗。因此,护理人员掌握必要的营养学知识对患者疾病的转归起着重要的作用。

一、营养概述

营养是指生命体不断地从外界摄取所需物质以维持生命活动的整个过程。对人体来说,营养就是从外界摄取食物,经过消化、吸收和代谢,利用成为身体需要的物质以维持生命活动的全过程。这些维持机体正常生长发育、新陈代谢所必需的物质,称为营养素。每天的基础生命活动及运动所需的能量均由食物提供。

一般情况下,人体从外界摄取的能量和消耗的能量应保持平衡,否则会导致机体体重过重或过轻等现象。机体的能量由糖类、脂肪和蛋白质三大供能营养素提供。每克三大营养素在体内完全燃烧可以释放出的能量分别为:糖类 4.0 kcal,脂类 9.0 kcal,蛋白质 4.0 kcal。人体能量的消耗主要包括基础代谢、食物特殊动力作用、体力活动和生长发育四个方面。

二、营养素

1. 糖类　糖类又称碳水化合物，是热能的主要来源，有节省蛋白质和抗生酮的作用，可保证正常的血糖、肝糖原和肌糖原，以维持大脑活动、肝解毒和肌肉活动。糖类摄入不足可导致热能不足、生长发育迟缓、易于疲劳，摄入过多可导致肥胖。

2. 脂类　脂类可以分为脂肪和类脂两大类。脂肪可供给热能，构成组织脂肪及储存脂肪，供给必需脂肪酸（亚油酸），脂肪还可促进脂溶性维生素的吸收；类脂包括磷脂和固醇，是构成人体组织细胞和一些重要生理作用的物质。脂肪和胆固醇摄入过多可致肥胖、心脑血管疾病的发生。

3. 蛋白质　蛋白质是构成人体组织不可缺少的物质，也是构成各种酶、抗体及某些激素的主要成分。蛋白质可促进生长发育，维持毛细血管的正常渗透性，并供给热能。缺乏蛋白质时可致生长发育迟缓、体重减轻、容易疲劳、循环血容量减少、贫血、对传染病抵抗力降低、创伤和骨折不易愈合、病后恢复迟缓，严重缺乏时可致营养不良性水肿。

4. 维生素　维生素种类很多，根据其溶解性可以分为脂溶性维生素（维生素 A、维生素 D、维生素 E、维生素 K）和水溶性维生素（维生素 B_1、维生素 B_2、维生素 B_6、维生素 B_{12}、维生素 C、维生素 PP）两大类。维生素在体内不能合成或合成量不足，虽需要量很小，但都必须由食物供给。当维生素摄入量不足时，可以出现维生素缺乏症。

5. 矿物质　矿物质是存在于体内和食物中的营养素，由有机物和无机物综合组成。人体已发现有 20 余种必需无机盐，占人体重量的 4%~5%。可分为常量元素和微量元素。钙、磷、钾、钠、氯、镁、硫等是组成机体的必要成分，具有重要的生理功能；每天膳食需要量都在 100 mg 以上，称为常量元素。另外一些含量低微，如铁、碘、铜、锌、锰、钴等元素也是人体必需的，称为微量元素。

6. 水　水是人体需要量最大、最重要的营养素，在维持生命方面比食物更重要。一般情况下，成人每日至少要 2~3 L，才能保证正常的生理代谢。

7. 膳食纤维　膳食纤维不能由人体合成，只能由植物性食物供给，包括纤维素、半纤维素、木质素和果胶等。膳食纤维的特性是不能被小肠消化和吸收，但在大肠中可全部或部分发酵。能够促进肠蠕动，促进排泄，调节胃肠功能，同时具有降低血液中胆固醇水平和降低血糖的功效。

三、平衡膳食

人类的食物种类虽多，但是没有任何一种食物可以完全满足机体对于所有营养素的需求，因此将不同种类的食物合理搭配，来满足机体对各种营养素的需求称为合理营养。这种可以全面达到营养需求的膳食称为平衡膳食。合理营养要求三大营养素供热占总热能的百分比为：蛋白质10%~15%、脂类20%~30%，糖类60%~70%。

四、营养治疗

营养治疗是根据疾病的病理生理特点，给患者制订各种不同的膳食配方，以达到辅助诊断和治疗、增强机体的抵抗力、促进组织修复、纠正营养缺乏的目的。

（一）营养治疗的目的

营养治疗的目的包括：① 依据疾病治疗需要，利用营养素的补充或减少以达到辅助治疗作用；② 减轻体内某一脏器负荷，以利于疾病的治疗；③ 控制营养成分的摄入以达到控制疾病发展的目的；④ 利用营养食品的选择应用和烹调方法来改变食物的性质，以利于疾病的痊愈；⑤ 供给特种治疗需要；⑥ 利用试验膳食可辅助临床诊断。

（二）营养治疗的基本原则

1. 膳食的配制必须符合营养要求和治疗原则，以及食品卫生条件。全日膳食的分配比例要恰当，全日总热量早餐占25%~30%，午餐占35%~45%，晚餐占30%~35%为宜，两餐间隔4~5小时。护士应做好膳食指导，使患者自觉地配合营养治疗。

2. 烹调方法必须使饭菜的色、香、味、形俱全。品种宜多样化，能增进食欲，有助于消化吸收。

3. 凡因治疗或检查需要严格控制热能的特殊膳食，饮食要称重，并嘱患者卧床休息，减少活动，避免发生低血糖等。

任务一　识别饮食种类和影响饮食的因素

院内患者的饮食不仅满足机体的营养需要，还具有治疗和辅助诊断的作用。

一、患者饮食种类

医院饮食可以分为基本饮食、治疗饮食及试验饮食。

（一）基本饮食

医院中常用的普通饮食、软质饮食、半流质饮食、流质饮食统称为基本饮食，它是根据食物的质地改变划分的。基本饮食适合于一般患者的营养需要（表4-2-1）。

（二）治疗饮食

治疗饮食是在基本饮食的基础上，根据病情的需要，适当调整总热能或某些营养素，以达到辅助治疗或治疗目的的饮食。它属于成分改变的饮食（表4-2-2）。

表 4-2-1　基本饮食

饮食种类	适用范围	饮食原则	用法
普通饮食	消化功能正常、病情较轻或疾病恢复期、不需特殊饮食者	营养均衡，易消化、无刺激性的食物均可采用	每日进餐 3 次，蛋白质每日 70~90 g，总热能每日 9.5~11 MJ
软质饮食	老幼患者，口腔疾患、低热、术后和消化道疾患恢复期的患者	营养均衡，软烂、易于咀嚼消化的食物，如面条、软饭、菜，肉应切碎、煮烂	每日进餐 3~4 次，蛋白质约 70 g，总热能每日 8.5~9.5 MJ
半流质饮食	中度发热、体弱、消化道疾患、口腔疾患、咀嚼不便、术后的患者	食物呈半流质状，少食多餐，无刺激性，易于咀嚼及吞咽；膳食纤维含量少；如粥、面条、馄饨、蒸鸡蛋、肉末、豆腐等	每日进餐 5~6 次，300 mL/次；蛋白质每日 50~70 g，总热能每日 6.5~8.5 MJ
流质饮食	急性消化道疾患、口腔疾患、咀嚼及吞咽困难、高热、各种大手术术后及其他重症或全身衰竭等的患者	食物呈液体状，如乳类、豆浆、米汤、稀藕粉、肉汁、菜汁、果汁等	因含热能和营养素不足，故只能短期使用，每日进餐 6~7 次，2~3 小时/次，200~300 mL/次，蛋白质每日 40~50 g，总热能每日 3.5~5.0 MJ

表 4-2-2　治疗饮食

饮食种类	适用范围	饮食原则及用法
高热能饮食	热能消耗较高的患者，如甲状腺功能亢进症、大面积烧伤、结核病、高热及产妇等	在基本饮食的基础上加餐 2 次，可进食牛奶、豆浆、鸡蛋、蛋糕、巧克力及甜食等。总热能每日约为 12.5 MJ
高蛋白饮食	长期消耗性疾病：如结核、恶性肿瘤；甲状腺功能亢进症、营养不良、贫血、大面积烧伤、低蛋白血症及大手术术后患者等	在基本饮食的基础上增加富含蛋白质的食物，如肉类、鱼类、蛋类、乳类、豆类等。蛋白质供给量为每日 1.5~2 g/kg，每日总量不超过 120 g。每日总热能为 10.5~12.5 MJ
低蛋白饮食	必须限制蛋白质摄入的患者，如急性肾炎、尿毒症、肝性昏迷等的患者	成人饮食中的蛋白质每日不超过 40 g，视病情可酌情减少至每日 20~30 g；肾功能不全的患者应摄入动物性蛋白，忌用豆制品；而肝性昏迷的患者应以植物性蛋白为主
低脂肪饮食	肝、胆、胰疾病，高脂血症、动脉硬化、冠心病、肥胖症及腹泻等的患者	食物清淡、少油，尤其要限制动物脂肪的摄入，如忌食肥肉、奶油、油炸食物等。高脂血症及动脉硬化患者不必限制植物油（椰子油除外）。成人每日脂肪量<50 g，肝胆胰疾患的患者每日<40 g
低胆固醇饮食	高胆固醇血症、高脂血症、动脉硬化、冠心病、糖尿病、高血压等的患者	胆固醇的每日摄入量<300 mg，禁用或少用含胆固醇高的食物，如动物内脏和脑、鱼子、鱿鱼、蛋黄、肥肉及动物油等
低盐饮食	心脏病、急慢性肾炎、肝硬化腹水、先兆子痫、高血压及各种原因所致的水钠潴留的患者（水肿较轻者）	成人进食盐每日<2 g（含钠 0.8 g）或酱油每日<10 mL，但不包括食物内自然存在的氯化钠。禁食腌制品，如咸菜、皮蛋、火腿、香肠、咸肉等

续表

饮食种类	适用范围	饮食原则及用法
无盐低钠饮食	适用范围同低盐饮食,但水肿较重者无盐饮食	除食物内自然含钠量外,烹调时不放食盐。低钠饮食,除无盐外,还需控制摄入食物中自然存在的含钠量(每日<0.5 g)。两者均禁用腌制食物。对需无盐及低钠饮食者,还应禁用含钠多的食物和药物,如含碱食品(油条、挂面、苏打饼干等)、碳酸氢钠药物等,严格控制食用高钠调味品(如味精、酱油等)
高纤维素饮食	便秘、肥胖、高脂血症、糖尿病等的患者	选择含纤维素多的食物,如韭菜、芹菜、竹笋、菠菜、香蕉、粗粮等,成人每日食物纤维量>30 g
少渣饮食	胃肠道疾病如伤寒、痢疾、肛门疾病、腹泻、肠炎,食管胃底静脉曲张、咽喉部及消化道手术术后患者等	少食用含纤维素多的食物,如少食粗粮、竹笋、韭菜、芹菜等;不用刺激性强的调味品和坚硬的食物;肠道疾患的患者少用油

此外,临床上根据患者治疗的需要,还设有其他特殊的治疗饮食,如糖尿病饮食、溃疡病饮食、低嘌呤饮食。

(三) 试验饮食

试验饮食是在特定的时间内,通过对饮食内容的特殊调整,达到协助疾病诊断和保证检查结果正确的饮食,又称诊断饮食(表 4-2-3)。

表 4-2-3　试验饮食

饮食种类	适用范围	食用方法及注意事项
隐血试验饮食	用于诊断有无消化道出血或无明显原因引起的贫血	试验前3日禁食肉类、动物肝、血类食品、含铁剂药物及大量绿色蔬菜等,以免产生假阳性结果。可食牛奶、豆制品、白菜、冬瓜、土豆、白萝卜、菜花、山药等非绿色蔬菜及米饭、面条、馒头等。第4日开始留取粪便做隐血试验检查
胆囊造影饮食	用于需要进行造影检查胆囊、胆管、肝胆管有无结石、慢性炎症,以及其他疾病的患者	检查前一日中午进食高脂肪饮食,以刺激胆囊收缩和排空,以助于显影剂进入胆囊。晚餐进食无脂肪、低蛋白、高碳水化合物饮食,晚餐后口服造影剂,禁食、禁水、禁烟至次日上午。检查当日早晨禁食,第一次摄X线片后,如胆囊显影良好,可进食高脂肪餐(如油煎荷包蛋2只或奶油巧克力 40~50 g,脂肪量为 25~50 g),服后 30~60 分钟,第二次摄X线片观察胆囊收缩情况
肌酐试验饮食	用于协助检查、测定肾小球的滤过功能	试验期为3日。前2日为预备期,第3日开始为试验期。试验期间禁食肉类、禽类、鱼类,忌饮茶和咖啡,全日主食在300 g以内,每日蛋白质供给量<40 g,以排除外源性肌酐的影响。蔬菜、水果、植物油不限,热能不足可添加藕粉和含糖点心等。第3日测尿肌酐清除率及血浆肌酐含量

续表

饮食种类	适用范围	食用方法及注意事项
尿浓缩功能试验饮食(亦称干食)	用于检查肾小管的浓缩功能、做尿浓缩功能试验	试验期为1日。控制全天饮食中水分总量在500~600 mL,可进食含水少的食物,如米饭、馒头、面包、炒鸡蛋、土豆等,烹调时尽量不加水或少加水;避免食用过甜或过咸的食物;蛋白质每日供给量为1 g/kg;禁饮水及食用含水量高的食物,如汤类、粥、水果、白菜、冬瓜等
甲状腺 ^{131}I 试验饮食	用于协助检查甲状腺功能	试验期为2周,在试验期间禁食含碘食物,如海产品(海带、紫菜、海蜇、海参、虾、鱼等),含碘食盐等,禁用含碘消毒剂做局部消毒。2周后做甲状腺 ^{131}I 功能测定

二、影响饮食的因素

(一) 生理因素

1. **年龄** 年龄不同,对食物的选择和需求不同,饮食自理能力也不同。如处在生长发育期的儿童、青少年所需热能及营养素量明显增多,而老年人由于新陈代谢减慢,其热能及营养素的需要量逐渐减少。婴幼儿及老年人的饮食自理能力也较一般人低。另外,年龄还可影响对食物质地的选择,在进行饮食调配时应加以注意,如老年人咀嚼及消化功能减退,应供给一些质地柔软易于消化的食物。

2. **身高和体重** 一般情况下,体格高大强壮的人所需的热能及营养素较高。

3. **活动量** 人的活动量不同,对营养的需求也不同。一般活动量大的人所需的热能及营养素高于活动量小的人。

4. **特殊生理状况** 如女性在妊娠期和哺乳期对营养素的需求量明显增加,并有饮食习惯的改变。

(二) 病理因素

1. **疾病影响** 如疼痛可使患者食欲减退;消化系统疾病可影响食物的摄入、消化与吸收;危重患者可因饮食能力下降而导致摄食困难;某些高代谢性疾病,如发热等,由于代谢增加,所需的营养也高于日常所需;有些疾病还可引起机体营养素的大量流失,如蛋白尿、积液引流、出血等可流失大量的蛋白质、体液和血液成分等,造成机体营养不良,抵抗力下降。

2. **食物过敏和不耐受** 某些患者对某种特定的食物会发生过敏反应或不耐受。如对虾、蟹等海产品过敏,可引起腹泻、哮喘、荨麻疹等;由于体内乳糖酶缺乏,机体对乳制品不耐受而致腹泻等不良反应。

(三) 心理社会文化因素

1. **精神因素** 愉快的情绪对人的食欲和营养素的消化吸收格外重要。不良情绪引起交感神经兴奋,抑制胃肠蠕动和消化液的分泌,使人食欲下降,甚至厌食。光线充足、温度适宜、空气清新、环境整洁等进食环境,以及食物的色、香、味、形等,都将增进人的食欲,利于人体对食物营养素的消化和吸收。

2. 饮食习惯 人的饮食嗜好多受地域环境、家庭经济、文化背景、民族、宗教等影响。任何饮食习惯的改变或食物选择不当,都易使人不适应,从而影响食欲和食物的消化和吸收,导致营养失衡,影响健康而产生疾病。

3. 营养知识 具备一定的营养知识有助于人们正确获取营养。不同的个人饮食体验、社会或家庭的饮食传统等都可影响人们对食物的选择和摄入。

(四) 药物与饮酒

1. 药物 对饮食的影响是多方面的。有的药物可增进食欲,如盐酸赛庚啶等;有的药物可降低食欲,如非肠溶性红霉素等;有的药物则可影响营养素的吸收,如苯妥英钠可干扰维生素D的吸收和代谢;某些药物还可引起恶心、呕吐等不良反应等。

2. 饮酒 长期大量饮酒可导致食欲减退,对营养素的摄入造成不利的影响;还能引起慢性乙醇中毒,对身体有很多危害,如使心肌变性、增加心脏负担、降低呼吸道的防御功能、破坏肝细胞的正常结构、导致肝硬化等。

任务二 营养和饮食的常规护理

一、患者营养和饮食状况的评估

(一) 营养状况

1. 营养状况良好 表现为体重适宜、精神饱满、黏膜红润、皮肤有弹性、皮下脂肪丰满、肌肉结实、指甲毛发润泽等。

2. 营养不良 表现为体重减轻,表情淡漠,皮肤黏膜干燥,弹性降低,皮下脂肪薄,肌肉松弛无力,指甲无光泽,毛发干燥、稀疏等。

(二) 饮食状况

1. 患者食欲变化与进餐情况 包括每日进餐次数、用餐时间、进食方式、摄入食物与液体的种类及量等。

2. 病情及饮食习惯 热能及各种营养素是否能满足机体的需要、有无特殊喜好与厌恶的食物。

3. 食物过敏史 有无食物过敏史、过敏食物的种类等。

二、饮食常规护理

住院患者由于病因各异,病情轻重不同,其消化吸收功能有别于正常人。所以必须根据不同病情和治疗的需要给予不同的饮食,以符合疾病治疗和机体康复对营养的需求,以达到患者饮食管理的目标。

(一) 入院后饮食管理

1. **饮食标记**　患者入院后,由医生根据病情开出饮食医嘱,确定饮食种类,护士按医嘱填写入院饮食通知单,送交营养室(如患者有特殊饮食习惯或食物禁忌者应注明)。同时将饮食种类填写在患者床头(尾)卡上,便于饮食分发。

2. **更改饮食**　因病情需要更改患者饮食时,或因手术要求禁食者,由医生开出医嘱,护士按医嘱填写"饮食更改通知单"或"饮食停止通知单",送交营养室,由营养室及时变更处理。

3. **治疗饮食**　食用治疗饮食的患者,原则上不得食用自备食物。

4. **健康教育**　护士应根据患者入院确定的饮食种类,对其进行健康教育,说明进食此类饮食的意义,介绍医院饮食管理方法与要求,以取得患者的配合,保证饮食计划顺利执行。

(二) 进餐前的护理

1. **餐前评估**　评估患者的病情、饮食种类、液体出入量、自行进食能力,有无偏瘫、吞咽困难、视力减退等,以确定需要协助进食的患者。

2. **进餐环境**　提供整洁、愉悦的进食环境。进食前半小时通知患者,做必要的准备,开窗通风,移去便器;收拾床旁桌椅及床上不需要的物品;如同病室有危重患者应以屏风遮挡;病情允许可安排在餐厅进餐,因集体进餐病友间可相互交流,使患者在和谐的环境中愉快进食,提高食欲;进食前暂停非紧急治疗、检查和护理操作。

3. **促进食欲**　维持患者身心良好状态,对焦虑、忧郁的患者给予心理疏导,去除不良情绪的影响;疼痛者于进食前半小时遵医嘱给予止痛剂;高热者适时降温等;督促并协助患者洗手、漱口,病情严重者给予口腔护理,以增进食欲。

4. **进餐体位**　协助患者采取舒适的进食体位,如不能下床者,协助取坐位或半坐位,放好床上小桌;或协助卧床患者取侧卧位或仰卧位(头偏向一侧),并给予适当支托等。经患者同意,将餐巾纸(或代用品)围于患者胸前,以保持衣服与被单清洁,嘱患者做好进餐准备。

5. **检查督促**　检查自备食物、家属或访客带来的食物,护士应检查是否适合患者食用。

(三) 进餐时的护理

1. **正确分发**　护士应掌握当日当餐的特殊饮食要求,督促并协助配餐员及时将热饭、菜正确无误地分送给每一位患者。

2. **观察指导**　观察患者进餐情况,检查治疗饮食、试验饮食的实施情况,鼓励患者进食。

3. **给予帮助**

(1) 对能自行进食但需协助的患者,护士应将食物、餐具等放在患者易取放的位置,给予必要的帮助,协助进食。

(2) 对不能自行进食的患者,护士应给予(或指导家属)喂食,喂食时应注意食物温度、软硬度及患者的咀嚼能力,观察有无吞咽困难、呛咳、恶心、呕吐等。

(3) 根据患者的进食习惯、进食的次序与方法等耐心喂食,每次喂食适量(食物约汤匙 1/3 满)、速度适中、温度适宜,以便咀嚼和吞咽。饭和菜、固体和液体食物应轮流喂食。

(4) 对双目失明或双眼被遮盖的患者,除遵守上述喂食要求外,还应在喂食前告知食物名称以增加兴趣,促进消化液分泌。如患者要求自己进食,可设置时钟平面图放置食物,告知方法及食物名称,以利于顺序摄取。如 6 点处放饭,12 点处放汤,9 点处和 3 点处放菜等。

4. 健康教育　护士在协助患者进餐的同时,选择适当的时机、有目的地向患者进行有关营养与饮食知识的健康宣教。帮助患者纠正不良饮食习惯及违反医疗原则的饮食行为,让患者理解并自觉遵从饮食医嘱。

(四) 进餐后的护理

1. 餐后整理　及时撤去餐具,督促协助患者洗手、漱口或做口腔护理,整理床单位。

2. 饮食记录　需要记录出入量的患者,准确记录患者的进食/水时间、饮食种类、食物含水量等。

3. 交接班　对暂禁食或延迟进食的患者做好交接班。

4. 征求意见　经常征求患者对医院饮食管理的意见,并及时反馈给相关部门,以便改进工作。最大限度地满足患者住院期间的饮食要求。

任务三　实施管饲饮食及护理

管饲饮食是通过导管将营养丰富的流质饮食、营养液、水分和药物注入胃肠道内的方法。

一、导管的分类

根据管饲时导管插入的途径可分为:① 口胃管,导管经口腔插入胃内;② 鼻胃管,导管经鼻腔插入胃内;③ 鼻肠管,导管经鼻腔插入小肠;④ 胃造瘘管,导管经胃造瘘口插入胃内;⑤ 空肠造瘘管,导管经空肠造瘘口插至空肠内。本节主要以鼻胃管为例,介绍管饲饮食的操作方法,也称为鼻饲法。

二、鼻饲法

鼻饲法是将导管经鼻腔插入胃内,从管内注入流质食物、营养液、水分和药物的方法(图 4-2-1)。

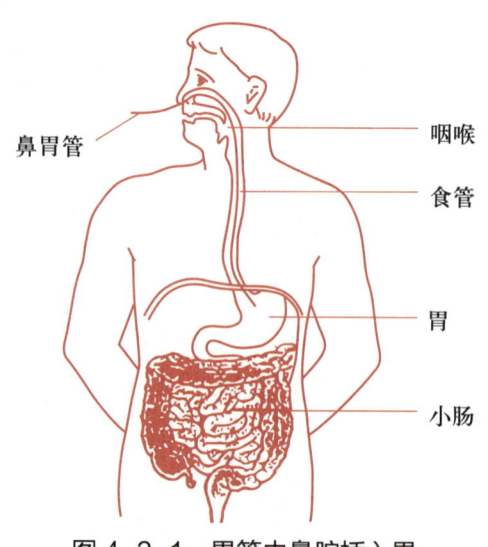

图 4-2-1　胃管由鼻腔插入胃

临床适用：① 昏迷患者或不能经口进食者，如口腔疾患、口腔手术术后患者；② 不能张口者，如破伤风患者；③ 早产儿和危重患者；④ 拒绝进食者，如精神异常患者等。

（一）评估重点

1. **病情及神志状态** 有无意识模糊、昏迷，以确定插管时的体位及配合程度等。

2. **鼻腔情况** 鼻腔是否通畅，有无黏膜破损、肿胀、炎症、息肉、鼻中隔偏曲等影响插管的因素。

3. **接受健康教育的能力** 患者与家属的文化程度、理解能力、心理状态。

（二）操作准备

1. **护士准备** 衣帽整洁，洗手、戴口罩。

2. **用物准备** （1）治疗盘内放无菌鼻饲包[含治疗碗、压舌板、血管钳（或镊子）、普通胃管或硅胶管、50 mL 注射器、纱布、治疗巾]；(2) 治疗盘（操作时用）内放液状石蜡、棉签、胶布、夹子或橡胶圈、安全别针、一次性手套、弯盘、听诊器、手电筒、适量温开水、流质饮食 200 mL (38~40℃)；(3) 治疗盘（拔管时用）内放治疗碗（内有纱布）、弯盘、70% 乙醇、松节油、棉签等。

3. **患者准备** 了解鼻饲的目的、操作中的配合方法及注意事项等。取适当体位，如戴眼镜或有活动义齿者应取下，妥善放置。

4. **环境准备** 病室安静、整洁，光线充足，必要时屏风遮挡。

（三）实施过程 见表 4-2-4。

表 4-2-4 鼻饲法的实施过程

操作方法	操作环节	操作步骤	要点说明
插胃管和灌注食物	备齐用物	备齐用物至床旁，核对患者床号、姓名（查看手腕带），解释操作目的，指导配合方法，取下眼镜和（或）活动义齿	确认患者信息，避免差错；消除患者疑虑和不安全感，缓解紧张情绪，取得配合
	安置卧位	协助患者采取半坐卧位或坐位；病情较重者采取右侧卧位；昏迷患者去枕平卧，头向后仰	半坐卧位可减轻插管的不适；右侧卧位可使胃管易于插入；头后仰有利于昏迷患者胃管插入
	铺巾放盘	铺治疗巾在患者颌下，弯盘放在便于取用处	保护患者床单位
	鼻腔准备	选择通畅一侧鼻腔，并用湿棉签清洁鼻腔，备好胶布	鼻腔通畅，便于插管
	测量长度	测量胃管插入的长度，并做好标记：前额发际至剑突的距离或鼻尖经耳垂至剑突的距离（图 4-2-2）	成人插入胃管长度为 45~55 cm，为防止反流、误吸，插管长度可在 55 cm 以上；若需经胃管注入刺激性药物，可将胃管向深部再插入 10 cm
	润滑胃管	倒少许液状石蜡在纱布上，润滑胃管前段	可减少胃管插入时的摩擦阻力

续表

操作方法	操作环节	操作步骤	要点说明
插胃管和灌注食物	规范插管	1. 一手持纱布托住胃管,一手持血管钳(或镊子)夹住胃管轻轻插入选定侧鼻孔; 2. 清醒患者插入 10~15 cm(咽喉部)时,嘱其做吞咽动作,顺势将胃管插至预定长度; 3. 昏迷患者插管前先去枕,头向后仰,当插入 10~15 cm 时,左手将患者头托起,使下颌靠近胸骨柄(图 4-2-3),缓缓插至预定的长度; 4. 插管不畅时应检查口腔,判断胃管是否盘在口腔内,若在口腔内应回抽一段,再小心插入	插入动作要轻柔; 吞咽动作有利于胃管迅速插入食管,护士可随患者"咽"的动作边咽边插; 头向后仰可避免胃管误入气管,下颌靠近胸骨柄,可增加咽后壁的弧度(图),提高插管成功率; 插管中若出现恶心、呕吐可暂停插入,嘱患者深呼吸。如胃管误入气管,会出现呛咳、发绀、呼吸困难,应立即拔出,休息片刻后重新插入
	确认入胃	确认胃管在胃内的方法有 3 种: (1) 50 mL 注射器连接胃管末端回抽出胃液; (2) 把听诊器放在胃部,用 50 mL 注射器接胃管向胃内快速注入 10 mL 空气; (3) 将胃管末端放在盛水的治疗碗中	保证患者安全,防止误入气管; 有胃液抽出; 能听到气过水声; 无气泡溢出
	固定胃管	确认胃管在胃内后,用胶布将胃管固定鼻翼和同侧颊部	防止胃管脱出
	灌注食物	1. 在胃管末端接 50 mL 注射器抽出胃液,再注入少量温开水; 2. 缓慢灌注流质食物或药物,药片应研碎溶解后灌入;每次灌注量不超过 200 mL,间隔时间大于 2 小时,每次注入前应测量温度; 3. 灌注完毕,再注入少量温开水	每次灌注前应抽吸胃液以确认胃管在胃内,温开水可润滑管腔,防止鼻饲液附着于管壁; 注入过程中应询问患者感受以调节注入速度,避免注入空气导致腹胀; 冲净胃管,避免鼻饲液存积管腔中变质,引起胃肠炎
	封管固定	用胃管塞封住末端开口处并反折,用纱布包好,再用夹子或橡皮圈扎紧,用安全别针固定于衣领、大单或枕旁	防止食物反流,防止胃管脱落
	清洁整理	1. 清洁患者鼻孔、口腔,撤去治疗巾,整理患者床单位,嘱患者维持原卧位 20~30 分钟; 2. 冲净注射器,用纱布盖好放于治疗盘内备用	保持原卧位可防止呕吐; 鼻饲用物应每日更换消毒
	准确记录	洗手,记录鼻饲时间、鼻饲液的种类和量、患者反应	便于安排下一次灌注时间

续表

操作方法	操作环节	操作步骤	要点说明
拔胃管	核对解释	备齐用物至床旁,核对患者信息、解释操作目的,置弯盘于患者颌下,去除胶布,反折胃管末端或夹紧胃管	取得患者配合,使患者精神放松;夹紧胃管,以免胃管内液体滴入气管
	拔出胃管	1. 用纱布包裹鼻孔处的胃管,嘱患者深呼吸,在患者呼气时拔管(图4-2-4),边拔边用纱布擦胃管,至咽喉处快速拔出; 2. 置胃管于弯盘内,撤去弯盘	至咽喉处快速拔出,以免管内残留液体滴入气管; 减少患者的视觉刺激
	清洁整理	用棉签清洁患者口腔、面部,去除胶布痕迹,协助漱口,取舒适体位,整理患者床单位,清理用物	用松节油去除胶布痕迹,再用70%乙醇擦去松节油,使患者感觉舒适
	洗手记录	洗手,记录拔管时间和患者反应	—
	用物处置	将物品送至处置室,分类处理	—

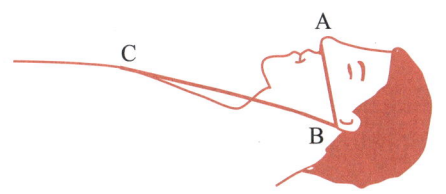

图 4-2-2　测量胃管插入的长度

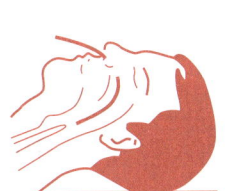

图 4-2-3　昏迷患者的插管法

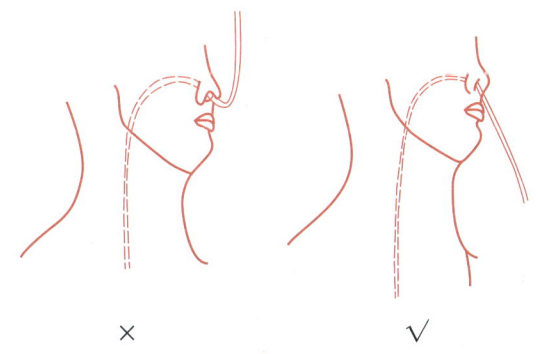

图 4-2-4　拔管方向

知识链接

如何判断你所抽到的液体为胃液?

1. 纯净胃液为无色透明。
2. 胆汁反流时胃液呈蓝色或草绿色。
3. 用 pH 试纸测 pH 小于 5.5。

(四)质量标准

1. 遵循查对制度、标准预防、消毒隔离原则。

2. 护士操作过程规范、准确、动作轻巧,患者配合。

3. 确保胃管于胃内,固定稳妥。

4. 患者安全、舒适,无鼻腔和食管黏膜损伤及其他并发症,拔管后无不适。

5. 患者能够接受健康教育,主动配合;营养、水分、药物的摄入正常。

(五)注意事项

1. 操作时动作应轻稳,以防损伤鼻腔和食管黏膜。

2. 插管过程中应观察患者反应,正确处理遇到的问题。如出现恶心症状,可暂停插入,嘱患者做深呼吸,缓解后再插入;如出现呛咳、呼吸困难、发绀等情况,表明可能误入气管,应立即拔出胃管,休息片刻后重新插入;如插入不畅可检查胃管是否盘曲在口腔中,或将胃管抽回一小段,再小心插入,切不可强行插入,以免损伤黏膜。

3. 每次注入流质食物之前必须评估患者 ① 了解上一次鼻饲时间、进食量;② 检查胃管是否通畅,确定胃管在胃内后方可注入食物;③ 检查有无胃潴留,若抽出的胃容物>150 mL,说明有胃潴留的现象,则应通知医生减量或暂停胃管输注,以防误吸,引起肺部感染。④ 对鼻饲时曾发生呕吐情况的患者应注意鼻饲时的体位,其床头至少抬高30°,以预防呕吐的发生。

4. 鼻饲过程中,避免灌入空气引起腹胀;避免注食速度过快而引起不适反应;避免鼻饲液温度过高或过低,引起黏膜烫伤或胃部不适等不良反应。

5. 鼻饲前后用温开水 20 mL 冲洗管道。每次鼻饲量不超过 200 mL,间隔时间不少于 2 小时。需服用药物时应将药片研碎、溶解后再灌入。

6. 及时准确地记录胃管插入(或拔出)的时间、患者反应及鼻饲的时间、次数及鼻饲量等。

7. 长期鼻饲者应每日进行口腔护理,每周更换胃管 1 次(晚间末次喂食后拔出,翌晨从另一侧鼻孔插入)。

8. 食管胃底静脉曲张、食管梗阻、食管癌的患者禁用鼻饲法。

三、常用的管饲饮食

1. **均浆饮食** 采用天然食物经捣碎并搅拌后制成。其成分需经肠道消化后才能被人体吸收利用,且残渣量较大,故适用于肠道功能正常的患者。

2. **混合奶** 是由牛奶、豆浆、鸡蛋、糖、盐等物质加工混合制成。依所含各种物质的比例不同又分为普通混合奶和高蛋白混合奶。适用于脑血管疾患意识不清者、需高蛋白而不能经口进食者。

3. **要素饮食** 是一种化学精制的食物,含有全部人体所需的且易于吸收的营养成分,由无渣小分子物质组成的水溶性营养合成剂,包括游离氨基酸、单糖、主要脂肪酸、维生素、无机盐类和微量元素等。其主要特点是不含纤维素，无需经过消化过程就可直接被肠道吸收，且营养价值高，营养全面。干制粉剂还具有携带方便，易于保存的优点。常用于临床营养治疗，可提高危重患者的能量及氨基酸等营养素的摄入，促进伤口愈合，改善营养状况，以达到辅助治疗的目的。

4. 其他　现在临床上常用一些肠内营养混悬液，如"能全力(纤维型)""能全素(标准型)"等成品，其应用方便，可满足不同患者的需要。

任务四　实施完全胃肠外营养的护理

完全胃肠外营养(total parenteral nutrition，简称 TPN，或称全静脉营养)是指当患者完全不能从胃肠道进食，而由静脉途径获得每日所需的全部营养物质的方法，即从中心静脉或周围静脉以浓缩的形式输入患者所需的热能及营养素。完全胃肠外营养目前已普遍应用于临床，凡是营养不良或潜在的营养不良且胃肠道无功能的患者都可接受完全胃肠外营养的支持治疗。

一、适用范围

1. 肠梗阻、消化道大手术等患者的术前营养支持。
2. 肠道的广泛炎症性疾病的患者。
3. 大面积烧伤患者、肿瘤接受放疗、化疗胃肠道反应严重的患者。
4. 肝、肾功能衰竭晚期的患者。

二、应用途径

常用的有周围静脉、颈内静脉、锁骨下静脉等。

三、配制方法

全营养混合液(total nutrient admixture，简称 TNA)，需按严格的配制程序，尽量现配现用，如配好后暂不输注可放置于 4℃冷藏箱内，保存时间不超过 24 小时。配制方法如下。

1. 根据 TPN 医嘱准备所需药物及用物，并认真检查。
2. 将电解质(钾、钠、氯等)、微量元素加入氨基酸中。
3. 将磷制剂、胰岛素加入葡萄糖中。
4. 将脂溶性维生素及水溶性维生素加入脂肪乳剂中。
5. 用与三升袋配套的三头式充袋管先将葡萄糖液及氨基酸液注入三升袋混合后，肉眼检查确定无浑浊、沉淀，再加入脂肪乳剂，混合过程中应注意轻微振荡使其混合均匀。配制应不间断地一次完成。

四、护理要点

1. 操作前向患者及家属做好解释工作,以取得配合。
2. 严格无菌技术操作。
3. 做好穿刺部位的护理,观察有无渗出、感染,每天消毒穿刺点部位皮肤,及时更换敷料。
4. 控制输液速度,保持液体 24 小时内均匀滴入,有条件可使用输液泵控制。
5. 输液过程中加强病情观察,如生命体征、尿量等。同时做好相应的生活护理。

项目三 排泄护理

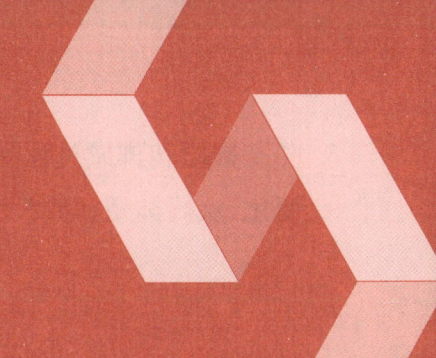

学习目标

1. 掌握排大便异常的护理，熟悉排大便异常的评估内容；掌握各类灌肠法的目的及注意事项，灌肠溶液的种类及应用。
2. 掌握排尿异常的护理，熟悉排尿异常的评估内容；掌握导尿术、留置导尿术的目的及注意事项；了解男、女性尿道的区别。
3. 能规范正确地完成灌肠法，保护患者隐私，关心体贴患者。
4. 能规范正确地完成导尿术和留置导尿术，具有严谨求实的工作态度，严格执行无菌原则，保护患者的隐私，关心体贴患者。

情境导入

患者，女，78岁，急性脊髓炎，表现为双下肢瘫痪。主诉下腹部胀痛，有尿但不能排出。同时患者已有4天未排大便，自感有便意，但排便困难。入院后体检：耻骨联合上膨隆，可触及一囊性柔软包块；腹部较硬且紧张，可触及左下腹有条索状硬块。患者烦躁，表情痛苦。医嘱要求：① 留置导尿 st；② 不保留灌肠 st。

请思考：

1. 排便和排尿异常的患者会有哪些表现？如何进行评估？
2. 排泄障碍的患者如何进行护理？如何进行相关的健康教育？
3. 有哪些护理技能可以帮助患者解除排泄障碍的痛苦？如何进行操作？

排泄是机体将新陈代谢所产生的终产物排出体外的生理过程，是人体的基本生理需要之一。正常的排泄在维持机体内环境相对稳定、保证机体正常生命活动中起到很大的作用，但许多因素会影响粪便和尿液的变化，以及排便、排尿活动方式的改变。因此，护士应正确观察患者的排便、排尿情况，为诊断、治疗和护理提供资料，并能帮助或指导患者维持正常的排泄功能，满足患者的排泄需要。

排泄是一种受大脑皮层控制的反射过程，当排泄物在体内达到一定量的时候，就会刺激牵张感受器产生排泄的欲望，同时冲动也到达脑干和大脑皮层的排泄反射高级中枢，个体根据环境和条件，在一定程度上可以主动控制排泄的时间和方式，因此正常状态下排泄过程也受到大脑皮层的控制。

排便和排尿过程受多种因素影响,包括年龄、个人排泄习惯、饮食与活动、环境因素、气候变化、疾病类型、药物、治疗和检查、心理因素等,这些都可影响排便和排尿的状态和过程。

任务一 评估和护理排便异常的患者

正常情况下个体排便活动受大脑皮层控制,意识可以促进排便。排便次数因人而异,一般成人每日排便 1~3 次,婴幼儿每日 3~5 次,正常成人每天排便量为 100~300 g。正常粪便软而成形不粘连,因含胆色素,呈黄褐色或棕黄色。粪便气味是由腐败菌的活动性及动物蛋白质的量决定。粪便中含有食物残渣、脱落的大量肠上皮细胞、细菌及机体代谢后的废物,粪便中混有少量黏液。在某些情况下,粪便形状、性状及排便次数均会发生异常改变,因此全面细致地护理评估可为疾病的诊断治疗及制订护理措施提供参考依据。

一、排便异常的评估

(一) 粪便性状异常

1. 排便次数及量　每日超过 3 次或每周少于 3 次,应视为排便异常。如消化不良或急性肠炎时,因肠蠕动快,排便次数会增多。肠梗阻时排便次数减少甚至停止排便。

2. 形状　便秘时因粪便滞留在肠内时间过久,水分被吸收,使粪便干结坚硬,呈栗子样;直肠、肛门狭窄或部分肠梗阻时,粪便常呈扁条形或带状。

3. 颜色　在病理情况下,如上消化道出血,粪便呈漆黑光亮的柏油样便;下消化道出血粪便呈暗红色;胆道完全阻塞时,因胆汁不能进入胆道,缺乏粪胆原,粪便呈陶土色;阿米巴痢疾或肠套叠时,可出现果酱样便;粪便表面粘有鲜红色血液,多见于直肠息肉或痔疮出血者;霍乱或副霍乱时,粪便呈白色米泔水样。

4. 气味　严重腹泻者,粪便极其恶臭;消化不良者粪便呈酸臭味;柏油样便呈腥臭味;下消化道溃疡或肠癌者大便呈腐臭味。

5. 内容物　大量的黏液常见于肠道炎症或出血;伴有血液者常见于痢疾、肠套叠等;脓血便则常见于痢疾、肛门周围脓肿及直肠癌等;肠道寄生虫感染患者的粪便中可查见蛔虫、蛲虫、绦虫节片等。

(二) 排便形态异常

1. 便秘　指正常的粪便形态改变,排便次数减少,排出过干过硬的粪便,且排便不畅、困难或排便不尽感。表现为腹胀、腹痛、消化不良、乏力、食欲不佳,舌苔变厚、粪便干硬,触诊腹部较硬实且紧张,有时可触及包块,肛诊可触及粪块。

便秘常见于某些器质性病变;排便时间或活动受限制;排便习惯不良;某些药物不合理地

使用,如滥用缓泻剂、栓剂、灌肠;生活习惯改变或不良的生活习惯,如饮食结构不合理、饮水量不足、活动减少等;各类直肠肛门手术;强烈的情绪反应;长期卧床和肠道器质性病变等,均可抑制肠道功能而导致便秘的发生。

2. 粪便嵌塞　指粪便持久滞留堆积在直肠内,坚硬不能排出。表现为患者有排便冲动,腹部胀痛,直肠肛门疼痛,肛门处有少量液化粪便渗出,但不能排出粪便。常发生于慢性便秘的患者,由于便秘未能及时解除,粪便长期滞留直肠内,水分又被持续吸收,而乙状结肠排下的粪便又不断加入,最终使粪便堆积又大又干硬,难以排出发生嵌塞。

3. 腹泻　指正常的粪便形态改变,频繁排出松散稀薄的粪便甚至水样便。任何因素引起肠蠕动增快,导致排便次数增多、粪便稀薄而不成形或呈水样,称为腹泻。表现为粪便松散或呈液体样,伴腹痛、肠痉挛、疲乏、恶心、呕吐、肠鸣,有急于排便的需要和难以控制的感觉。

短时的腹泻是一种机体自我保护性反应,但是持续严重的腹泻可造成机体大量水分和胃肠液丧失,导致水、电解质及酸碱平衡的紊乱。

4. 大便失禁　指肛门括约肌不受意识控制而不自主地排便。常见于神经系统的病变或损伤,如:瘫痪、胃肠道疾病、精神障碍、情绪失调等。

5. 肠胀气　指胃肠道内有过量气体积聚不能排出。表现为腹部膨隆,叩诊呈鼓音、腹胀、痉挛性疼痛、呃逆、肛门排气过多。常见于食入过多产气性食物;吞入大量空气;肠蠕动减少;肠道梗阻及肠道手术术后等。

二、排便异常的护理

充分的肠道排泄是健康的先决条件,因此每个人都要建立、维持正常的粪便形态。当患者不能满足正常排泄的需要时,护理人员应给予帮助。

（一）便秘的护理

1. 常规护理措施

（1）排便知识的宣传教育:护理人员帮助患者及家属正确认识维持正常排便习惯的意义和获得有关排便的知识。患者只有在理解的基础上才可能履行护理人员为之安排的计划。因此,应帮助患者培养良好的排便习惯,不遏制便意,每天定时排便、不依赖泻药等,指导患者掌握促进排便的方法及相关的卫生常识。

（2）合理安排膳食:足够的膳食纤维可以加快食物残渣通过肠道的速度而减少水分的再吸收,使粪便变软而易于排出。因此指导患者均衡饮食,不偏食,尤其注意适当增加高纤维食物,如粗粮、新鲜蔬菜、水果等,少食辛辣刺激食物,帮助其计划、安排饮食,必要时改变饮食习惯,可食用一些具有润肠通便作用的食物,如蜂蜜、香蕉等,以刺激排便反射促进排便。

(3) 建立合适的体内水合状态：足够的水合作用能形成易于排出肛门的软硬适度的粪便，因此应保证患者每日摄入一定量的液体，病情允许的情况下，一般摄入量不少于 2 000 mL/24 小时。对某些可能需要较敏感刺激物的患者，如一杯茶、凉开水、咖啡或果汁等，可于早餐前给患者饮用，也可在餐前饮一杯温开水，以刺激肠蠕动而利于排便。

(4) 适当运动维持肌肉张力：通过运动可促进肌张力、刺激食欲和肠蠕动而影响排便。护理人员应根据患者的情况拟订活动计划，鼓励参加力所能及的体力活动，如散步、做操、打太极拳等。卧床患者在病情允许的情况下可及早下床活动。此外，还可指导患者进行加强腹部、盆底肌肉力量的运动训练。

(5) 建立并保持规律的排便习惯：生活规律、定时排便有助于建立条件反射，对正常排便有很大帮助。最佳排便时间与增加胃结肠反射有关，故晨起或餐后两小时内排便最为理想。护理人员可指导患者选择适合自身的排便时间，即使无便意，亦可稍等一定的时间，以形成条件反射；排便时不宜分散注意力，如看手机、看书等；不随意使用缓泻剂及灌肠等方法。

(6) 提供和创造舒适松弛的排便环境：舒适松弛、精神集中对排便起着决定性作用，任何分散注意力的行为都会影响排便，而精神紧张又使肛门外括约肌不能完全舒张，特别是在医院这个特殊环境中。松弛的最主要方法是提供单独隐蔽的环境，对能走动的患者应尽可能自行或在别人扶助下到厕所排便，若需使用床上便盆，护理人员可拉上床边隔帘或用屏风遮挡以达到视觉隐蔽。排便后及时撤除便盆，开窗通风，使用室内除臭剂去除异味。

除了提供隐蔽环境外，还须保证患者有充裕的排便时间，避开查房、治疗、护理和进餐时间。另外，由于排便时屏气动作较多，有些患者尤其是心脏病患者，其心血管系统不能维持足够的血流供应脑部，可能发生晕厥，为防止意外，护理人员可以采取一些措施如厕所不闩门、提供呼叫铃等，保证患者不舒适时能立即获得帮助，又不会给患者造成紧张情绪。

(7) 安置合适的排便姿势：蹲位是最合适的排便姿势，尽可能让患者采取此姿势。体弱者可采取坐位或使用床边坐便器，并使其双足平放于地，躯体前倾，利用重力，收缩腹肌，增加腹内压而促进排便。身材矮小者可垫脚垫或用其他方法增加髋部屈曲（髋部手术者例外），以利于腹肌收缩。床上使用便盆时，护理人员应指导患者正确使用，先抬高床头 30°~40°，再摇起床尾，以抬高膝部成为高斜坡卧位，抬高臀部放入便盆，并让患者身体前屈，以增加腹内压。若无禁忌，也可让患者在床上采取坐姿排便。

2. 特殊护理措施　采用常规措施仍然便秘者，可用针灸疗法，也可腹部做环形按摩，还可遵医嘱给予口服缓泻药物，使用简易通便剂如开塞露、甘油栓等，以上方法均无效时遵医嘱给予灌肠。

3. 粪便嵌塞的护理　因便秘已形成粪便嵌塞的患者，早期可使用栓剂、口服缓泻剂等来润肠通便。必要时先行油类保留灌肠，2~3 小时后再行清洁灌肠或人工取便来排出粪便。

(二)腹泻的护理

1. 去除病因,如为肠道感染,应遵医嘱给予抗生素治疗。

2. 卧床休息,减少肠蠕动,注意腹部保暖。

3. 防止水和电解质紊乱,按医嘱及时给予止泻剂、口服补液盐液或静脉输液。若出现脱水症状,应按医嘱给予补液,以防水、电解质紊乱。

4. 膳食调理,鼓励饮水,少量多次,可酌情给予淡盐水,给清淡的流质或无渣半流质饮食。严重腹泻时,应暂禁食。避免油腻、辛辣、高纤维食物。

5. 心理支持,耐心协助不能自理的患者及时使用便盆,鼓励和劝慰患者消除焦虑不安的情绪,使之达到身心休息的目的。

6. 保护肛门及其周围皮肤,便后用软纸揩拭以减少机械刺激,温水清洗、涂油膏于肛门周围以保护局部皮肤。

7. 密切观察病情,记录排便的性质、次数、量等,必要时留取标本送检。病情危重者注意生命体征的变化。如疑为传染病则按肠道隔离原则护理。

8. 健康教育,向患者讲解有关腹泻的知识,指导患者科学饮食,注意饮食卫生和家居卫生,养成良好的卫生习惯。

(三)排便失禁的护理

1. 理解患者心情,给予精神安慰与支持,做好心理护理。

2. 做好患者皮肤护理,使用尿布垫或一次性尿布,一经污染立即更换,保持肛门周围皮肤清洁,发现有粪便污染,即用温水清洗,并涂油膏于肛门周围皮肤,避免破损感染,注意观察骶尾部皮肤变化,谨防压疮发生。

3. 帮助患者重建控制排便的能力。了解患者排便规律,掌握排便规律,适时给予便盆。在可能情况下,与医生协商定时应用导泻剂或灌肠,以刺激定时排便;教会患者进行肛门括约肌及盆底部肌肉收缩锻炼。指导患者取立、坐或卧位,试做排便动作,先慢慢收缩肌肉然后再慢慢放松,每次 10 秒左右,连续 10 次,每次锻炼 20~30 分钟,每日数次。以患者感觉不疲乏为宜。

4. 保证足够的液体摄入。

5. 保持床褥、衣服清洁,室内空气清新,定时通风,去除不良气味。

(四)肠胀气的护理

1. 指导患者养成良好的饮食习惯(细嚼慢咽)。

2. 了解并去除肠胀气的原因,如避免进食易产气的食物和饮料。

3. 多运动,促进肠蠕动,可协助患者下床活动;卧床患者可做床上活动或变换体位。

4. 胀气时可行腹部热敷或按摩、针刺疗法。或者遵医嘱进行药物治疗。

5. 肛管排气。

任务二 实施各种灌肠法

灌肠法是将一定量的液体通过肛管,由肛门经直肠灌入结肠,以帮助患者清洁肠道、排便、排气或由肠道供给药物,达到缓解症状、协助诊断和治疗疾病的目的。根据灌肠的目的可以分为不保留灌肠和保留灌肠两种,其中不保留灌肠分为大量不保留灌肠和小量不保留灌肠。

一、评估重点

评估患者的年龄、病情、临床诊断、意识状态、排便情况、心理状态及配合程度,有无灌肠禁忌证。根据评估结果选择相应的灌肠方法,以及灌肠溶液的种类、量及温度。

二、操作准备

1. 护士准备　衣帽整洁、洗手、戴口罩。
2. 患者准备　向患者说明灌肠的目的、过程及注意事项,并配合操作。
3. 环境准备　调节病室温度,关闭门窗,用屏风遮挡。
4. 用物准备　灌肠盘、屏风、便盆及便盆巾,另根据需要准备输液架。

三、实施过程

(一) 大量不保留灌肠

1. 治疗目的
(1) 软化和清除粪便,解除便秘及肠胀气。
(2) 清洁肠道,为某些手术、检查或分娩做准备。
(3) 稀释并清除肠道内有害物质,以减轻中毒。
(4) 为高热患者降温。

2. 用物准备　灌肠盘内放置 ① 一次性灌肠包(包内有灌肠袋、引流管、肛管1套,肥皂冻1包、纸巾、手套),医嘱执行单、弯盘、水温计、橡胶布和治疗巾(或一次性尿布)、手消毒液。② 常用溶液剂量:生理盐水或0.1%~0.2%肥皂液;成人每次用量为500~1 000 mL,小儿每次用量为200~500 mL;③ 调节溶液温度:液体温度为39~41℃,如用于降温则溶液温度为28~32℃,中暑患者可用4℃的生理盐水。

3. 实施过程　见表4-3-1。

表 4-3-1　大量不保留灌肠的实施过程

操作环节	操作步骤	要点说明
核对解释	核对患者信息并解释,消除患者顾虑以取得配合;嘱其排尿,用屏风遮挡患者或拉上床帘	保护患者隐私
安置体位	1. 协助患者取左侧卧位,双膝屈曲,脱裤至膝部,臀部移至床边; 2. 将橡胶布和治疗巾(或一次性尿布)垫于臀下,弯盘置臀边; 3. 如患者肛门括约肌失去控制能力,可取仰卧位,臀下置便盆,勿暴露患者下肢,盖好被子	该体位使乙状结肠和降结肠处于下方,可利用重力作用使灌肠液顺利流入
润管挂桶	1. 挂灌肠袋于输液架上,液面距肛门 40~60 cm; 2. 戴手套,润滑肛管前端; 3. 将肛管与灌肠袋上的引流管相接,放出少量液体,排出管内气体,关闭引流管上的开关	灌肠筒过高导致压力过大,液体流入过快,造成肠道损伤; 减少插管阻力; 防止气体进入直肠
插管灌液	1. 左手持纸巾分开患者臀部,显露肛门,嘱其张口呼吸,使肛门括约肌放松; 2. 按解剖特点插管,即先向前,再右后,轻轻插入直肠 7~10 cm; 3. 固定肛管,打开开关,使溶液缓缓流入(图 4-3-1)	顺应肠道解剖,勿用力,防止损伤肠黏膜; 插入受阻可退出少许,旋转后再缓慢插入
观察	1. 观察灌肠袋内液面下降情况,如溶液流入受阻,可稍移动肛管,必要时检查有无粪块阻塞; 2. 若患者有便意,应将灌肠袋适当放低,减慢流速,并嘱患者张口深呼吸,减轻腹压; 3. 如患者出现面色苍白、脉速、出冷汗、剧烈腹痛、心慌、气急等应立即停止灌肠,及时与医生联系	移动或挤捏肛管,使堵塞管洞的粪块脱落; 及时处理患者反应; 可能发生肠痉挛或出血,应立即停止,联系医生,配合处理
拔管保留	1. 待溶液将流尽时,夹管,用纸巾包裹肛管轻轻拔出,弃于医用垃圾桶内,擦净肛门,脱下手套,消毒双手; 2. 协助患者取舒适卧位,尽可能保留 5~10 分钟后排便,以利于粪便软化; 3. 不能下床的患者,给予便盆,将纸巾放在患者易取处	避免空气进入肠道; 防止交叉感染; 使灌肠液在肠道中有足够的作用时间; 降温灌肠时液体要保留 30 分钟,排便后 30 分钟测量体温并记录
整理记录	1. 便毕,协助虚弱患者揩净肛门,取出便盆、橡胶单和治疗巾 2. 观察大便颜色、性状、量 3. 整理床铺,开窗通风,并按相关要求处理用物	使患者舒适; 必要时送检; 保持病室整洁,去除异味
洗手记录	洗手,记录患者反应、大便性状及灌肠后排便情况	灌肠后排便一次用 1/E 表示,灌肠后未排便用 0/E 表示

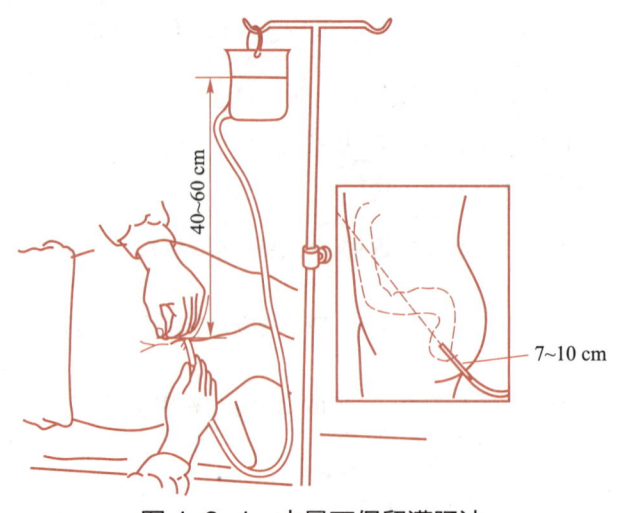

图 4-3-1 大量不保留灌肠法

(二) 小量不保留灌肠

1. 治疗目的　软化粪便,解除便秘;排出肠道积气,减轻腹胀。适用于腹部或盆腔手术术后患者、危重患者、年老体弱者、小儿及孕妇等。

2. 用物准备　灌肠盘内放置:① 一次性灌肠包(或注洗器,量杯,肛管,温开水 5~10 mL,止血钳,橡胶布和治疗巾,手套,润滑剂,纸巾)水温计。② 常用溶液:"1、2、3"溶液(50%硫酸镁 30 mL、甘油 60 mL、温开水 90 mL),油剂(甘油 50 mL 加等量温开水),各种植物油 120~180 mL。

3. 实施过程　见表 4-3-2。

表 4-3-2　小量不保留灌肠的实施过程

操作环节	操作步骤	要点说明
核对解释	同大量不保留灌肠	同大量不保留灌肠
安置体位	同大量不保留灌肠	同大量不保留灌肠
插管灌肠	1. 注洗器灌注法:戴手套,润滑肛管前端,用注洗器吸取溶液,连接肛管,排气后夹住肛管,轻轻插入直肠内 7~10 cm,松开止血钳,将溶液缓缓注入; 2. 小量灌肠筒法:操作同大量不保留灌肠,但液面距肛门不超过 30 cm。灌毕,将肛管末端抬高,使溶液全部注入,然后反折肛管,轻轻拔出,放于弯盘内	减少插管阻力,便于插入; 防止气体进入直肠; 确保所有药液灌入患者肛门内
整理记录	嘱患者尽量保留 10~20 分钟再排便。其余操作同大量不保留灌肠(图 4-3-2)	充分软化粪便,有助于排便

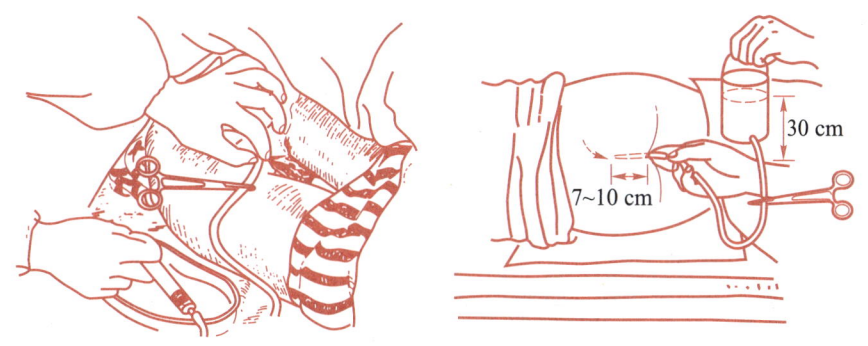

图 4-3-2 小量不保留灌肠法

(三) 清洁灌肠

1. 治疗目的　清洁灌肠是反复多次的大量不保留灌肠,直至彻底清除滞留在肠道中的粪便,为直肠、结肠 X 线摄片检查和术前做肠道准备。

2. 用物准备　① 灌肠盘内用物同大量不保留灌肠。② 常用溶液:0.1%~0.2% 肥皂液,生理盐水。

3. 实施过程　见表 4-3-3。

表 4-3-3　清洁灌肠的实施过程

操作环节	操作步骤	要点说明
核对解释	同大量不保留灌肠	应在检查或术前 1 小时完成,禁用清水反复多次灌洗,以防水与电解质紊乱。其余同大量不保留灌肠
安置体位	同大量不保留灌肠	同大量不保留灌肠
插管灌肠	1. 第一次用 0.1%~0.2% 肥皂液灌肠; 2. 患者排便后,用生理盐水反复灌肠,直至排出的液体澄清无粪质为止	灌肠时压力要低,液面距肛门不超过 40 cm
整理记录	同大量不保留灌肠	同大量不保留灌肠

(四) 保留灌肠

1. 治疗目的　保留灌肠是将药液灌入到直肠或结肠内,通过肠黏膜吸收达到治疗疾病的目的。常用于镇静、催眠和治疗肠道感染。

2. 用物准备　注洗器、量杯或小容量灌肠筒、温开水 5~10 mL、肛管、弯盘、止血钳、润滑剂、棉签、纸巾、水温计、橡胶布和治疗巾(或一次性尿布)。药量不超过 200 mL,温度为 38℃,常用溶液:① 镇静、催眠常用 10% 水合氯醛,剂量遵医嘱;② 肠道杀菌剂常用 2% 小檗碱、0.5%~1% 新霉素及其他抗生素等,剂量遵医嘱。

3. 实施过程　见表 4-3-4。

表 4-3-4 保留灌肠的实施过程

操作环节	操作步骤	要点说明
核对解释	1. 备齐用物,携至患者床边 2. 向患者解释操作目的、方法和注意事项,以取得配合 3. 请无关人员回避,关闭门窗 4. 嘱患者排便、排尿	严格执行查对制度; 肠道疾病患者在晚间睡眠前灌入为宜; 保护患者隐私; 排尽肠道,利于药物保留
安置体位	1. 根据病变部位选择不同卧位,如慢性细菌性痢疾取左侧卧位;阿米巴痢疾取右侧卧位; 2. 抬高臀部10 cm,将橡胶布和治疗巾(或一次性尿布)垫于臀下,弯盘置臀边	药液直达患处,增加疗效 利于药液保留
插管灌液	1. 插管方法同小量不保留灌肠法; 2. 插入肛管15~20 cm并灌注药液,反复吸药、注药,直至药液全部注入	肛管插入要深、溶液流速宜慢、压力要低(液面距肛门不超过30 cm),以便于药液保留
拔管保留	1. 待溶液将流尽时,夹管,用纸巾包裹肛管轻轻拔出,擦拭肛门; 2. 用纸巾在肛门处轻轻按揉; 3. 嘱患者保留1小时以上	防止空气进入肠道 以利于药物吸收
整理记录	1. 灌肠结束整理床单位; 2. 脱手套、洗手后记录	使患者舒适 灌肠内容为灌肠时间,溶液种类、量,以及灌肠后患者的反应

四、质量标准

1. 遵循查对制度、标准预防、消毒隔离原则。
2. 患者及其家属能够知晓护士告知的事项,对服务满意。
3. 护士操作过程规范、准确。
4. 达到各种灌肠治疗的效果,无并发症发生。

五、注意事项

1. 不保留灌肠

(1) 保护患者隐私,维护其自尊,尽可能减少患者的肢体暴露。

(2) 掌握灌肠液的温度、浓度、流速、压力和液量。为伤寒患者灌肠时,溶液不得超过500 mL,压力要低,液面距肛门不得超过30 cm。

(3) 灌肠过程中注意观察患者的反应,若出现面色苍白、出冷汗、剧烈腹痛、脉速、心慌气急,应立即停止灌肠,通知医生进行处理。

(4) 肝性脑病患者禁用肥皂液灌肠,以减少氨的产生和吸收;充血性心力衰竭和水钠潴留患者,禁用生理盐水灌肠,减少钠的吸收。

(5) 妊娠妇女，急腹症、消化道出血、严重心血管疾病等的患者禁忌大量不保留灌肠。

2. 保留灌肠

(1) 灌肠前了解病变部位，以便选用适当的卧位和插入肛管的深度。

(2) 为提高疗效，灌肠前嘱患者先排便，掌握"细、深、少、慢、温、静"的操作原则，即肛管细，插入深，液量少，流速慢，温度适宜，灌后静卧。

(3) 肛门、直肠、结肠等手术术后及排便失禁的患者，不宜做保留灌肠。

> **知识链接**
>
> 简易通便法
>
> 简易通便法常用于老年、体弱及久病的便秘患者。所用的通便剂由高渗溶液和润滑剂制成，具有吸出组织水分，稀释、软化粪便和润滑肠壁、刺激肠蠕动的作用。常用的简易通便方法有：
>
> 1. 开塞露通便法　开塞露由50%甘油或小量山梨醇制成，装于密闭的塑料胶壳内。用量：成人20 mL，小儿10 mL。用时将顶端剪去，先挤出少许药液起润滑作用，然后轻轻插入肛门，将药液全部挤入，嘱患者保留5~10分钟，以刺激肠蠕动，软化粪便，达到通便目的。
>
> 2. 甘油栓通便法　甘油栓是由甘油明胶制成无色透明或半透明的栓剂，呈圆锥形，具有润滑作用。使用时将甘油栓取出，操作者戴手套或手垫纱布，捏住栓剂较粗的一端，将尖端插入肛门内6~7 cm，用纱布抵住肛门口轻揉数分钟，利用机械刺激和润滑作用而达到通便目的，嘱患者保留5~10分钟后排便。
>
> 3. 肥皂栓　将普通肥皂削成底部直径为1 cm、长为3~4 cm的圆锥形，蘸热水后插入肛门（方法同甘油栓通便法），由于肥皂的化学性和机械性刺激作用引起自动排便。肛门黏膜溃疡、肛裂及肛门剧烈疼痛者，均不宜使用。

任务三　评估和护理排尿异常的患者

排尿行为是一种受大脑皮层控制的反射活动。成人日间排尿3~5次，夜间0~1次，每次尿量200~400 mL，每24小时尿量1 000~2 000 mL，平均1 500 mL。新鲜尿清澈透明呈淡黄色或深黄色，尿比重为1.015~1.025，pH为4.5~7.5。尿液排出放置一段时间后，由于尿素分解产生氨，故有氨臭味。某些病理状态下，可出现尿量、排尿次数、尿液性状及排尿形态的异常改变。

一、排尿异常的评估

(一) 腹部视触观察

当膀胱积尿充盈时,膀胱底部可超出耻骨上缘,视诊可见下腹部略隆起并可用手触及。膀胱触诊一般采取单手滑行触诊法:嘱患者取仰卧屈膝位,检查者以右手自脐开始向耻骨方向滑行触摸,触及膀胱。若膀胱增大为积尿所致,其形状呈扁圆形或圆形,囊性感,较固定。按压时有尿意,排尿或导尿后缩小或消失。

(二) 尿液性状观察

1. **尿量与次数异常** 24小时尿量超过2 500 mL者称多尿,如糖尿病、尿崩症等;24小时尿量少于400 mL或每小时尿量少于17 mL者为少尿,见于心脏病、肾疾病等;24小时尿量少于100 mL或12小时内无尿,称无尿或尿闭,见于严重休克、急性肾衰竭及药物中毒等;如每次尿量少,且伴有尿频、尿急、尿痛及排尿不尽等症状,称为膀胱刺激征,常见于膀胱炎患者。

2. **尿液颜色异常** 肉眼血尿呈红色或洗肉水样,如泌尿系结石或肿瘤,急性肾小球肾炎,结核等患者;血红蛋白尿呈酱油色或浓茶色,如溶血患者;胆红素尿呈淡黄色或黄褐色,如传染性肝炎、黄疸患者;乳糜尿呈乳白色,如丝虫病;脓尿呈白色浑浊状,提示尿路感染。

3. **透明度异常** 尿中有脓细胞、红细胞、大量上皮细胞、黏液、管型等,可致尿液浑浊。

4. **气味异常** 泌尿道感染,新鲜尿有氨臭味;糖尿病伴酸中毒时,尿液有烂苹果味;有机磷农药中毒者,尿液有大蒜臭味。

(三) 排尿形态观察

1. **尿潴留** 尿液大量存留在膀胱内不能自主排出者称尿潴留。尿潴留时,膀胱容积可增至3 000~4 000 mL,膀胱高度膨胀至脐部,下腹部膨隆、疼痛及压痛并伴有排尿困难。见于尿道或膀胱颈部阻塞、排尿神经反射障碍等。

2. **尿失禁** 排尿失去意识控制或不受意识控制,尿液不自主流出者称尿失禁。根据临床表现,尿失禁一般分为四种类型。

(1) 持续性尿失禁:即尿液持续地从膀胱或尿道瘘中流出,膀胱处于空虚状态。常见于妇科手术、产伤所造成的膀胱阴道瘘。

(2) 充溢性尿失禁:膀胱内的尿液充盈达到一定压力时,即可不自主溢出少量尿液。当膀胱内压力降低时,排尿立即停止,但膀胱仍呈胀满状态,而尿液不能排空。常见于下尿路梗阻或神经系统病变,如脊髓损伤、脊髓肿瘤等导致的膀胱瘫痪。

(3) 压力性尿失禁:当咳嗽、喷嚏、大笑、提举物体等造成腹内压力突然增加时出现不自主漏尿,漏尿量一般不超过50 mL,多见于经产妇或绝经后妇女。

(4)急迫性尿失禁：尿失禁因强烈的、急迫的排尿愿望所致，表现为在膀胱容量还较低的情况下，出现尿频、尿急、尿失禁、夜尿及膀胱容量减少。常见于头部外伤或脑血管意外引起的自主控尿功能减退，导致膀胱出现无抑制性排尿。

二、排尿异常的护理

（一）尿失禁的护理

1. 心理护理　主动关心问候患者，提供必要的帮助，消除患者羞涩、焦虑、自卑等情绪。
2. 皮肤护理　保持患者会阴部皮肤及床铺清洁干燥。做到常观察、常清洗、常更换。
3. 室内环境　定时开门窗通风换气，保持空气清新。
4. 尿液管理

(1) 外部引流法：女患者可用女式尿壶紧贴外阴接取尿液；男患者可用尿壶或阴茎套连接集尿袋，接取尿液；但此法不宜长期使用。

(2) 长期尿失禁患者：必要时可留置导尿管。

5. 重建正常的排尿功能

(1) 一般患者对饮水有顾虑，不愿多喝水，结果可能导致尿道感染，加重尿失禁，所以护士应向患者说明饮水的重要性，解除其思想顾虑，病情允许的情况下鼓励患者保证液体摄入量达2 000~3 000 mL，但尽量在白天完成。对夜间尿频者，晚餐后可适当限制饮水量。

(2) 让患者定时如厕，开始每隔1~2小时1次，逐渐延长至每次间隔3~4小时，在间隔期间患者若想排尿可自行排尿。排尿时采取正确体位，指导患者自己用手轻按膀胱，并向尿道方向压迫，将尿液排空。

(3) 指导患者进行盆底肌肉的训练。即主动收缩耻骨尾骨肌（肛门括约肌环），但腿肌、臀肌及腹肌不收缩。每次收缩持续10秒，重复10次，每日3次。此方法可增加尿道阻力，加强盆底肌肉张力。

（二）尿潴留的护理

1. 安慰患者，消除焦虑和紧张情绪。
2. 按促进排尿的护理措施进行护理。
3. 按摩、热敷下腹部，以解除肌肉紧张，促进排尿。
4. 利用条件反射，诱导排尿，如听流水声或用温水冲洗会阴。
5. 对某些术前或须绝对卧床休息的患者，应训练其床上排尿，避免术后不习惯卧床排尿造成的尿潴留而增加痛苦。
6. 经上述处理无效时，可遵医嘱采用导尿术。

任务四 实施导尿术和留置导尿术

导尿术和留置导尿术均为无菌性护理操作,为避免医护人员违反操作规程或缺乏责任心引起泌尿系统的医源性感染,在操作中应熟悉男、女性尿道解剖特点,严格掌握操作要领,遵守无菌技术操作原则。

一、导尿术

导尿术是用无菌导尿管自尿道插入膀胱引出尿液的方法。

导尿术常用于:① 为尿潴留患者减轻痛苦;② 使尿失禁患者保持会阴清洁干燥;③ 协助临床诊断,如收集无菌尿标本,进行细菌培养、检查膀胱功能,测膀胱容量和压力,以及检查残余尿量等;④ 为膀胱肿瘤患者进行膀胱化疗。

(一)评估重点

1. 环境评估　导尿是一种私密性强的操作,要求环境隐蔽而安全。
2. 患者评估

(1) 评估患者的年龄、病情、临床诊断、生命体征、意识状态、心理状态,以确定患者的合作程度。

(2) 观察尿道口解剖位置及会阴部的皮肤黏膜情况。

(3) 评估膀胱充盈程度,膀胱高度充盈者一次放尿不可超过 1 000 mL。

(4) 明确导尿的目的、是否需要留取尿标本及留置导尿管。

(二)操作准备

1. 护士准备　护士衣帽整洁、洗手、戴口罩。
2. 患者准备　向患者说明导尿的目的、过程及注意事项,并清楚如何配合操作。
3. 环境准备　若在多人病房进行,酌情准备屏风,注意遮挡,清空无关人员。酌情关闭门窗,调节室温。
4. 用物准备　治疗车上层:一次性导尿包(为生产厂商提供的灭菌导尿用物包,包括初步消毒、再次消毒和导尿用物。初步消毒用物有:小方盘、内盛数个消毒液棉球袋、镊子、纱布、手套,再次消毒及导尿用物有:手套、孔巾、弯盘、小药杯、气囊导尿管、内盛 4 个消毒液棉球袋、镊子 2 把、自带无菌液体的 10 mL 注射器、润滑油棉球袋、标本瓶、纱布、集尿袋、方盘、外包治疗巾),手消毒液、弯盘、一次性垫巾或小橡胶单和治疗巾 1 套,浴巾。导尿管分为单腔导尿管(用于一次性导尿)、双腔导尿管(用于留置导尿)、三腔导尿管(用于膀胱冲洗或向膀胱内滴药)三种。其中双腔导尿管和三腔导尿管均有一个气囊以达到将尿管头端固定在膀胱内防止脱落的目的。根据患者情况选择大小合适的导尿管。

治疗车下层：生活和医疗垃圾桶，放置便器和便器巾。

(三) 实施过程

1. 女患者导尿术实施过程　见表4-3-5。

表4-3-5　女患者导尿术的实施过程

操作环节	操作步骤	要点说明
核对解释	备齐用物至患者床边，向患者说明导尿目的	说明导尿目的，取得患者配合
安置体位	1. 能自理者，嘱其清洗外阴；不能起床者，协助其清洗外阴； 2. 患者取仰卧屈膝外展位，护士立于患者右侧，帮助患者脱去对侧裤腿，盖于近侧腿上，并盖上浴巾，对侧下肢用盖被遮盖，暴露外阴	避免弄湿衣被； 保护患者隐私，同时保暖
初步消毒	1. 将小橡胶单和治疗巾（或一次性尿布）垫于臀下，弯盘置于外阴旁。消毒双手，核对检查并打开导尿包，取出初步消毒用物，操作者一只手戴上手套，将消毒液棉球倒入小方盘内； 2. 操作者一手持镊子夹取消毒液棉球初步消毒阴阜、大阴唇，另一戴手套的手分开大阴唇，消毒小阴唇和尿道口； 3. 污棉球置弯盘内，消毒完毕脱下手套置弯盘内，将弯盘及小方盘移至床尾处	防止污染床单； 其原则由上至下，由外向内，顺序是：阴阜、两侧大阴唇、两侧小阴唇、尿道口，最后1个棉球消毒尿道口至肛门，每一个棉球只用1次
二次消毒	1. 在患者两腿之间，按无菌技术打开导尿包，按无菌技术操作原则打开治疗巾； 2. 戴无菌手套，铺洞巾在患者的外阴处并暴露会阴部； 3. 按操作顺序整理好用物，取出导尿管，润滑导尿管前端，根据需要将导尿管和集尿袋引流管连接，取消毒棉球放于弯盘内； 4. 弯盘置于外阴处，以左手拇、食指分开大阴唇，右手持镊子夹消毒棉球再次消毒尿道口、两侧小阴唇、尿道口。污染棉球、小药杯及镊子置弯盘内	扩大无菌区域，利于操作，避免污染； 注意无菌操作原则； 润滑尿管可减轻尿管对尿道黏膜的刺激和插管阻力 充分暴露尿道口，利于消毒； 原则是由内向外、自上而下，顺序是：尿道口、两侧小阴唇、尿道口
插管导尿	1. 方盘置于洞巾口旁，嘱患者张口呼吸，用另一镊子夹持导尿管对准尿道口轻轻插入尿道4~6cm，见尿后再插入1~2cm，松开固定小阴唇的手，固定导尿管（图4-3-3）； 2. 将尿液引入集尿袋内，如需作尿培养，用无菌标本瓶或试管接取，盖好瓶盖，置合适处； 3. 导尿毕，轻轻拔出尿管，放入方盘内	深呼吸可减轻腹部和尿道黏膜肌的紧张，便于插管； 插管动作轻柔，避免损伤尿道黏膜； 随时观察尿液情况，询问患者，观察其反应
拔管整理	1. 撤去洞巾，擦净外阴，收拾导尿用物弃于医用垃圾桶内，撤出患者臀下的小橡胶单和治疗巾放于治疗车下层； 2. 脱去手套，消毒双手，协助患者穿裤，整理床单位	分类处理垃圾； 保护患者隐私，保证舒适
记录送检	1. 测量尿量，记录导尿时间及目的、尿量、导尿过程中患者的反应； 2. 标本送检	及时送检，避免污染

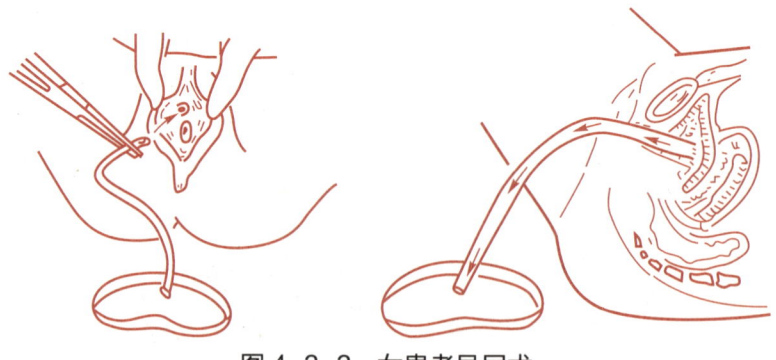

图 4-3-3　女患者导尿术

2. 男患者导尿术实施过程　见表 4-3-6。

表 4-3-6　男患者导尿术的实施过程

操作环节	操作步骤	要点说明
核对解释	同女患者导尿术	同女患者导尿术
安置体位	同女患者导尿术	同女患者导尿术
初步消毒	1. 操作者一手持镊子夹取消毒棉球进行初步消毒,依次为阴阜、阴茎、阴囊 2. 另一戴手套的手取无菌纱布裹住阴茎将包皮向后推暴露尿道口,自尿道口向外、向后旋转擦拭尿道口、龟头及冠状沟。每一个棉球只用 1 次 3. 污棉球、纱布置弯盘内;消毒完毕将小方盘、弯盘移至床尾,脱下手套	每个棉球限消毒一个部位; 自阴茎根部向尿道口擦拭; 包皮和冠状沟容易藏污纳垢,应注意消毒彻底; 防止感染
二次消毒	1. 用洗手消毒液消毒双手后,将导尿包放在患者两腿之间,按无菌技术操作原则打开治疗巾; 2. 取出无菌手套,按无菌技术操作原则戴好无菌手套,取出洞巾,铺在患者的外阴处并暴露阴茎; 3. 按操作顺序整理好用物,取出导尿管,润滑导尿管前端,根据需要将导尿管和集尿袋引流管连接,取消毒棉球放于弯盘内; 4. 弯盘移至近外阴处,一手用纱布包阴茎将包皮向后推,暴露尿道口。另一只手持镊子夹消毒棉球再次消毒尿道口、龟头及冠状沟; 5. 污棉球、镊子放床尾弯盘内	扩大无菌区域,利于操作,避免污染; 注意无菌操作原则; 润滑尿管可减轻尿管对尿道黏膜的刺激和插管阻力; 充分暴露尿道口,利于消毒; 消毒顺序为由内向外,每个棉球限消毒一个部位
插管导尿	1. 一手继续持无菌纱布固定阴茎并提起,使之与腹壁成 60° 角(图 4-3-4),用另一镊子夹持导尿管轻轻插入尿道 20~22 cm,见尿后再插入 1~2 cm; 2. 将尿液引入集尿袋内,如需作尿培养,用无菌标本瓶或试管接取,盖好瓶盖,置合适处; 3. 导尿毕,轻轻拔出尿管,放入方盘内	阴茎上提后耻骨前弯消失,利于插管; 男性尿道较长,有三个狭窄,若插导尿管时遇有阻力,可稍待片刻,嘱患者张口做深呼吸,再徐徐插入,切忌暴力; 随时观察尿液情况,询问患者,观察其反应

操作环节	操作步骤	要点说明
拔管整理	拔管同女患者导尿术	同女患者导尿术
记录送检	1. 测量尿量,记录导尿时间及目的、尿量、导尿过程中患者的反应; 2. 标本送检	及时送检,避免污染

(四) 质量标准

1. 护士遵循查对制度、标准预防原则、无菌技术操作原则。

2. 护士操作规范、安全,未给患者造成不必要的损伤和痛苦。

3. 保持尿袋低于耻骨联合水平,尿管连接紧密,引流通畅,固定稳妥。

4. 护士对患者和家属的指导和教育内容全面正确,患者接受并学会膀胱功能训练及盆底肌的锻炼方法。

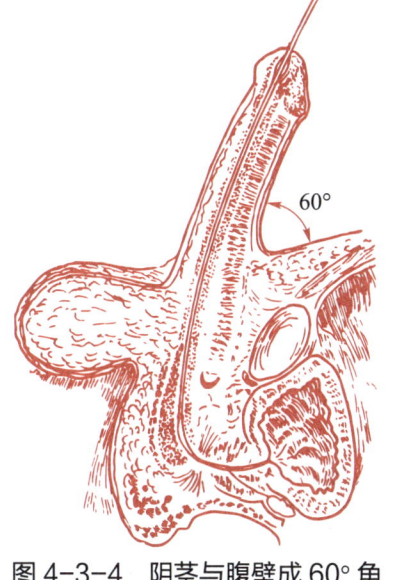

图 4-3-4　阴茎与腹壁成 60° 角

(五) 注意事项

1. 严格执行查对制度和无菌技术操作原则。导尿管如误入阴道,应立即拔出,更换导尿管重新插入。

2. 插入导尿管和拔出导尿管时,动作要轻、慢、稳,切勿用力过重,以免损伤尿道黏膜。

3. 对膀胱高度膨胀且又极度虚弱的患者,第一次导尿量不可超过 1 000 mL,以防大量放尿,导致腹腔内压突然降低,大量血液滞留于腹腔血管内,造成血压下降,出现虚脱;亦可因膀胱突然减压,导致膀胱黏膜急剧充血,引起血尿。

4. 老年女性尿道口回缩,插管时应仔细观察、辨认,避免误入阴道。

5. 为避免损伤和出现泌尿系的感染,必须掌握男性和女性尿道的解剖特点。

二、留置导尿术

留置导尿术是指导尿后将导尿管保留在膀胱内,以持续引流尿液,可避免反复插管引起感染。

留置导尿术常用于:① 截瘫所致尿潴留或尿失禁患者持续引流尿液及膀胱功能训练;② 盆腔手术术前留置导尿管,以防术中误伤膀胱;③ 尿道、会阴术后定时放尿,保护创面及切口清洁不受污染;④ 某些大手术术后或大面积烧伤,以及危重患者的抢救,可借以观察肾功能等。

(一) 评估重点

1. 环境评估　导尿是一种私密性强的操作,要求环境隐蔽而安全。
2. 患者评估　患者的年龄、病情、临床诊断、导尿目的、生命体征、意识状态、合作程度、会阴部的皮肤黏膜情况、膀胱充盈程度。

(二) 操作准备

1. 护士准备　护士衣帽整洁、洗手、戴口罩。
2. 患者准备　患者了解留置导尿的目的、过程及注意事项,并清楚如何配合操作,清洁外阴,做好留置导尿准备。
3. 环境准备　同导尿术。
4. 用物准备　除无菌导尿包(导尿管以无菌双气囊导尿管为宜),另备 10 mL 无菌注射器 1 个、无菌生理盐水 10~20 mL、无菌集尿袋、胶布、别针等。

(三) 实施过程　见表 4-3-7。

表 4-3-7　导尿管留置法的实施过程

操作环节	操作步骤	要点说明
核对解释	同导尿术	同导尿术
清洁外阴	根据情况剃去阴毛	便于固定导尿管
消毒插管	消毒会阴部及尿道口方法同导尿术,插入导尿管,排出尿液后,夹住导尿管尾端	同导尿术
固定尿管	1. 脱下手套,移开洞巾; 2. 双腔气囊导尿管固定法:带气囊的导尿管插入膀胱后,见尿液流出后再插入 7~10 cm。然后,根据导尿管上注明的气囊容积向气囊注入等量的生理盐水,然后立即夹紧管腔口,轻轻拉导尿管有阻力感时,证明导尿管已固定好(图 4-3-5)	动作轻柔,勿扯出导管 气囊注水速度宜慢,防止卡在尿道内口,压迫膀胱内壁,造成黏膜损伤和不适; 若患者感觉疼痛或不适,应抽出生理盐水,将导尿管稍向前推进,然后再注入生理盐水
接集尿袋	1. 撕开引流袋外包装,取出集尿袋与导尿管相接,集尿袋固定于床边低于膀胱的高度; 2. 开放导尿管后再用胶布和别针将集尿袋的引流管固定在床单上(图 4-3-6)	防止尿液反流引起泌尿系统感染; 固定时引流管应留出足以翻身的长度,防止患者翻身牵拉使导尿管滑脱
整理记录	1. 协助患者穿好裤子,取舒适卧位; 2. 清理用物,洗手后记录	记录留管时间及目的、尿量、导尿过程中患者的反应

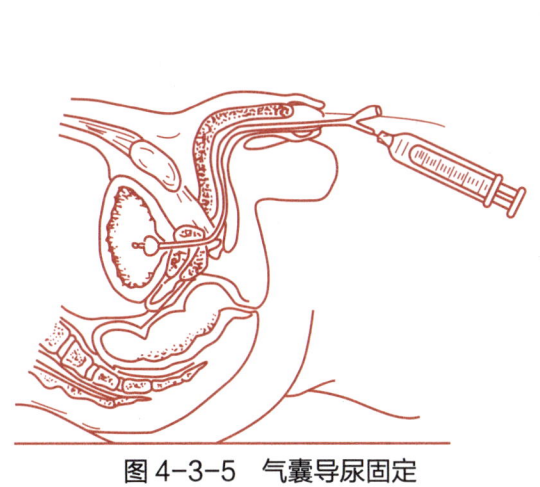 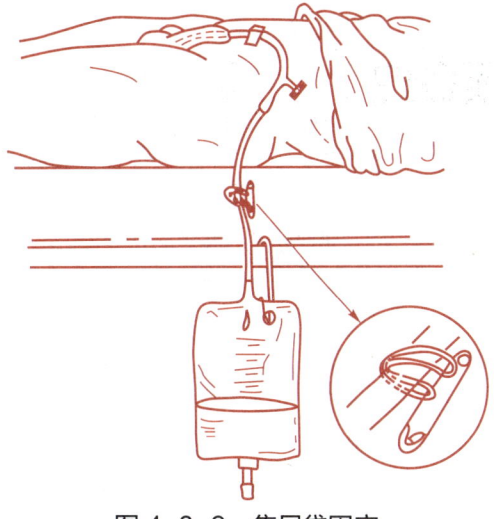

图 4-3-5　气囊导尿固定　　　　图 4-3-6　集尿袋固定

(四) 质量标准

1. 护士遵循查对制度、标准预防原则、无菌技术操作原则。

2. 护士操作规范、安全,注意保护患者隐私,未给患者造成不必要的损伤和痛苦。

3. 保持尿袋低于耻骨联合水平,尿管连接紧密,引流通畅,留置尿管固定稳妥。

4. 护士对患者及其家属的指导和教育内容全面正确,使患者认识到摄取足够水分对预防泌尿道感染的重要性,学会留置导尿术日常维护方法。

(五) 注意事项

1. 保持尿液引流通畅。避免导管受压、扭曲、堵塞。

2. 防止逆行感染。保持尿道口清洁,每日用温水清洁尿道口 2 次,每周定时更换集尿袋,记录尿量,每月更换硅胶导尿管 1 次,引流管及集尿袋均不可高于耻骨联合,以免尿液逆流。

3. 鼓励患者多饮水,常更换卧位。

4. 训练膀胱功能。可采用间歇性夹管方式,夹闭导尿管,每 3~4 小时开放 1 次,使膀胱定时充盈、排空,促进膀胱功能的恢复。

5. 患者离床活动或做检查时,将导尿管固定于下腹部,携集尿袋前往。

6. 观察尿液情况,发现尿液浑浊、沉淀或出现结晶,应及时进行膀胱冲洗。每周查尿常规 1 次。

项目四
舒适与安全

学习目标

1. 掌握常用卧位的适用范围与安置要点，保护具使用原则和注意事项；熟悉疼痛的评估内容和护理措施。
2. 能根据病情、治疗和患者需要，为其安置舒适卧位或协助患者变换卧位，操作中保证患者安全，注重人文关怀。
3. 能根据患者病情及需要，正确选择和使用各种保护具，保证患者安全。
4. 能结合疼痛患者的情况，选择合适的评估工具，对疼痛进行正确评估，关注患者的感受，充分体现以患者为中心的意识。

情境导入

患者，60岁，生活不能自理，长期卧床，身体瘦弱，处于被动仰卧位，翻身和下床均需要护士给予协助。为防止发生长期卧床引起的并发症，制订护理计划：① 翻身 q2h；② 床挡防止坠床；③ 轮椅或平车外出活动或检查。

请思考：
1. 临床上患者常用的卧位有哪些？如何安置各种卧位？
2. 如何协助患者翻身侧卧、移向床头？翻身、移动后还应观察哪些方面？
3. 保护具在使用时的原则是什么？各种保护具如何使用？

舒适与安全是人类的基本需要，涉及个体生理、心理、精神及社会、环境各方面。个体在患病时，安全感消失，处于不舒适的状态。因此，护理人员应当应用护理程序的方法来发现、分析影响患者舒适与安全的因素，并提供适当的护理措施，促进患者舒适，满足其舒适与安全的需要。

任务一 认识卧位分类与常见卧位

疾病中的患者特别是自主活动能力受限的卧床患者，由于生理、心理需求不能全部得到满足，或周围环境有不良刺激，躯体出现病理改变，身心负荷过重等原因易引发明显的不适感。

疲劳、食欲不振、便秘、关节僵硬、肌肉萎缩等机体功能障碍性反应,长期卧床患者引发的压疮、坠积性肺炎等并发症,都可使患者感觉不舒适。帮助患者处于舒适的体位,协助和指导适度的活动可以提高其舒适感,预防并发症,促进机体康复;同时还可以协助检查、治疗和护理工作的开展。

一、患者卧位的性质

根据患者的病情、活动能力、休息和适应医护工作的需要,患者在床上的卧位可分为主动卧位、被动卧位和被迫卧位三大类。

1. 主动卧位(active lying position) 指患者身体活动自如,根据自己的意愿主动采取的卧位。常见于轻症患者。

2. 被动卧位(passive lying position) 指患者自己无变换卧位的能力,卧于他人为其安置的卧位。常见于极度衰弱、昏迷、瘫痪患者等。

3. 被迫卧位(compelled lying position) 指患者意识清楚,也有变换卧位的能力,但由于疾病的影响或治疗检查的需要而不得不采取的卧位。如急性左心衰竭的患者为了缓解呼吸困难而采取的端坐位等。

二、患者常用卧位种类

(一) 仰卧位(supine position)

1. 去枕仰卧位(图 4-4-1)

(1) 适用范围:① 昏迷或全身麻醉未清醒的患者,取此卧位的同时,将头偏向一侧,防止呕吐物误吸入呼吸道而引起窒息或出现肺部并发症;② 椎管内麻醉或脊髓穿刺术后患者,防止由于脑脊液自穿刺处漏出至脊髓腔外,造成脑压降低而引起的头痛。

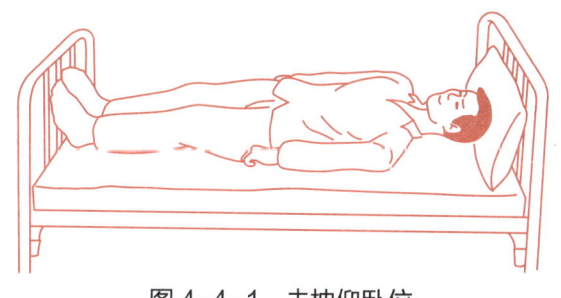

图 4-4-1　去枕仰卧位

(2) 安置要点:患者仰卧,两臂放于身体两侧,双腿伸直,将枕横立置于床头。

2. 屈膝仰卧位(图 4-4-2)

(1) 适用范围:① 配合腹部检查,使腹肌放松,便于检查;② 为女患者行导尿术,以充分暴露外阴部分。

(2) 安置要点:患者采取自然仰卧,头下垫一枕头,两臂放在身体两侧,双腿屈曲略分开。

3. 中凹位(休克卧位)(图 4-4-3)

(1) 适用范围:适用于休克患者。抬高头胸部,以利于呼吸,改善缺氧症状;抬高下肢,以利于静脉血回流,增加心输出量,缓解休克症状。

(2) 安置要点:抬高患者头胸部 10°~20°,抬高下肢 20°~30°。

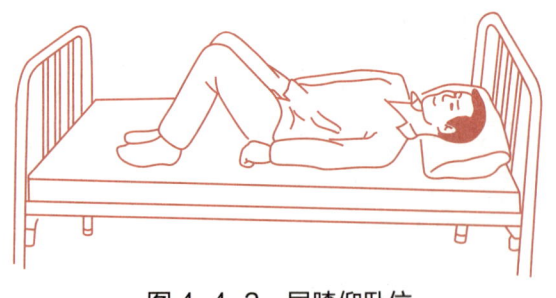
图 4-4-2 屈膝仰卧位

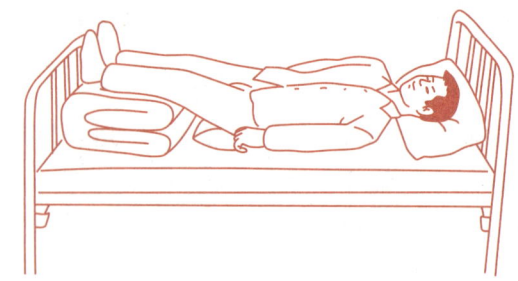
图 4-4-3 中凹位

(二) 侧卧位 (side-lying position)(图 4-4-4)

1. 适用范围

(1) 灌肠、肛门检查及配合胃肠镜检查。

(2) 侧卧与仰卧交替可预防压疮。

(3) 臀部肌内注射。为了使臀部肌肉放松，侧卧时，上腿伸直，下腿弯曲。

2. 安置要点　患者侧卧，两臂屈肘，一手放于胸前，一手放于枕旁，下腿略伸直，上腿弯曲；必要时胸腹前、后背及两膝之间放置一软枕，以促进患者舒适。

(三) 半坐卧位 (semi-Fowler position)(图 4-4-5)

1. 适用范围

(1) 心肺疾患所引起的呼吸困难患者。半坐卧位时，由于重力作用可使膈肌位置下降，胸腔容积扩大，腹内脏器对心肺的压力同时也减轻，有利于呼吸肌的活动，增加肺活量，有利于气体交换，改善呼吸困难；另外，半坐卧位还可以使部分血液滞留在下肢和盆腔脏器内，可使静脉回流量减少，从而减轻肺部淤血和心脏负担，缓解呼吸困难。

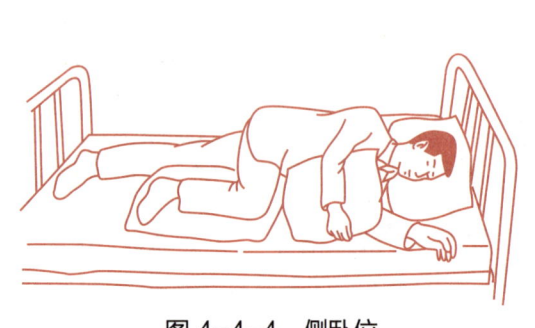
图 4-4-4 侧卧位

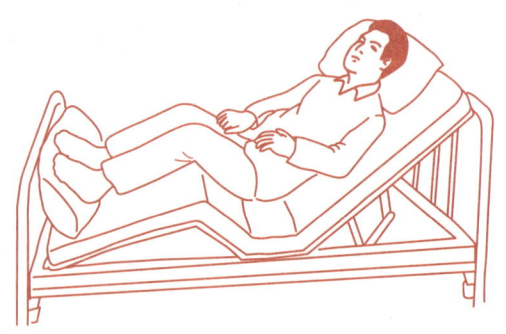
图 4-4-5 半坐卧位

(2) 腹腔、盆腔术后，或有炎症的患者，促进术后液体引流，可使腹腔渗出物流入盆腔，促使感染局限化和减轻中毒反应。盆腔腹膜抗感染性能较强而吸收性能较差，可减少炎症的扩散和毒素的吸收，同时还可以防止感染向上蔓延引起膈下脓肿；降低术后伤口缝合处的张力，避免疼痛，有利于伤口愈合。

(3) 某些面颈部术后的患者，可减少局部出血。

(4) 恢复期体质虚弱的患者，使其逐渐适应体位改变，以利于向站立过渡。

2. 安置要点　患者仰卧于床上。

（1）自动、半自动或手摇床法：先抬高上半身与床水平成30°~50°，再抬起膝下支架10°~20°，防止患者下滑，必要时可在足底放一软枕。放平时，先放平膝下支架，再放平床头，以免引起患者不舒适。

（2）靠背架法：在床头垫褥下放一靠背架，将患者上半身抬高，下肢屈膝，用中单包裹膝枕垫在膝下，将中单两端用带子固定于床两侧，以免患者下滑。放平时应先放平下肢，再放平头部。

（四）端坐卧位（sitting position）（图4-4-6）

1. 适用范围　急性肺水肿、心包积液及支气管哮喘发作的患者。此卧位多为患者被迫采取。

2. 安置要点　患者坐于床上，身体稍向前倾，床上放一跨床小桌，桌上垫软枕，并摇高床头支架或使用靠背架抬高床头70°~80°，使患者既可以伏桌休息，背部又可向后依靠坐正。同时膝下抬高10°~20°，防止患者过于疲劳。

（五）俯卧位（prone position）（图4-4-7）

1. 适用范围

（1）腰背部检查、手术，或配合胰、胆管造影检查。

（2）腰、背、臀部有伤口，不能仰卧或侧卧的患者。

（3）暂时缓解胃肠胀气导致的腹部胀痛。

2. 安置要点　患者俯卧，头偏向一侧。两臂屈曲，放于头的两侧，两腿伸直，足尖相对，可在胸部、髋部及踝部各放一软枕。

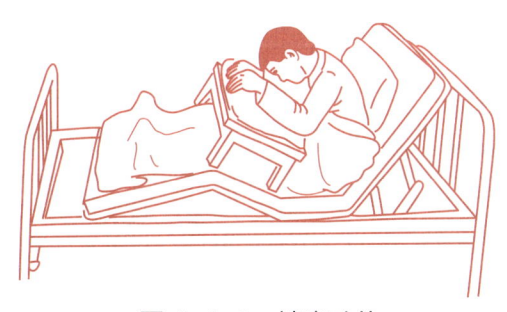

图4-4-6　端坐卧位

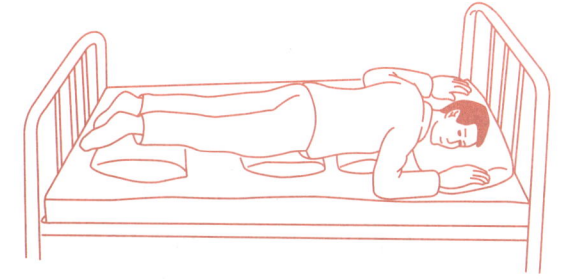

图4-4-7　俯卧位

（六）头低足高位（trendelenburg position）（图4-4-8）

1. 适用范围

（1）肺部分泌物引流，使痰易于咳出。

（2）十二指肠引流术，有利于胆汁引流。

（3）下肢骨折做跟骨、胫骨结节牵引时，利用人体重力作为反牵引力，达到牵引效果。

（4）妊娠时胎膜早破患者，防止脐带脱垂。

2. 安置要点　患者仰卧,将枕头横立于床头,防止撞伤头部,床尾用木墩或其他支托物垫高 15~30 cm。十二指肠引流术患者身体略偏向右侧。

（七）头高足低位（dorsal elevated position）（图 4-4-9）

1. 适用范围

（1）颈椎骨折进行颅骨牵引时作反牵引力。

（2）颅脑术后。

（3）降低颅内压,预防脑水肿。

2. 安置要点　患者仰卧,床头用木墩或其他支托物垫高 15~30 cm 或视病情而定,足下垫一软枕,防止患者足部触及床栏。

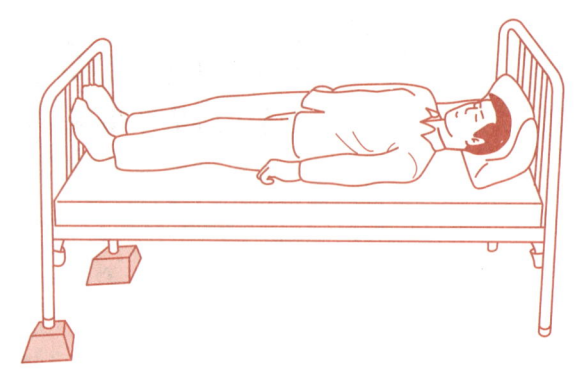
图 4-4-8　头低足高位

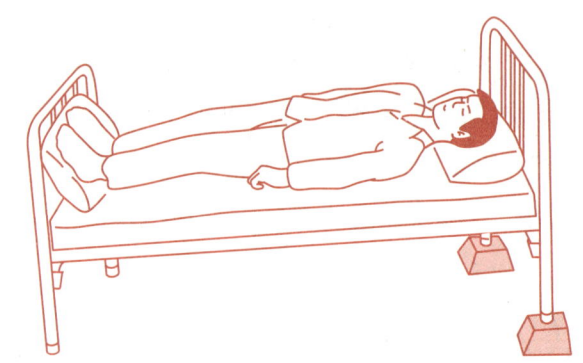
图 4-4-9　头高足低位

（八）膝胸位（knee-chest position）（图 4-4-10）

1. 适用范围

（1）做肛门、直肠、乙状结肠镜检查及治疗。

（2）矫正胎儿臀位及子宫后倾,促进产后子宫复旧。

2. 安置要点　患者跪姿,两腿稍分开,两小腿平放床上,大腿与床面垂直,胸及膝部紧贴床面,腹部悬空,臀部翘起,头转向一侧,两臂屈肘放于头的两侧。

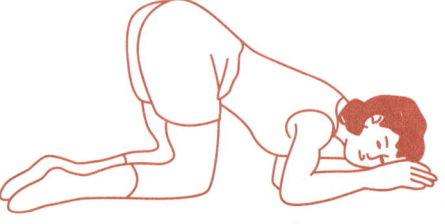
图 4-4-10　膝胸位

（九）截石位（lithotomy position）（图 4-4-11）

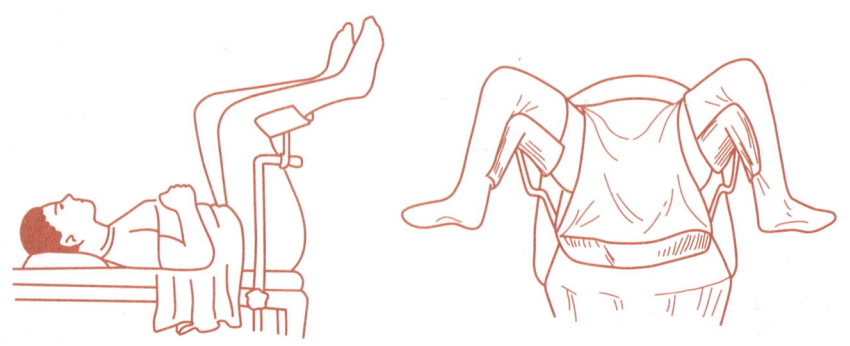
图 4-4-11　截石位

1. 适用范围

(1) 会阴、肛门部位的检查、治疗或手术。

(2) 妇科检查及产妇分娩。

2. 安置要点　患者仰卧于检查台上,两腿分开放在支腿架上,臀部齐床边,两手放在胸部或身体两侧。操作中注意保暖和遮挡。

任务二　协助变换卧位

协助卧床者床上移动或下床活动是指护士根据患者的体力和病情协助患者在床上翻身、床上移动或下床活动,目的在于促进患者舒适,预防并发症的产生。

一、评估重点

1. 患者病情、体重、医嘱及诊断治疗要求。
2. 患者意识状态、生命体征、局部皮肤,有无手术、引流管、骨折和牵引等情况。
3. 患者有无跌倒的危险性等(表4-4-1)。

表 4-4-1　预防跌倒护理评估表

病区_____　床号_____　姓名_____　住院号_____

项目/得分/内容	评估内容		评估日				
	0	1					
身体虚弱	否	是					
在家或住院有跌倒病史	无	有					
意识状态	清醒或深昏迷	有意识障碍					
行为能力	稳定自主或完全无法移动	无法稳定行走					
睡眠形态	正常	睡眠形态混乱或使用镇静安眠药物					
有体位性低血压	无	有					
使用易导致嗜睡的药物	无	有					
排尿或排便需要他人协助	不需要	需要					
总分							
护理人员签名							

二、操作准备

1. 护士准备　衣帽整洁、洗手,根据患者身体状况和病情适当增加辅助护士人数,决定患者翻身的频次、体位、方式等。
2. 患者准备　向患者或家属说明协助活动的必要性、目的、过程、配合注意事项。
3. 环境准备　整洁、安静,适当调节室温,光线充足。
4. 用物准备　根据患者意识状态、活动能力进行准备。如为患者翻身或移向床头需备软枕、翻身枕;如协助患者离床活动必要时备轮椅、毛毯等。

三、实施过程

(一)协助患者翻身侧卧

协助不能起床的患者更换卧位,使其感到舒适;预防压疮、坠积性肺炎等并发症;满足检查、治疗和护理需要,如背部皮肤护理、更换床单或整理床单元。具体实施过程见表4-4-2。

(二)协助患者移向床头

用于协助滑向床尾而自己不能移动的患者移向床头,恢复正确而舒适的卧位。具体实施过程见表4-4-3。

表4-4-2　协助患者翻身侧卧的实施过程

操作环节	操作步骤	要点说明
核对解释	核对患者床号、姓名、腕带	确认患者信息,避免差错
设置环境	固定床脚轮,拉起对侧床挡	保证安全
安置管道	将各种导管、输液装置安置妥当,必要时折叠盖被于床尾或一侧	防止翻身中牵拉管道导致脱落或扭曲
协助卧位	患者仰卧,双手放于胸腹部,两腿屈曲	
翻身侧卧	1. 单人协助患者翻身法(图4-4-12): (1) 护士站于患者左或右侧,将枕头移向对侧,然后将患者肩部、腰部及臀部分别移向护士侧床沿,再将双下肢移近并屈膝,便于床旁操作; (2) 一手托肩部,一手托住臀部,轻轻将患者转向对侧,使患者背对护士。 2. 双人协助患者翻身法(图4-4-13): (1) 两位护士站于床的同一侧,一人托住患者颈肩部和腰部,另一人托住患者臀部和腘窝处,两人同时将患者移向近侧。注意动作应轻稳,两人应协调一致; (2) 分别扶住患者的肩、腰、髋和膝部,同时将患者翻至对侧。	适用于体重较轻的患者 单人协助患者移向床头法 适用于体重较重的患者 双人协助患者移向床头法

续表

操作环节	操作步骤	要点说明
翻身侧卧	3. 三人协助患者轴线翻身法 （1）由三位护士完成，护士甲固定患者头部，纵轴向上略加牵引，使头、颈部随躯干一起慢慢移动；护士乙双手分别置于患者肩、背部；护士丙双手分别置于患者腰、臀部，使患者头、颈、腰、髋保持在同一水平线上，移至近侧； （2）三位护士同时缓慢翻转患者至侧卧位，翻身角度不超过60°	适用于颅骨牵引、脊椎损伤、脊椎术后的患者 三人协助患者轴线翻身法 颈椎损伤患者勿扭曲或旋转患者头部，防止加重神经损伤引起呼吸肌麻痹而死亡 避免由于脊椎负重增大造成关节突骨折
安置卧位	安置患者于侧卧位，并在胸前、后背及两膝间各放一软枕，必要时使用床挡	扩大支撑面，确保患者安全、稳定
整理记录	移回床旁桌、椅，整理床单元，各种管道保持通畅，询问患者无其他需要后离开，洗手记录翻身时间及皮肤状况	保证患者安全 便于交接班

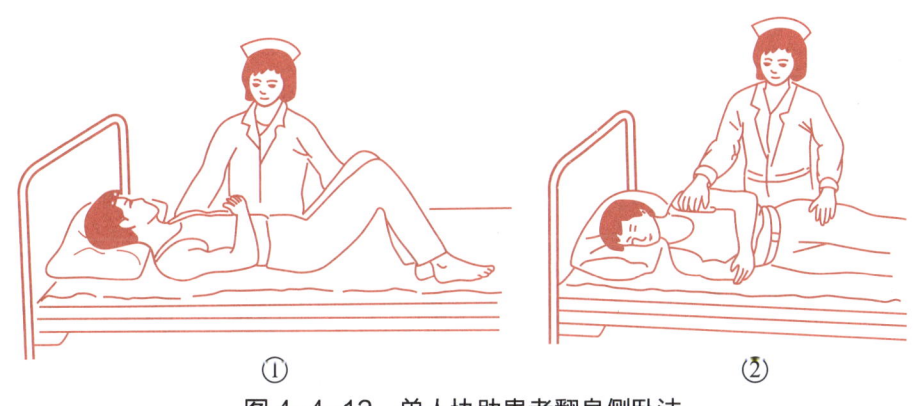

图 4-4-12　单人协助患者翻身侧卧法

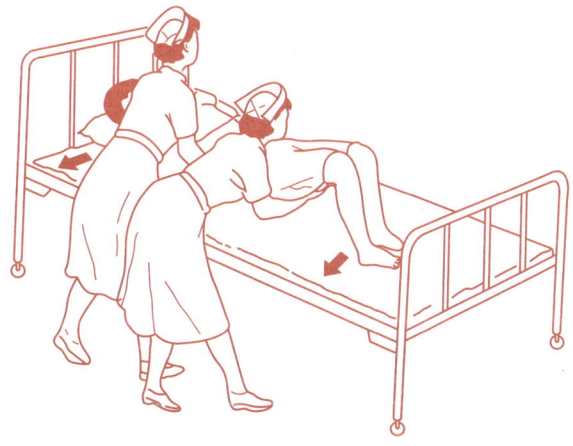

图 4-4-13　双人协助患者翻身法

项目四　舒适与安全　155

表 4-4-3 协助患者移向床头的实施过程

操作环节	操作步骤	要点说明
核对解释	核对患者床号、姓名、腕带	确认患者信息,避免差错
设置环境	固定床脚轮,拉起对侧床挡	保证安全
安置管道	1. 移开床旁桌、椅; 2. 视病情放平床头和膝下支架,将枕头横立于床头; 3. 将各种导管、输液装置安置妥当,必要时折叠盖被于床尾或一侧	便于护士站立; 防止撞伤患者头部; 防止翻身中牵拉管道导致脱落或扭曲
协助移动	1. 一人协助患者移向床头法(图4-4-14) (1) 患者仰卧屈膝,双脚蹬床面,双手握住床头栏杆,也可抓住床沿或搭在护士肩部; (2) 护士一手托患者肩下,一手托臀部; (3) 嘱患者脚蹬床面,双手协同用力,抬起上身,同时护士顺势抬起患者并推患者向床头移动 2. 二人协助患者移向床头法 (1) 患者仰卧屈膝,双手放于胸腹部; (2) 两位护士分别站在床的两侧,双手分别托住患者颈肩部和臀部,或一人托住患者肩和臀部,另一人托住腰及腘窝处,两人同时抬起患者移向床头	适用于体重较轻、能够配合的患者; 适用于体重较重、不能配合移动的患者
安置卧位	将枕头放回原位,置患者于舒适位,视病情抬起床头和膝下支架	确保患者安全、舒适
整理用物	移回床旁桌、椅,整理床单元,各种管道保持通畅,询问患者无其他需要后离开,洗手	保证患者安全

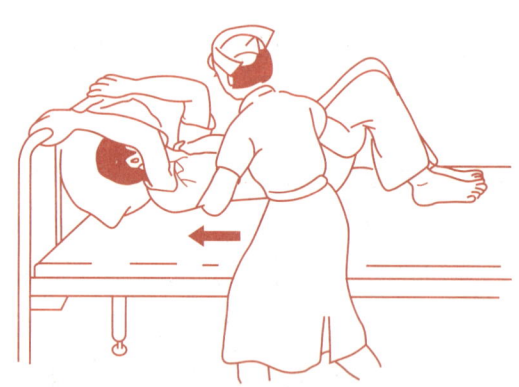

图 4-4-14 一人协助患者移向床头法

(三) 协助患者坐于床边椅(图 4-4-15)

目的在于协助患者移动,增大活动范围,促进体力恢复,也是为长期卧床患者从卧床过渡至站立做准备。具体实施过程见表 4-4-4。

表 4-4-4　协助患者坐于床边椅的实施过程

操作环节	操作步骤	要点说明
核对解释	核对患者床号、姓名、腕带	确认患者信息,避免差错
设置环境	检查椅子的牢固程度,将椅子(或轮椅)放于床尾成45°,轮椅须固定	保证安全
协助卧位	患者仰卧,双手交叉放于腹部	—
协助患者坐于床缘	1. 护士先将患者肩部、腰部及臀部分别移向护士侧床缘,再将双下肢移近床边; 2. 放下床栏,抬高床头60°; 3. 嘱患者屈膝,护士一手伸入患者颈肩下,另一手托住患者腘窝处,转身将患者扶起; 4. 嘱患者以手掌支撑床面坐于床缘,观察患者面色、脉搏和呼吸,并予以保暖	缩短距离,便于患者下床; 便于患者坐起; 防止长期卧床患者突然坐起引起体位性低血压
协助患者下床	1. 护士面对坐于床缘的患者,嘱患者双手环抱护士肩后; 2. 护士两腿分开,双手扶住患者腰部,协助患者站起; 3. 护士双脚分开,以膝盖抵住患者患膝或双膝; 4. 若患者欲走动时,护士站于患者健侧,患者健侧手臂搭在护士肩上,并握住护士的手,护士则以另一只手揽住患者腰部	使护士和患者重心靠近,有利于保持稳定; 防止患者膝盖不自主地弯曲而跪下跌倒
协助患者坐入椅子上	护士在协助患者下床的基础上,靠近床栏的腿抵住床栏,以身体为转轴,顺势将患者移入椅子(或轮椅)中	旋转稳定,保证患者安全,避免跌倒
协助患者自椅子(或轮椅)返回病床	1. 椅子(或轮椅)置于床尾,同下床位置; 2. 护士面向患者,患者双手放于护士肩后,双膝并拢; 3. 护士两腿分开,左脚在前抵住患者右膝,右脚在后,双手臂夹住患者腰部; 4. 护士屈膝,上身挺直,利用转体力量,将患者移至床边并坐于床缘; 5. 协助患者于舒适卧位,拉起床栏	便于患者上床; 使护士和患者重心靠近,有利于保持稳定; 旋转稳定,保证患者安全,避免跌倒
整理记录	1. 观察患者面色及生命体征; 2. 整理床单位,询问患者无其他需要后离开; 3. 洗手,必要时记录生命体征变化及病情变化	确保患者生命体征稳定,舒适、安全; 便于交接班

项目四　舒适与安全

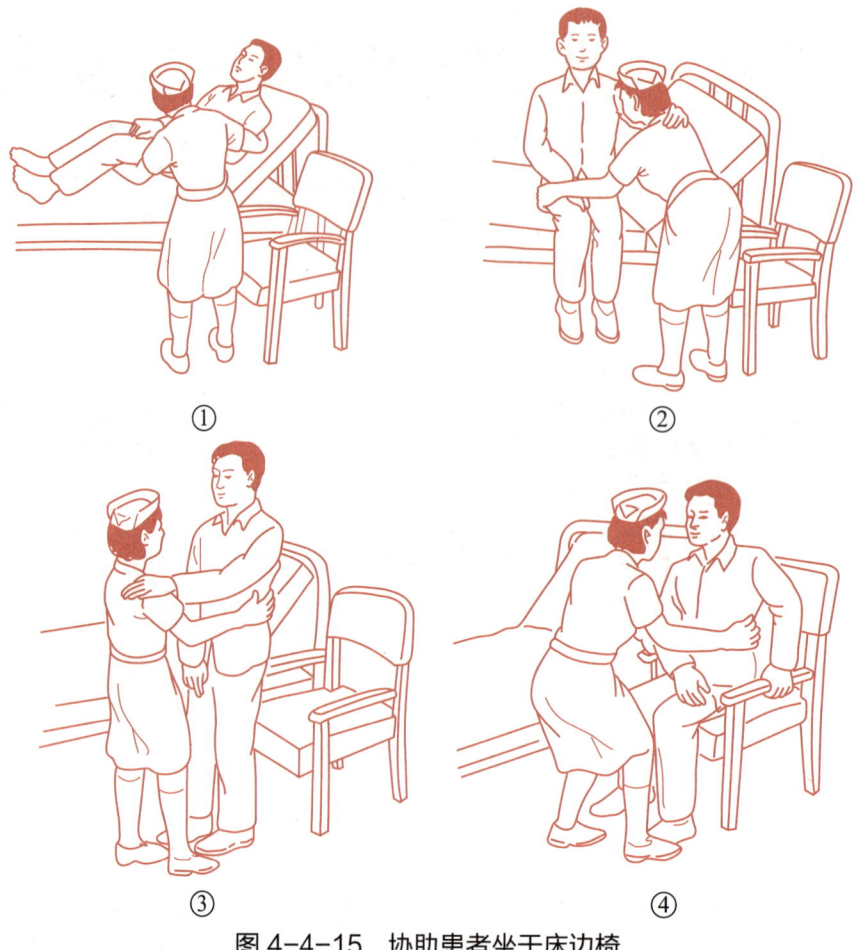

图 4-4-15　协助患者坐于床边椅

四、质量标准

1. 移动和为患者翻身方法符合患者病情。
2. 卧位正确,管道通畅,适当使用皮肤减压用具,正确使用床挡。
3. 护理过程安全,局部皮肤无擦伤,无其他并发症。
4. 翻身后能根据患者情况给予肢体被动运动和拍背排痰。

五、注意事项

1. 操作中要注意患者安全,防止坠床。
2. 移动时应将患者抬起,避免拖、拉、拽现象。为患者翻身或移向床头时,如患者有引流管,应先放松,并保持通畅;伤口敷料潮湿或脱落者,应先换药后翻身;如有牵引,翻身时亦不可放松;如是颈、腰椎病患者,翻身时要保持头、颈、躯干平行一致,尤其颈椎患者应保持头中立位。如患者肢体有石膏夹板固定时,应采取健侧卧位,并将患肢安放于适当位置。
3. 翻身或移动患者后注意观察患者皮肤受压情况;昏迷或活动受限者可根据病情辅助进行被动肢体运动。也可根据病情需要,给予患者拍背,促进排痰。叩背原则:从下至上、从外至内,背部从第 10 肋间隙、胸部从第 6 肋间隙开始向上叩击至肩部,注意避开乳房及心前区,力度要适宜。

4. 操作中注意运用节力原则　两位护士操作时应动作轻稳,保持协调一致,交叉托住患者,便于体重平均分摊,保持平衡。协助患者下床时护士两脚分开,借助身体转身的力量移动患者,以达到节力目的。

> **知识链接**
>
> 电动翻身床
>
> 电动翻身床由电动推杆驱动,操作者通过遥控器,可使床身徐徐向一方发生倾斜,这样可以达到使患者自动翻身的目的,同时患者也可根据自己的需要来改变睡觉姿势,提高患者自护能力,节省护士体力。

任务三　约束和保护患者

临床中有部分患者因意识障碍或缺乏自我保护能力易发生坠床、撞伤、抓伤或有自我伤害倾向,如意识不清者、躁动不安者、未满 6 岁儿童及精神病患者等,诊疗和护理过程中有时需要短时间使用各种保护性器具限制患者身体或身体某部位的活动,以达到维护患者安全与治疗的效果。

一、保护具使用原则

1. 知情同意原则　应向患者及家属说明使用保护具的原因、目的和方法,以取得患者和家属的同意及配合,注意保护患者的自尊。如非必须,尽量不用。

2. 短期使用原则　严格掌握保护具的使用指征,一般只能短期使用。

3. 随时评价原则　应随时评价保护具使用情况,评价依据有:① 能满足保护具使用患者的基本需要,患者安全、舒适,无血液循环障碍、皮肤破损、坠床、撞伤等并发症发生;② 患者及家属了解保护具使用目的,能够接受并配合;③ 检查、治疗和护理措施能够顺利进行。

二、保护具常用种类及方法

(一) 床挡

用于保护患者以防坠床,常用的床挡如下:

1. 木栏床挡(图 4-4-16)　多使用于小儿或意识不清的患者。在木制床挡中间可安装活动门,使用时打开,用毕即关好,使患者活动限制在床挡范围内。

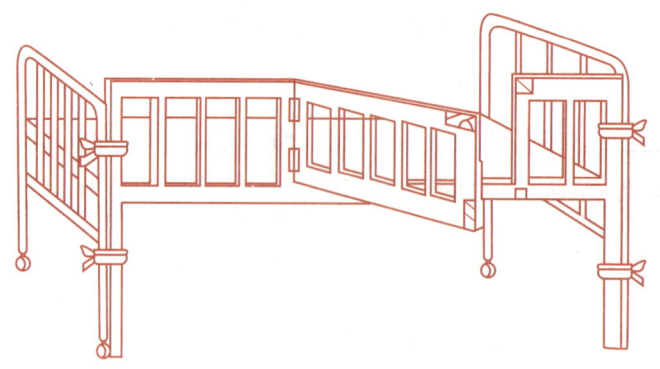

图 4-4-16　木栏床挡

2. 多功能床挡(图 4-4-17)　使用时可插入两边床沿防止患者坠床,不用时将床挡插于床尾,当患者心跳、呼吸骤停时还可垫于患者背部,做胸外心脏按压使用。

3. 半自动床挡(图 4-4-18)　床挡可根据病情需要拉起或落下,同时可在床挡上附加一配套横板作为桌子,以便患者在床上进餐或趴下休息。

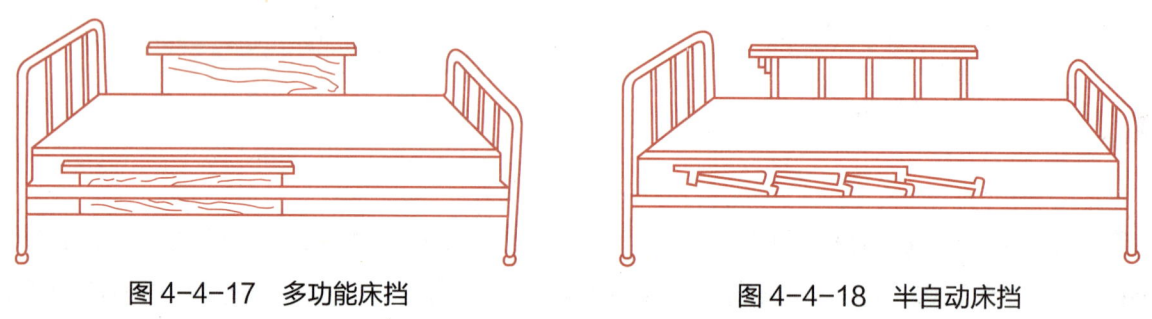

图 4-4-17　多功能床挡　　　　　　　图 4-4-18　半自动床挡

(二) 约束带

用于限制患者肢体活动,多见于躁动不安者或精神病患者固定手腕和踝部等,防止患者自伤或坠床。根据部位不同,约束带可分为:

1. 宽绷带　用于固定手腕及踝部,限制手、足活动。先用棉垫包裹手腕或踝部,再用宽绷带打成双套结,套在棉垫外稍拉紧,使其不脱出(松紧度以不影响肢体血液循环为宜),然后将宽绷带固定于床沿(图 4-4-19)。

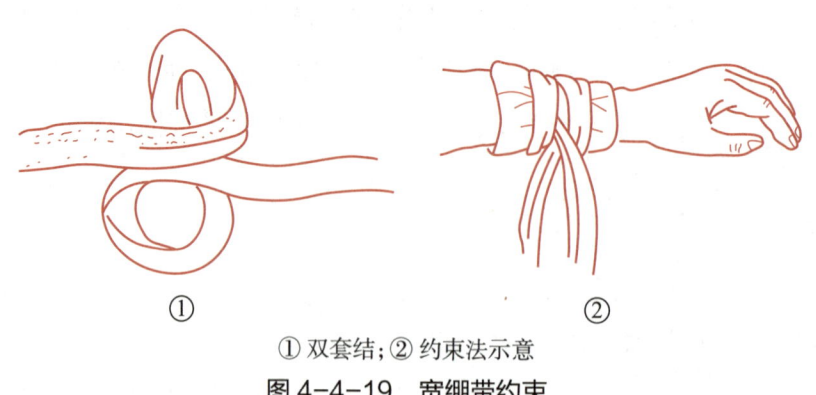

① 双套结;② 约束法示意

图 4-4-19　宽绷带约束

2. 肩部约束带　用于固定肩部,限制患者坐起。肩部约束带用布制成两个袖筒,各宽

8 cm、长 120 cm,胸前订一细带。操作时,将患者两侧肩部分别套进袖筒,腋窝垫棉垫,两袖筒上的细带子在胸前打结固定,将下面两条较宽的长带系于床头(图 4-4-20)。无肩部约束带时,也可用大单替代。

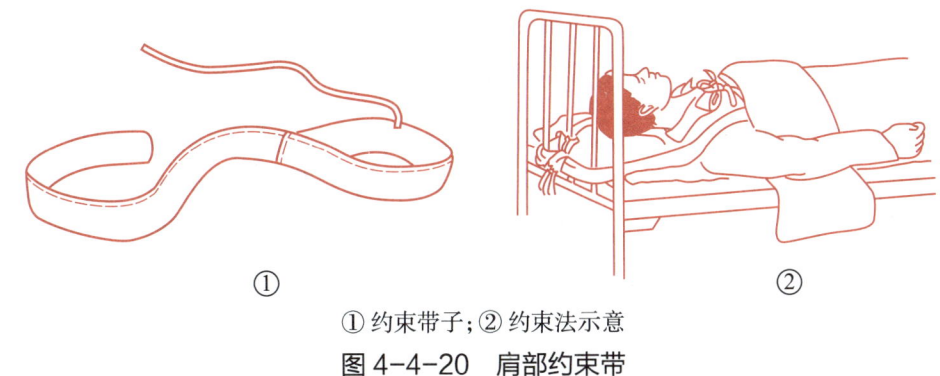

① 约束带子;② 约束法示意

图 4-4-20　肩部约束带

3. 膝部约束带　常用于固定膝部,限制患者下肢活动。膝部约束带宽 10 cm,长 250 cm,用布制成。操作时,两膝衬棉垫,将约束带横放于两膝上,宽带下的两头带各缚住一侧膝关节,然后将宽带两端系于床缘(图 4-4-21)。无膝部约束带时也可用大单替代。

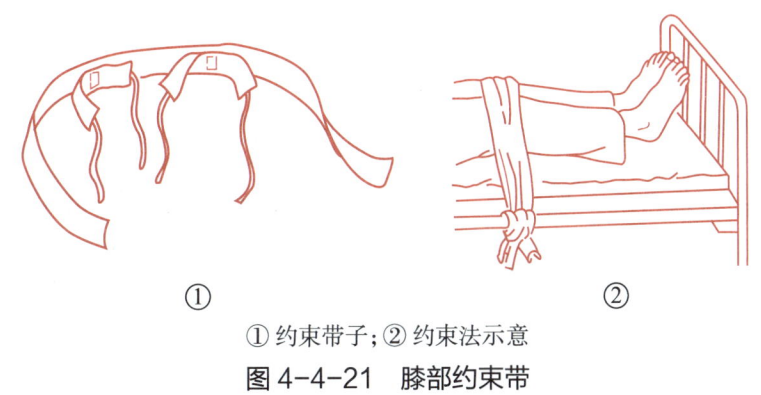

① 约束带子;② 约束法示意

图 4-4-21　膝部约束带

4. 尼龙搭扣约束带　用于固定手腕、上臂、踝部、膝部。约束带由尼龙搭扣和宽布带构成(图 4-4-22)。操作时,将约束带置于约束部位关节处,放置棉垫后,对合尼龙搭扣,注意松紧度要适宜,然后将带子系于床缘。

(三) 支被架

主要用于肢体瘫痪的患者,防止盖被压迫肢体而造成不适和足下垂等;也可用于烧伤患者,使用暴露疗法时有助于保暖(图 4-4-23)。

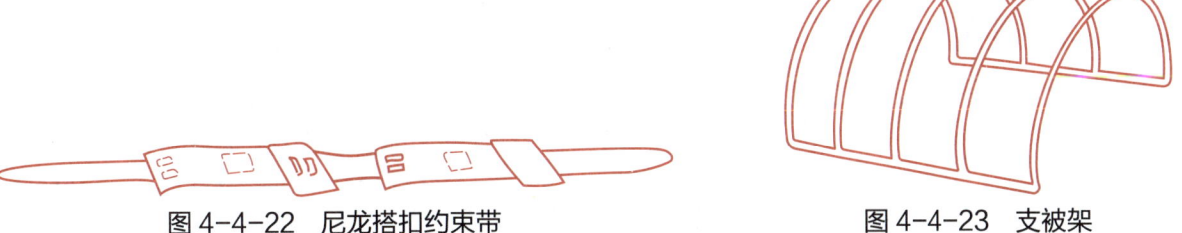

图 4-4-22　尼龙搭扣约束带　　　　图 4-4-23　支被架

三、保护具使用的注意事项

1. 使用约束带时,约束带下必须垫软垫并保证松紧适宜。注意维持患者肢体的功能位置,保障患者肢体活动度。呼叫器开关应放于患者手可触及处,确保患者可以随时呼叫护士。

2. 密切观察被约束肢体的温度、颜色,每15分钟观察一次,并定时松解,每2小时放松约束带一次,必要时给予局部按摩,防止被约束部位发生血液循环障碍或皮肤损害。

3. 记录使用保护具的原因、目的、时间,每次观察的结果,执行护理措施情况及解除约束的时间。

任务四 疼痛的评估及护理

当人体组织受到伤害刺激时即可产生痛觉,疼痛可以是严重疾病的征兆,也可以是机体组织的轻微伤害。

一、疼痛的护理评估

(一) 评估内容

对疼痛的评估包括患者的一般情况,疼痛部位、程度、性质、时间、伴随症状,加重和缓解疼痛的因素,疼痛发生时的反应,以及既往处理方式和镇痛效果。患者疼痛时常常伴随生理、行为和情绪反应。生理反应有面色苍白、出汗、肌肉紧张、血压升高、呼吸心跳加快、恶心呕吐、休克等;行为反应有烦躁不安、皱眉咬唇、身体蜷曲、呻吟、哭闹等;情绪反应有紧张、恐惧、焦虑等。个体对疼痛的感受性和耐受性多由精神和器质双重因素决定,因此有较大的个体差异。

(二) 评估工具

对患者疼痛的评估主要来自患者的自述,但由于年龄、认知和文化的差异,患者有时无法正确叙述疼痛程度,因此,医护人员可以应用疼痛评估工具进行评估。患者根据工具所示疼痛程度的等级,对照自己的疼痛感受对疼痛程度进行判断,因此,护士应指导患者理解疼痛评估工具的使用方法,再根据患者疼痛发作时的表情和行为准确判断患者的疼痛程度,为医生选择止痛药的种类、给药途径和剂量提供依据。

1. **数字评分法** 将一条直线等分10段,一端"0"代表无痛,另一端"10"代表极度疼痛(图4-4-24)。患者可选择其中一个能代表自己疼痛感受的数字表示疼痛程度。

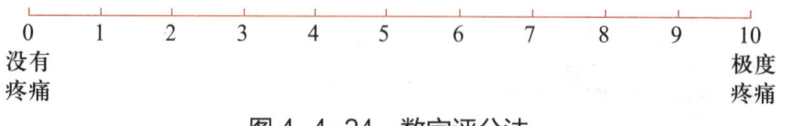

图4-4-24 数字评分法

2. 文字描述评定法 将一直线等分5段,每个点均有相应的描述疼痛的文字,其中一端表示"没有疼痛",另一端表示"无法忍受的疼痛",患者可选择其中之一表示其疼痛的程度(图4-4-25)。

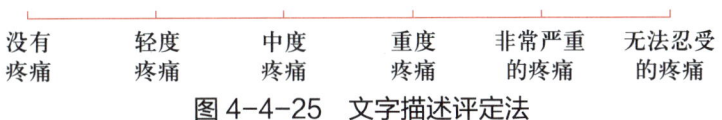

图 4-4-25 文字描述评定法

3. 面部表情疼痛评定法 适用于3岁以上儿童。图示6个代表不同疼痛程度的面孔,儿童可从中选择1个面孔来代表自己的疼痛感受(图4-4-26)。

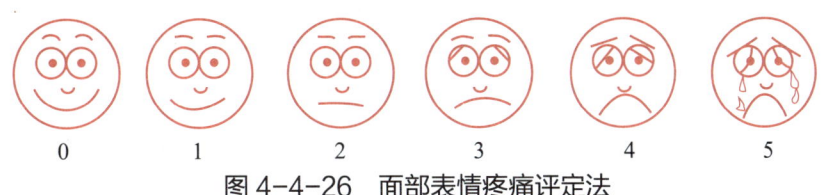

图 4-4-26 面部表情疼痛评定法

二、疼痛的护理措施

(一) 减少或消除引起疼痛的原因

首先应设法减少或消除引起疼痛的原因,避免引起疼痛的诱因。如外伤所致的疼痛,应酌情给予止血、包扎、固定、处理伤口等措施;胸腹部手术术后患者因咳嗽或呼吸引起的伤口疼痛,术前给予健康教育,指导术后深呼吸和有效咳嗽的方法。

(二) 合理运用缓解疼痛的方法

1. 药物止痛 解决疼痛的根本方法还在于用医疗手段消除致痛原因,目前临床上缓解疼痛症状仍然以药物止痛为主。护士在遵医嘱用药的情况下,应掌握相关药理知识,向患者解释和说明正确使用止痛药的方法,包括用药的时间、用药的剂量、止痛效果的观察、不良反应的表现、停药的时间等内容。

(1) 镇痛药物主要分类 ① 阿片类镇痛药,如吗啡、哌替啶、芬太尼、阿芬太尼、美沙酮(美散痛)、喷他佐辛(镇痛新)、羟氢可待酮等;② 非阿片类镇痛药,如水杨酸类药物、苯胺类药物,非甾体抗炎药等;③ 其他辅助类药物,如激素、解痉药、维生素类药物、局部麻醉药和抗抑郁类药物等。

(2) 镇痛药物的常见给药途径 ① 口服给药法:口服是阿片类药物给药的首选途径,具有给药方便、疗效肯定、价格便宜、安全性好等优点;② 直肠给药法:适用于禁食、不能吞咽、恶心呕吐严重等的患者;③ 经皮肤给药法:芬太尼透皮贴剂(多瑞吉)是目前唯一通过透皮吸收的强阿片类药物,适用于慢性中度疼痛和重度疼痛患者;④ 舌下含服给药法:一般多用于暴发性疼痛的临时处理;⑤ 肌内注射法:水溶性药物在进行深部肌内注射后,吸收十分迅速。但长期进行肌内注射治疗疼痛,存在血药浓度波动大,加快阿片类药物的耐药性,镇痛效果和维持时间不稳定等情况。目前多用于急性疼痛时的临时给药及癌症患者暴发痛时给药。不推荐用于长期的癌痛治疗;⑥静脉给药法:静脉注射是最迅速、有效和精确的给药方式,血浆浓度迅速达到峰值,用药后即刻产生镇痛作用,但过高的血浆药物浓度可能会引起不良反应。目前国内外多采用中心静脉插管或预埋硅胶注药泵,以便于连续小剂量给药减少不良反应的发生;⑦皮下注射给药法:主要用于胃肠道功能障碍、顽固性恶心、呕吐的患者,以及严重衰竭需要迅速控制疼痛的临终患者。

(3) 三阶梯镇痛疗法:对于癌性疼痛的药物治疗,目前临床上普遍采用WHO所推荐的三阶梯镇痛疗法。其目的是逐渐升级,合理应用镇痛剂来缓解疼痛。

三阶梯镇痛疗法的基本原则包括口服给药、按时给药、按阶梯给药、个体化给药、密切观察药物不良反应及宣教。

三阶梯镇痛疗法的内容包括:第一阶梯使用非阿片类镇痛药物,酌情加用辅助药,主要适用于轻度疼痛的患者。第二阶梯选用弱阿片类镇痛药物,酌情加用辅助药,主要适用于中度疼痛的患者。第三阶梯选用强阿片类镇痛药物,酌情加用辅助药,主要用于重度和剧烈癌痛的患者。

(4) 患者自控镇痛泵:患者自控镇痛泵(PCA)是一种患者疼痛时通过由计算机控制的微量泵主动向体内注射设定剂量药物的装置。符合按需镇痛的原则,既减少了医务人员的操作,又减轻了患者的痛苦和心理负担。PCA泵工作过程按照负反馈的控制技术原理设计,医生视患者病情设定合理处方,利用反馈调节,患者自己支配给药镇痛,最大程度地减少错误指令。

2. 物理止痛　应用冷热疗法止痛,如冰袋、热水袋等。理疗、按摩及推拿也是常用的物理止痛方法。一般情况下,高热患者、有出血倾向疾病的患者和结核患者应禁用物理镇痛,恶性肿瘤患者也应慎用,妊娠期和月经期下腹部要避免使用物理镇痛,空腹、过度劳累和餐后30分钟内,也不适宜用强力的物理镇痛。

3. 针灸止痛　根据疼痛的部位,针刺相应的穴位,使人体经脉疏通、气血调和,以达到止痛的目的。一般认为,针刺镇痛的机制是来自穴位的针刺信号和来自疼痛部位的痛觉信号,在中枢神经系统不同水平上相互作用、进行整合。在整合过程中,既有和镇痛有关的中枢神经的参与,又有包括内源性阿片肽和5-羟色胺在内的各种中枢神经递质的参与。

4. 经皮神经电刺激疗法　经皮肤将特定的低频脉冲电流输入人体,利用其产生的无损伤性镇痛作用,来治疗疼痛的疗法称为经皮神经电刺激疗法(TENS)。主要用于治疗各种头痛、颈椎病、肩周炎、神经痛、腰腿痛等症。其原理是采用脉冲刺激仪,在疼痛部位或附近放置2~4个电极,用微量电流对皮肤进行温和的刺激使患者感觉有颤动、刺痛和蜂鸣,以达到提高痛阈、缓解疼痛的目的。

(三) 提供社会心理支持

对疼痛患者提供社会心理支持十分重要,尤其是对癌痛患者。护士应:①向患者说明引起疼痛的原因及可能持续的时间,对轻微功能性疼痛或诊断、治疗和护理操作等过程中导致的短时间刺激性疼痛,通过解释说明,再辅以相关的止痛措施,患者可以通过自我意志的控制而增加对疼痛的耐受性;② 对患者及家属提供情感支持,教会患者应对技巧以缓解疼痛,增强个人控制能力。

(四) 缓解疼痛方法的训练

1. 分散注意力缓解疼痛　　对疼痛的注意程度会影响对疼痛的感受,当患者注意力高度集中于其他事物时,可以明显减轻甚至消除疼痛感,尤其是轻度疼痛的患者。分散注意力的方法很多,可鼓励患者参加集体活动、听音乐、看电视、阅读小说、愉快交谈等。

2. 减轻压力缓解紧张情绪　　当个体感觉精神压力过大会影响睡眠和休息,紧张、焦虑、恐惧等消极情绪均有可能引起疼痛,或者加重原有疼痛的程度。护士应指导患者学会放松情绪的方法或创造一个舒适而轻松的环境,避免过度紧张。必要时遵医嘱服用止痛药或安眠药,适当的睡眠和休息可明显缓解疼痛。

3. 自我放松缓解疼痛　　放松训练是一种通过主观意念和客观措施达到心理宁静和肌肉松弛状态的自我训练方法。实验证实,放松训练可以使人的血压降低,心率和呼吸减慢,骨骼肌张力降低,肌肉松弛等,从而使心理安定,疼痛减轻。

(1) 深呼吸法:指导患者进行有节律的深呼吸,用鼻深吸气,然后慢慢从口将气呼出,反复进行直到感觉放松。

(2) 肌肉松弛法:患者集中注意力,使全身各部分肌肉放松,可减轻疼痛强度,增加耐痛性。有规律的肌肉放松对于由慢性疼痛所引起的疲倦及肌肉紧张效果明显。

(3) 想象松弛法:诱导患者想象是让患者集中注意力想象一个意境或风景,并想象自己身处其中,可起到松弛和减轻疼痛的作用。在想象之前最好先做深呼吸和肌肉松弛训练,效果更佳。

除上述护理措施之外,良好的护患关系、安静的环境、舒适的体位等对缓解疼痛均有效果。

模块五
病情观察和标本采集

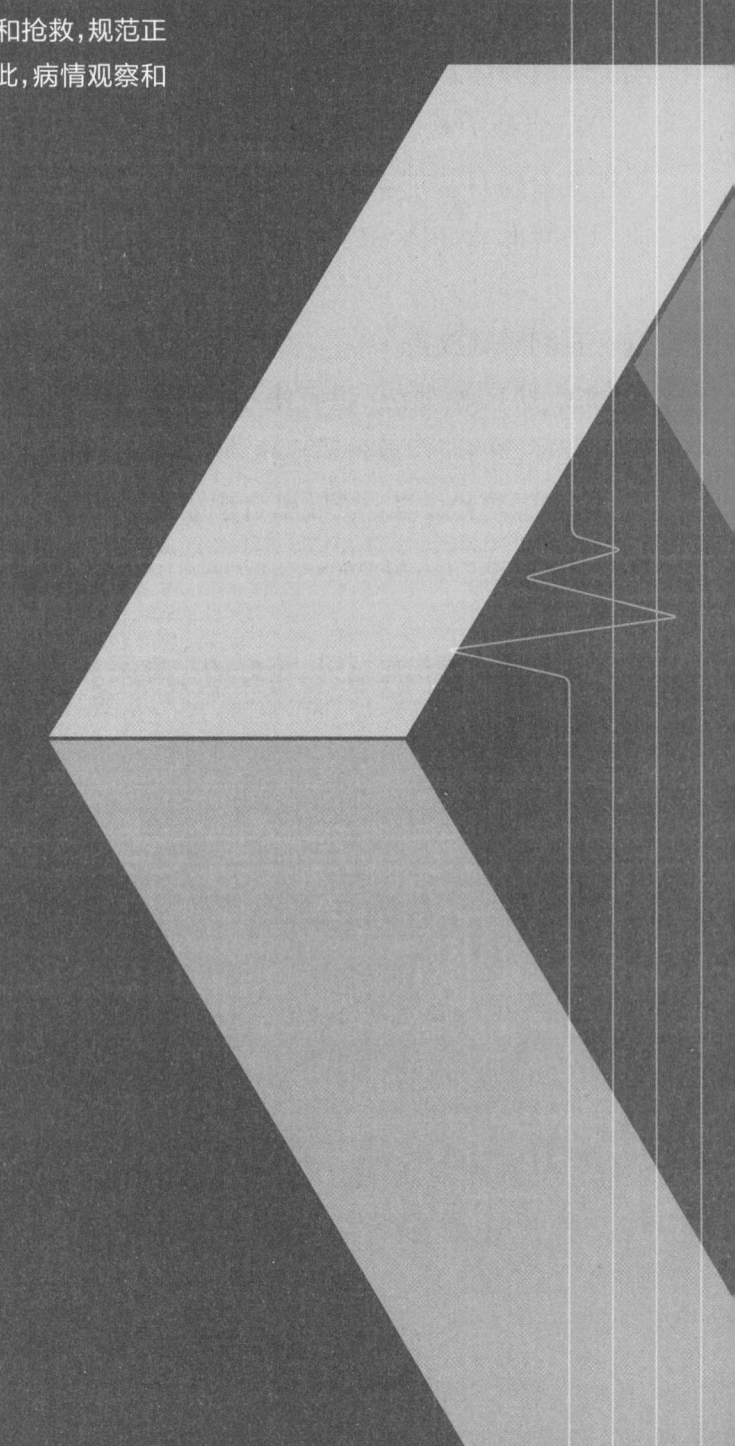

及时准确的病情观察为诊断、治疗及护理提供必要的临床依据。标本检验结果的正确与否影响患者疾病的诊断、治疗和抢救,规范正确的标本采集是获得可靠检验结果的首要环节。因此,病情观察和标本采集是护士必须掌握的专业能力。

项目一 认识病情观察

学习目标

1. 了解病情观察的概念和意义;正确描述病情观察的内容及方法。
2. 能够正确判断患者意识状态和瞳孔的变化,建立科学观察的态度,培养全面观察病情、及时汇报病情的意识。

情境导入

患者,女,40岁,因车祸外伤急诊入院。入院时患者神志清楚,疼痛面容,头部有伤口及出血,双侧瞳孔等大,对光反射正常。医疗诊断:开放性颅脑损伤。入院医嘱:神经外科护理常规、一级护理、观察瞳孔和意识状态 qh、测量生命体征 qh。

请思考:

1. 患者病情观察的内容包括哪些?
2. 责任护士应如何执行"观察瞳孔和意识状态 qh"的医嘱?
3. 患者病情观察的意义是什么?

病情观察是护士了解患者的生理、病理变化及心理反应,并对病情作出综合判断的过程,是护理患者的先决条件,也是护理工作的一项重要内容。

一、病情观察的概念及意义

病情观察,即医务人员在工作中运用视觉、听觉、嗅觉、触觉等感觉器官及辅助工具来获得患者信息的过程。医务人员对患者的病情观察是一种有意识的、审慎的、连续的过程。因此,需要对从事病情观察的医务人员进行相关的专业性培训,以保证病情观察及时、全面、系统、准确,为患者的诊疗提供科学依据,促进患者尽快康复。

临床工作中对患者病情观察的意义主要包括以下几个方面:① 为疾病的诊断、治疗和护理提供基本的临床资料和准确的数据,成为临床决策的依据;② 有助于判断疾病的发展趋向和转归,可以及时了解治疗效果和用药后的反应;③ 有助于及时发现危重症患者病情变化的征象等,以便采取有效措施及时处理,防止病情恶化,挽救患者生命。

二、病情观察的内容

(一) 一般情况的观察

1. 发育与营养　通常以年龄、身高、体重、智力及第二性征之间的关系来判断发育是否正常。正常发育与遗传、营养代谢、内分泌、生活条件、体育锻炼等内外因素密切相关。营养状况可根据毛发、皮肤、皮下脂肪、肌肉的发育情况进行综合判断。饮食观察应注意患者的食欲、食量、饮食习惯、进食前后反应、有无特殊嗜好或偏食等情况。

2. 面容与表情　健康人表情自然，神态安怡。疾病面容可表现为患者出现特征性的面容与表情。患者面色潮红、烦躁不安、呼吸急促、痛苦呻吟为急性病面容，见于急性感染性疾病，如肺炎球菌性肺炎和急腹症患者；患者面容憔悴、肤色苍黄或灰暗、精神萎靡、消瘦无力为慢性病面容，见于恶性肿瘤、结核病等慢性消耗性疾病患者；患者面容枯槁、肤色苍白或发绀、表情淡漠、眼窝下陷、目光无神、反应迟钝、出冷汗为病危面容，见于严重休克、大出血等的危重患者。

3. 皮肤与黏膜　皮肤、黏膜常可反映某些全身疾病，注意观察皮肤颜色、弹性、温度、湿度，以及有无皮疹、出血、水肿等情况。如休克患者皮肤呈苍白湿冷；贫血患者皮肤、结膜苍白；肝胆疾病患者常有巩膜和皮肤黄染；脱水患者皮肤干燥且弹性减弱；严重缺氧患者口唇、面颊、趾端发绀；造血系统疾病患者常出现皮肤和黏膜的出血点、紫癜、瘀斑等现象；心源性水肿患者多见于下肢水肿；肾源性水肿患者则表现为晨起眼睑、颜面水肿。

4. 睡眠与活动　睡眠是休息的一种形式，应观察睡眠的深度、时间、有无失眠及睡醒后的反应。睡眠紊乱可出现入睡困难、睡眠浅、早醒、多梦易醒、梦游等异常现象。活动通常是指日常生活中为保持个人卫生整洁和进行独立的社区活动所必需的一系列基本活动。活动能力障碍的患者可表现出自主活动不连贯、不能完成或完全不能随意活动。某些疾病可表现为特征性的步态改变，如小脑疾病、乙醇中毒或巴比妥中毒患者走路时躯干重心不稳，步态紊乱，呈醉酒步态等。

5. 排泄物及呕吐物　排泄物包括尿、粪、痰液、汗等，应观察排泄物的量、颜色、次数、气味，必要时收集标本送检。呕吐是一种防御性反射，可将胃内有害物质排出，但剧烈频繁呕吐会影响营养物质的吸收，引起水和电解质紊乱及酸碱平衡失调。患者呕吐时应注意观察发生的时间、次数、方式及呕吐物的性状、颜色、量、气味。

(二) 生命体征的观察

生命体征(vital signs)是体温、脉搏、呼吸及血压的总称。生命体征受大脑控制，是机体内在活动的一种客观反映，是衡量机体身心状况的可靠指标。正常人生命体征在一定范围内相对稳定，变化很小且相互之间存在内在联系。而在病理情况下，其变化极其敏感。护士通过认真仔细地观察生命体征，可以获得患者生理状态的基本资料，了解机体重要脏器的功能活动情况,了解疾病的发生发展及转归,为预防、诊断、治疗及护理提供依据。因此,正确掌握生命体征的观察技能与护理是临床护理中极为重要的内容之一。

(三) 意识状态的观察

意识是指机体对自身和周围环境的刺激作出应答反应的能力,是大脑功能活动的综合表现,正常人意识清楚,反应敏锐、精确,思维合理,对人物、时间、地点的判断力正常。意识障碍是指个体对外界环境刺激缺乏正常反应的一种精神状态。任何原因引起大脑高级神经中枢功能损害时,均可造成意识障碍,表现为觉醒度下降和意识内容变化。意识障碍的程度一般可分为四种。

1. 嗜睡　是程度最轻的意识障碍。患者持续处于睡眠状态,但能被轻度刺激或言语唤醒,醒后能正确、简单而缓慢地回答问题,但是反应迟钝,去除刺激后又很快入睡。

2. 意识模糊　其程度较嗜睡深,表现为定向障碍,思维和语言不连贯,可有错觉、幻觉、躁动、精神错乱等。

3. 昏睡　患者处于熟睡状态,不易被唤醒。经压迫眶上神经、摇动身体等强刺激可被唤醒,但醒后答话含糊或答非所问,停止刺激后又很快入睡。

4. 昏迷　是最严重的一种意识障碍,按其程度可分为两种。① 浅昏迷:意识大部分丧失,无自主运动,对声、光刺激无反应,对疼痛刺激(如压迫眶上缘)可有痛苦表情或肢体退缩等防御反应。瞳孔对光反射、角膜反射、眼球运动、咳嗽反射、吞咽反射等可存在。呼吸、心跳、血压无明显改变,可有大小便潴留或失禁。② 深昏迷:意识完全丧失,对各种刺激均无反应。深浅反射均消失,偶有深反射亢进及病理反射出现。全身肌肉松弛,呼吸不规则,血压可下降,大小便失禁或潴留,机体仅能维持循环与呼吸的最基本功能。

(四) 瞳孔的观察

瞳孔变化是许多疾病,尤其是颅内疾病、药物中毒等病情变化的一个重要指征。正常瞳孔反应表现为:瞳孔形态呈圆形,边缘整齐,两侧等大等圆;在自然光线下瞳孔直径为2~5 mm,对光反应灵敏。瞳孔异常的表现如下。

1. 瞳孔形态异常　① 瞳孔散大:指瞳孔直径大于5 mm。常见于颅内压增高、颠茄类药物中毒、枕骨大孔疝及濒死状态。② 瞳孔缩小:指瞳孔直径小于2 mm,常见于有机磷农药、吗啡、氯丙嗪、巴比妥类等药物中毒。瞳孔直径小于1 mm,常见于脑桥损伤、冬眠类药物中毒。③ 一侧瞳孔扩大:常见于同侧硬脑膜外血肿、硬脑膜下血肿或钩回疝。瞳孔双侧不等或忽大忽小,常是脑疝的早期征象。

2. 瞳孔对光反应异常　当有光线(如手电筒)直接照射瞳孔时,其大小不随光线刺激而变化,称瞳孔对光反应消失,常见于昏迷或危重患者。

(五) 心理状态的观察

心理状态的观察应从患者对健康和疾病的认识、价值观、人际关系、处理问题的能力等方面来观察其语言和非语言行为、认知能力、思维能力、情绪状态等是否正常。异常情况可出现思维混乱、记忆力减退、反应迟钝、语言行为怪异等情况,以及忧郁、焦虑、恐惧、绝望等情绪状态。

(六) 接受诊疗后的观察

1. **特殊检查后的观察** 临床上有一些协助诊断的特殊检查,如各种造影、内镜、穿刺检查均会对患者产生不同程度的创伤,护士应熟悉其注意事项及观察重点,认真倾听患者的主诉,防止并发症的发生。如纤维支气管镜检查后,应密切观察患者的生命体征及有无发热、声嘶或咽喉疼痛、胸痛及呼吸道出血情况;腰椎穿刺检查后,应注意观察患者的生命体征、意识状态、瞳孔变化、颅内低压及脑疝前驱症状。

2. **特殊药物治疗后的观察** 药物治疗是临床最常用的治疗方法,护士应注意观察药物的疗效、不良反应及其毒性反应。如高热患者给予退热药,应及时观察其用药后出汗、体温变化的情况,有无虚脱或休克的发生;应用利尿剂的患者,应观察其尿量增多及有无电解质紊乱的现象;使用胰岛素治疗时,应观察有无心慌、出冷汗、神志不清等低血糖反应。

3. **特殊操作后的观察** 临床上常需要对患者进行一些特殊技术治疗,如吸氧、引流、手术等。无论给予何种特殊技术治疗,都必须认真仔细观察。如吸氧后要观察患者缺氧程度有无改善;放置引流管应注意观察各种引流液如胸腔引流液、腹腔引流液、肝胆引流液、胃肠减压吸出液等的性质、颜色、量,以及引流管是否通畅。术后要注意观察患者的生命体征、伤口、出血及疼痛情况。

项目二
观察及测量生命体征

学习目标

1. 掌握生命体征的概念，异常体温、脉搏、呼吸、血压的数值、临床表现和护理措施，不同热型的特征及常见疾病。
2. 熟练完成测量生命体征的技术，准确规范记录测得数值，判断有无异常，建立科学观察病情的态度，与患者建立信任关系。
3. 能用学会的知识指导患者及家属掌握观察生命体征的基本方法。

情境导入

患者，女，40岁，因头部外伤急诊入院。入院时患者神志清楚，双侧瞳孔等大，对光反射正常。医疗诊断：开放性颅脑损伤。入院医嘱中要求：测量生命体征q2h。

请思考：

1. 护士如何执行"测量生命体征q2h"的医嘱？
2. 体温、脉搏、呼吸、血压受哪些因素的影响而波动？
3. 异常体温、脉搏、呼吸、血压有哪些表现？有哪些主要护理原则和措施？

体温、脉搏、呼吸和血压是机体内在活动的客观反映，是判断机体健康状态的基本指征，临床称为生命体征（vital signs）。人的生命体征相互间有内在联系，并且呈比例，相对稳定在一定范围之内。当机体患病时，体温、脉搏、呼吸和血压可出现不同程度的异常，反映出疾病发生、发展的动态变化。护士通过监测并及时正确地记录生命体征，为临床正确诊断、及时治疗及护理提供第一手资料和依据。因此，生命体征的观察是护士应掌握的最基本的技能之一。

任务一 体温的观察与护理

一、正常体温及生理性变化

人体内部的温度（指身体胸腔、腹腔和中枢神经的温度）称体温（body temperature），也称体核温度，其特点是相对稳定并且较皮肤温度高。皮肤温度也称体表温度，可受环境温度的影响。

恒定的体温是保证新陈代谢和生命活动正常进行的必要条件。正常人的体温是相对恒定的,它通过大脑和下丘脑体温调节中枢的调节和神经体液的作用,使产热和散热保持动态平衡。

(一) 成人正常体温范围

临床上所指的体温是指平均体核温度。一般以口腔、直肠和腋窝的体温为代表,其中直肠体温最接近体核温度。所谓正常体温不是一个具体的温度点,而是一个温度范围。成人体温平均值及正常范围:① 口腔舌下温度为 37.0℃（范围 36.3~37.2℃）;② 腋下温度为 36.5℃（范围 36.0~37.0℃）;③ 直肠温度 37.5℃（范围 36.5~37.7℃）。

(二) 体温的生理性变化

1. 性别因素　一般女性较男性稍高,女性在排卵后至月经前和妊娠早期轻度升高,排卵前体温较低,排卵日最低,这种波动主要与孕激素(黄体酮)分泌周期有关。

2. 年龄因素　新生儿体温易受外界温度的影响而发生变化,因为新生儿中枢神经系统发育不完善,皮肤汗腺发育尚不完全,从而体温调节功能较差,容易波动;儿童代谢率高,体温可略高于成人;老年人由于代谢率低,故体温偏低。

3. 昼夜因素　一天中 2~6 时体温最低,午后 1~6 时体温最高,其变动范围在 0.5~1℃。这种昼夜有规律的波动,是由于人们长期的生活方式,如活动、代谢、血液循环等相应的周期性变化所形成的。而长期从事夜间工作者,周期性波动则出现夜间体温升高,日间体温下降的情况。

4. 情绪与运动　情绪激动时交感神经兴奋,运动时骨骼肌收缩,均可使体温略有升高。

此外,环境气温的变化、紧张、进食等均可使体温产生波动,在测量体温时应予以考虑。

二、体温过高(发热)的表现及护理

体温过高是指由于致热原作用于体温调节中枢或体温调节中枢功能障碍等原因引起体温超出正常范围,又称发热(fever)。发热分为感染性和非感染性两大类,以前者为多见。

(一) 发热程度(以口腔温度为例)

1. 低热:体温 37.3~38.0℃,如结核病、风湿热等患者。
2. 中等热:体温 38.1~39.0℃,如一般性感染性疾病患者。
3. 高热:体温 39.1~41.0℃,如急性感染疾病患者。
4. 超高热:体温 41.0℃以上,如中暑患者。

(二) 发热的过程及临床表现

1. 体温上升期　其特点为产热大于散热。临床表现患者自感畏寒、皮肤苍白、无汗,有时可出现寒战。体温上升的方式有骤升和渐升两种,如肺炎双球菌性肺炎、疟疾等患者,其体温在几小时内即可上升到最高点;而伤寒等患者体温则在数日内才能到达最高点。

2. 高热持续期　其特点为产热和散热在较高水平趋于平衡,体温维持在较高状态。患者表现出颜面潮红、皮肤灼热、口唇干燥、呼吸和脉搏加快,此期可持续数小时、数天,甚至数周,可因疾病种类和治疗效果而异。

3. 体温下降期（退热期） 其特点为散热增加而产热减少，体温恢复至正常调节水平。患者表现为大量出汗和皮肤温度下降。退热的方式有骤退和渐退两种。骤退型体温急剧下降；渐退型为体温逐渐下降。体温下降时，由于大量出汗体液丧失，年老体弱及心血管病者，易出现血压下降、脉搏细速、四肢厥冷等虚脱休克现象，特别是体温骤退型患者应密切观察并及时给予处理。

（三）常见热型

根据患者体温变化的特点进行分类，某些疾病的热型具有特征性，观察热型有助于疾病的诊断。常见的热型有以下几种（图5-2-1）。

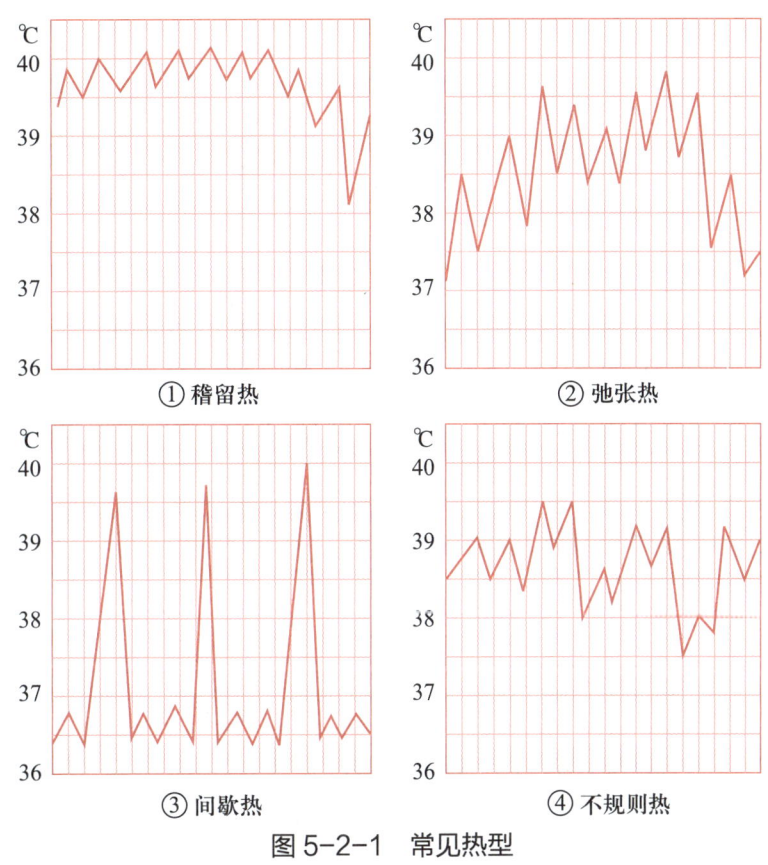

图 5-2-1 常见热型

1. 稽留热（continued fever） 体温升高达39.0℃以上，持续数天或数周，日差不超过1.0℃。常见于肺炎球菌性肺炎、伤寒、副伤寒等患者。

2. 弛张热（remittent fever） 体温在39.0℃以上，24小时内体温差达1.0℃以上，最低体温仍超过正常。常见于败血症、风湿热、肝脓肿等患者。

3. 间歇热（intermittent fever） 发热期与无热期交替出现，发热时体温骤然上升达39.0℃以上，且伴畏寒，持续数小时或更长时间后下降至正常，经数小时或数日后又再次发热。常见于疟疾等患者。

4. 不规则热（irregular fever） 体温在一日内变化无规则，持续时间不定。常见于流行性感冒、肿瘤性发热等患者。

(四) 发热患者护理

1. 病情观察　定时测体温,一般每日测量4次,高热患者每4小时测量1次,并注意观察患者的面色、脉搏、呼吸、血压及出汗等体征。小儿高热易出现惊厥,如有异常应及时报告医生。体温恢复正常3日后,可改为每日测1~2次体温。

2. 降温　临床常用的降温措施有物理降温和药物降温。体温超过39.0℃时,可用冰袋冷敷头部;体温达到或超过39.5℃时,可用温水擦浴或在大动脉通过的体表处冷敷。物理降温半小时后应测量体温,并做好记录及交班。药物降温遵医嘱进行。

3. 卧床休息　高热时,代谢增快,进食减少,消耗加大,患者体质较虚弱,故应卧床休息,减少活动。

4. 营养和水分的补充　给予患者高热能、高蛋白、高维生素、营养丰富易消化的流质或半流质饮食,鼓励少量多餐,多饮水;对不能进食者,遵医嘱以静脉输液或鼻饲途径补充水分、电解质和营养物质。

5. 口腔护理　高热患者唾液分泌减少,口腔黏膜干燥,当机体抵抗力下降时,极易引起口腔炎、舌炎和黏膜溃疡。应在晨起、睡前或饭后协助患者漱口或用生理盐水棉球清洁口腔,防止口腔感染;口唇干裂者应涂油保护,使患者舒适。

6. 皮肤清洁　在退热过程中患者大量出汗,应及时擦干汗液,更换衣服、床单及被套,保持皮肤清洁,同时防止着凉。

7. 心理护理　患者高热时易产生焦虑和恐惧心理。护士应体贴、安慰患者,及时有效地解除躯体痛苦,以消除其紧张情绪。

三、体温过低(体温不升)的表现及护理

体温在35.0℃及其以下称体温过低(hypothermia)。临床可分三度:① 轻度:32.1~35.0℃。② 中度:30.0~32.0℃;③ 重度:30.0℃以下。常见于早产儿、重度营养不良及全身衰竭的危重患者。

(一) 临床表现

体温过低时患者常出现躁动不安、嗜睡,甚至昏迷,呼吸、心率减慢、血压下降、皮肤苍白、四肢冰冷等。

(二) 护理措施

1. 密切观察患者生命体征的变化　每小时测量1次体温,直至体温恢复正常并稳定,同时注意观察脉搏、呼吸和血压的变化。

2. 采取适当的保暖措施　提高室温至24.0~26.0℃为宜;采取相应的保暖措施,如加盖被、脚部放置热水袋、给予热饮料等。

3. 积极进行病因治疗　以去除引起体温过低的原因,随时做好抢救的准备。

四、体温计及其消毒与检测

(一) 体温计的种类

1. 玻璃体温计 又称水银体温计,是最常用的一种体温计,分口表、肛表和腋表3种(图5-2-2)。临床上口表可代替腋表使用。

2. 电子体温计 采用电子感温探头来测量温度,测得的温度直接由数字显示,读数直观,具有使用方便、测温准确、灵敏度高等特点。使用时只需将探头放入外套内,外套使用后丢弃。置探头于患者的测量部位,如舌下、腋窝处维持60秒,即可读数(图5-2-3)。

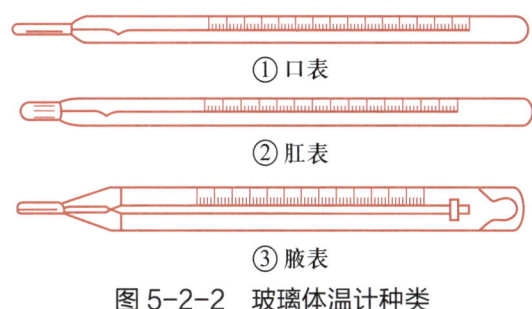

图5-2-2 玻璃体温计种类

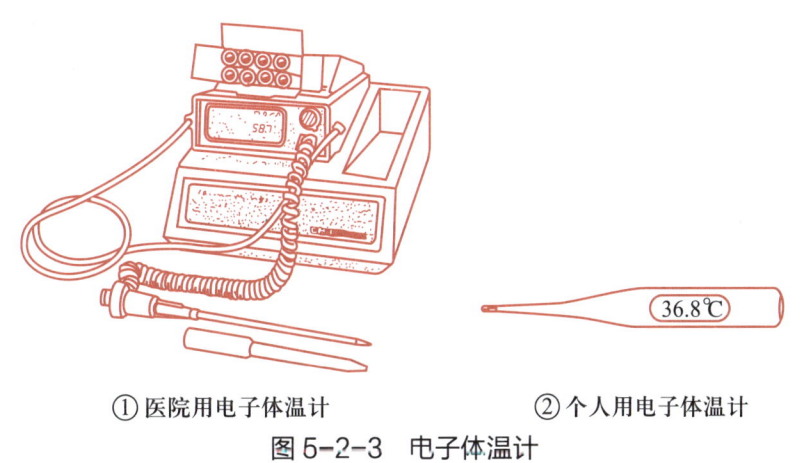

① 医院用电子体温计　② 个人用电子体温计

图5-2-3 电子体温计

(二) 玻璃体温计的构造

玻璃体温计是一种外标刻度的真空毛细玻璃管,口表和肛表的玻璃管呈三棱状,腋表的玻璃管呈扁平状,玻璃管的一端为储银槽,内盛水银。口表和腋表的储银槽较细长,肛表的储银槽较粗短。毛细管和储银槽之间有一凹陷处,可使水银遇冷不致下降。当水银槽受热后,水银膨胀沿毛细管上行,其上行高度与受热程度成正比。

摄氏体温计的刻度为35.0~42.0℃,每度之间分10小格,每小格为0.1℃,在0.5℃和1.0℃处用较粗长的线标记,在37.0℃刻度处用红线标记以示醒目。

(三) 体温计的消毒

为了防止交叉感染,对使用过的体温计要进行必要的消毒。常用的消毒液有70%乙醇、含氯消毒剂等。使用后即放于消毒液中浸泡5分钟,取出后冲洗,将体温计的水银柱甩至35℃以下,再放于另一消毒液容器中浸泡30分钟后取出,用清水冲洗干净,擦干后存放于清洁盒内。口表、腋表、肛表应分别消毒、清洗与存放。

(四)体温计的检测

体温计应定期检查其准确性。方法：将所有体温计的水银柱甩至35℃以下，于同一时间放入测试过的40℃温水内，3分钟后取出检视。若读数相差0.2℃以上或玻璃管有裂隙的体温计不能再使用，合格体温计用纱布擦干后，放入容器内备用。

五、体温的测量与记录方法

(一) 评估重点

1. 患者的年龄、病情、意识状态及治疗情况。
2. 心理状况、合作程度、接受健康教育的能力。

(二) 操作准备

1. **护士准备** 衣帽整洁，洗手、戴口罩。
2. **用物准备** 测量盘内备一清洁干燥容器（放置清洁体温计），另备一盛有消毒液容器（放置使用后的体温计）、消毒液纱布、记录本、笔及有秒针的表，如测肛温需另备润滑剂、棉签、卫生纸。
3. **患者准备** 体位舒适，情绪稳定。
4. **环境准备** 病室整洁、安静，光线明亮，必要时用屏风遮挡。

(三) 实施过程 见表5-2-1。

表5-2-1 体温测量的实施过程

操作环节	操作步骤	要点说明
备齐用物	清点体温计总数，检查其有无破损，水银柱是否在35.0℃以下	测量体温前后，应清点体温计数目
核对解释	携用物至病床边，对患者给予解释，以取得合作	准确实施，取得合作
规范测量	1. 口腔测量法 将口表水银端斜放于舌下热窝（舌系带两侧），嘱患者紧闭口唇，用鼻呼吸（图5-2-4）；3分钟后取出，用消毒纱布擦净，看明度数，将体温计甩至35.0℃以下，浸泡于消毒液容器中 2. 腋下测量法 解开患者胸前衣扣，轻轻擦干腋窝汗液，将体温计水银端放于腋窝深处。体温表紧贴皮肤，嘱患者屈臂过胸夹紧（图5-2-5）；10分钟后取出，用消毒纱布擦净，看明度数，将体温计甩至35.0℃以下，浸泡于消毒液容器中	婴幼儿，精神异常、昏迷、口鼻腔手术后以及呼吸困难患者，不宜测口温勿用牙咬； 极度消瘦者、腋下出汗较多者，以及腋下有炎症、创伤或手术后的患者不宜测腋温； 缺乏自理能力的患者要有专人托扶其手臂，注意患者安全

续表

操作环节	操作步骤	要点说明
规范测量	3. 直肠测量法 遮挡患者，根据病情协助其取侧卧或屈膝仰卧或俯卧位，露出臀部；体温计水银端涂润滑油，将体温计轻轻插入肛门3~4 cm；3分钟后取出，用卫生纸擦净肛表，再用消毒纱布擦拭肛表，看明度数，将体温计甩至35.0℃以下，浸泡于消毒液容器中	腹泻、直肠或肛门手术患者不宜使用直肠测温法，有心脏疾病的患者也不宜使用，因肛表刺激肛门后，可使迷走神经兴奋，导致心动过缓； 注意消毒隔离
安置卧位	整理床铺，协助患者取舒适卧位	—
记录结果	记录结果，按要求绘制体温单	异常高温或低温应重测一次
整理用物	医疗垃圾放入黄色垃圾袋，体温计浸泡消毒后用清水冲洗拭干，放入清洁容器内备用	注意消毒隔离，防止交叉感染

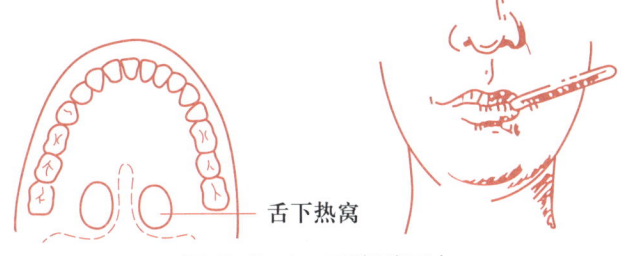

图 5-2-4　口腔测温法

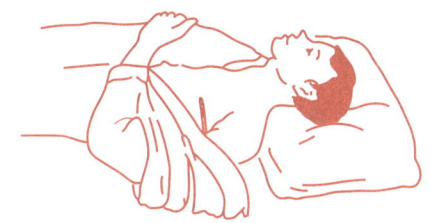

图 5-2-5　腋下测温法

（四）质量标准

1. 患者安全，无损伤、无不适，理解并配合操作。

2. 护士测量方法正确，测量结果准确。

3. 护士与患者及其家属有效沟通，解释到位，能根据病情进行健康教育。

（五）注意事项

1. 测量体温前后，应清点体温计数目；甩表时，勿触及他物，以防碰碎。

2. 根据不同病情、年龄选择适合的测温部位，确保患者的安全。

3. 凡给婴幼儿、精神异常、阿尔茨海默病、昏迷及危重患者测温时，应有专人扶托体温计，防止失落或折断。患者睡眠时应唤醒后再测温。

4. 患者进冷或热饮食、蒸汽吸入、面颊冷热敷等，须隔30分钟后方可口腔测温；沐浴、乙醇擦浴应隔30分钟后方可腋下测温；灌肠、坐浴30分钟后方可直肠测温。

5. 腋下测温发现与病情不相符合时，应守护在患者身旁重测，必要时测口温和肛温对照，予以复查。

6. 当患者不慎咬破体温计吞下水银时，应立即清除玻璃碎屑，再口服大量牛奶或蛋清液，使水银和蛋白结合，以延缓水银的吸收；在不影响病情的情况下，可服用富含膳食纤维食物（如韭菜），使水银被包裹而减少吸收，并增进肠蠕动，加速水银的排出。

7. 患者体温过高或过低时，应及时报告医生，严密观察，及时处理。

任务二　脉搏的观察与护理

一、正常脉搏及生理性变化

脉搏即动脉搏动,是指随着心脏节律性的收缩和舒张,动脉管壁相应出现扩张和回缩,在表浅动脉上可触到搏动。

(一)成人正常脉搏

成人在安静时,脉率为 60~100 次 / 分,与心率一致;节律规则而均匀,搏动强弱一致;触之管壁光滑有一定的弹性。

(二)脉搏的生理性变化

脉搏可随性别、年龄、情绪、运动等因素而变动。一般女性比男性稍快,幼儿比成人快,运动和情绪变化时可暂时增快,休息和睡眠时较慢。

二、脉搏异常的表现

(一)脉率异常

1. 速脉　在安静状态下,成人脉率超过 100 次 / 分,称为速脉。常见于发热、甲状腺功能亢进、休克、大出血前期等患者。

2. 缓脉　在安静状态下,成人脉率低于 60 次 / 分,称为缓脉。常见于颅内压增高、房室传导阻滞、洋地黄药物中毒等的患者。

(二)节律异常

1. 间歇脉　在一系列正常均匀的脉搏中,出现一次提前而较弱的搏动,其后有一较正常延长的间歇。规律的间歇脉有二联律、三联律。其发生机制主要是由于窦房结以外的异位起搏点于下一次窦性搏动前发出冲动,使心脏搏动提早出现。间歇脉多见于心肌病、心肌梗死、洋地黄中毒的患者;偶发间歇脉可见于健康人。

2. 脉搏短绌　即在同一单位时间内,脉率少于心率。其特点为心律完全不规则,心率快慢不一,心音强弱不等。发生机制是心肌收缩力强弱不等,有些心输出量少的搏动只产生心音,但不能引起周围血管的搏动,造成脉率低于心率。见于心房纤维颤动的患者。

(三)强弱异常

1. 洪脉　当心输出量增加,动脉充盈度和脉压较大时,脉搏大而有力,称洪脉。见于高热等高代谢状态的患者。

2. 丝脉　当心输出量减少,动脉充盈度降低,脉搏细弱无力,扪之如细丝,称丝脉。见于大出血、休克、主动脉瓣狭窄、心功能衰竭等患者。

3. 交替脉　节律正常而一强一弱交替改变的脉搏,由心肌受损,心室收缩强弱交替所引起。见于高血压心脏病、冠心病等患者。

4. 奇脉　吸气时脉搏显著减弱,甚至消失,称奇脉。奇脉是心脏压塞的重要体征之一,主要原因是左心室搏出量减少。见于心包积液和缩窄性心包炎的患者。

(四) 动脉管壁异常

动脉硬化时,管壁粗硬,失去弹性,且呈纤曲状,用手触摸时,有紧张条索感,如同按在琴弦上,中医学称为弦脉。见于动脉硬化的患者。

三、脉搏异常患者的护理

1. 卧床休息,减少心肌耗氧量,必要时给氧。
2. 监测脉搏,观察脉搏有无频率、节律、强弱,以及动脉壁异常的情况;同时,备好急救药物和器械,以备急用。
3. 进行针对性的心理护理,以消除患者的紧张、恐惧情绪。
4. 遵医嘱用药,注意观察药物疗效和不良反应。
5. 教育患者采用清淡易消化的饮食,少量多餐,戒烟限酒;排便勿用力;按时服药,并教会其自我观察和简单急救的技巧。

四、脉搏测量与记录方法

(一) 评估重点

1. 患者的病情及合作程度。
2. 肢体功能及测量部位的皮肤情况,避免在偏瘫侧、形成动静脉瘘侧肢体、术肢等部位测量脉搏。
3. 接受健康教育的能力。

(二) 操作准备

1. 护士准备　衣帽整洁,洗手、戴口罩。
2. 用物准备　有秒针的表、记录本、笔。
3. 患者准备　体位舒适,情绪稳定。
4. 环境准备　病室整洁、安静,光线明亮,必要时用屏风遮挡。

(三) 实施过程　见表5-2-2。

表 5-2-2　脉搏测量的实施过程

操作环节	操作步骤	要点说明
选择测量部位	临床常用的测量部位多选择浅表、靠近骨骼的大动脉,如桡动脉、颞动脉、颈动脉、肱动脉、腘动脉、足背动脉、胫后动脉和股动脉等(图5-2-6)	根据不同病情、年龄选择适合的测量脉搏部位,确保患者的安全

续表

操作环节	操作步骤	要点说明
核对解释	携物至病床边,对患者给予解释,以取得配合	准确实施,取得配合
规范测量	1. 触诊法: (1) 患者手腕放于舒适位置; (2) 诊脉者以食、中、无名指(三指并拢),指端轻按于桡动脉处,压力的大小以清楚触到搏动为宜,一般患者计数30秒,并将所测的数值乘以2即为每分钟的脉搏数;异常脉搏(如心血管疾病、危重患者等)应测1分钟;当脉搏细弱而触不清时,可用听诊器听心率1分钟代替触诊;脉搏短绌的患者,应由两人同时测量,一人听心率,另一人测脉率,两人同时开始,由听心率者发出"起""停"口令,测1分钟。 2. 仪器检测法: (1) 脉搏描记仪检测法　用脉搏描记仪记录动脉搏动,称为脉搏曲线图; (2) 血压、脉搏监护仪　一般用于危重患者,特别是对心脏病、手术期间与术后患者的脉搏可起自动监护的作用。根据患者的具体情况设定脉搏的上、下限,越限时仪器会自动发出光、声报警	诊脉前,患者情绪应稳定,避免过度活动及兴奋; 保证测量的准确性; 脉搏短绌者,记录方法为心率/脉率/分,如心率为100次/分,脉率为76次/分,则写成100次/76次/分; 临床上把观察脉搏波形作为心血管疾病的诊断资料; 其测量结果较为迅速、准确、客观脉搏数据均有数字显示
安置卧位	整理床铺,协助患者取舒适卧位	—
记录结果	记录结果,按要求绘制体温单	记录方法正确,数值准确

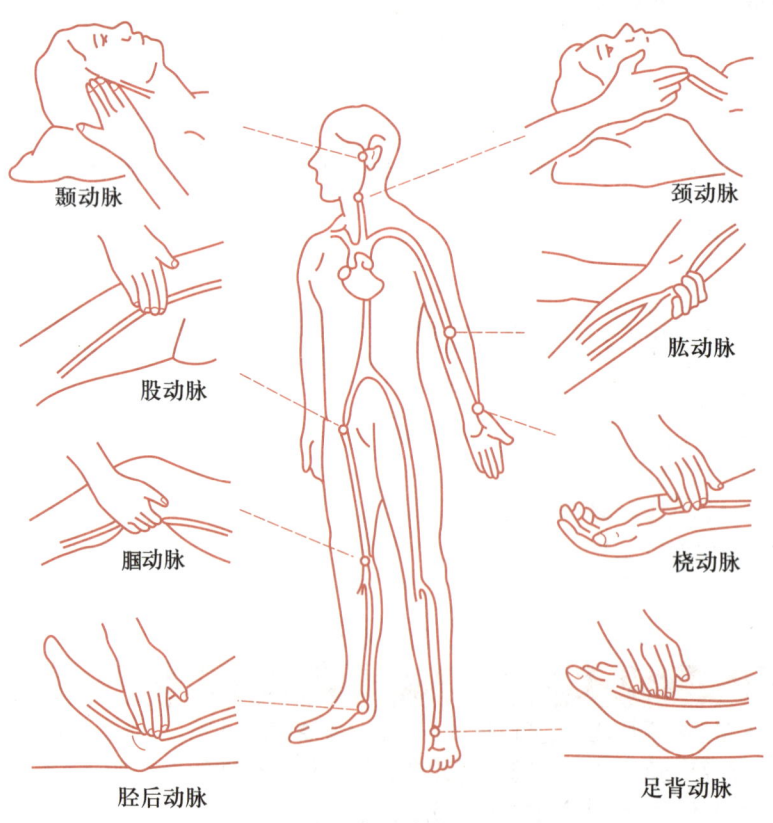

图 5-2-6　常用脉搏测量部位

(四)质量标准

同体温测量法。

(五)注意事项

1. 活动或情绪激动时,应休息 30 分钟后再测。

2. 不可用拇指诊脉,以免拇指小动脉搏动与患者脉搏相混淆。

3. 偏瘫患者测脉应选择健侧肢体。

任务三 呼吸的观察与护理

一、正常呼吸和生理性变化

机体在新陈代谢过程中,需要不断地从外界获取氧气排出二氧化碳,这种机体和环境之间的气体交换,称为呼吸。

(一)成人正常呼吸

成人安静时为 16~20 次/分,呼吸频率和深度均匀平稳,呼吸率与脉率之比约为 1:4。男性及儿童以腹式呼吸为主,女性以胸式呼吸为主。

(二)呼吸的生理性变化

呼吸可受年龄、运动、情绪等因素的影响而发生频率和深浅度的改变。年龄越小,呼吸越快;老年人稍慢;劳动和情绪激动时呼吸增快;休息和睡眠时较慢。此外,呼吸的频率和深浅度还可受意识控制。

二、呼吸异常的表现

(一)频率异常

1. 呼吸增快　呼吸频率增快,成人安静状态下超过 24 次/分称呼吸增快或气促,见于缺氧、高热、疼痛等患者。缺氧患者因血中二氧化碳积聚,刺激呼吸中枢,使呼吸加快;发热时体温每升高 1℃,呼吸每分钟增加约 4 次。

2. 呼吸减慢　呼吸频率减少,成人安静状态下少于 12 次/分,称呼吸减慢,见于颅内肿瘤、麻醉药和安眠药中毒等患者。这是由于呼吸中枢受抑制所致。

(二)节律异常

1. 潮式呼吸又称陈－施呼吸　是一种周期性的呼吸异常。其特点是开始呼吸浅慢,以后逐渐加快加深,达高潮后,又逐渐变浅变慢,而后呼吸暂停数秒(5~20 秒),再次出现上述状态的呼吸。如此周而复始,其呼吸运动呈潮水涨落般的状态,故称潮式呼吸(图 5-2-7)。发生机制：当呼吸中枢兴奋性减弱时,呼吸减弱至停止,造成缺氧及血中二氧化碳潴留,通过颈动脉体和主动脉弓的化学感受器反射性地刺激呼吸中枢,引起呼吸由弱到强,随着呼吸的进行,二氧化碳排出,使二氧化碳分压降低,呼吸再次减弱至停止,从而形成周期性呼吸。常见于脑炎、颅内压增高、巴比妥类药物中毒等患者。

2. 间断呼吸又称毕奥呼吸　表现为呼吸和呼吸暂停现象交替出现。其特点是有规律地呼吸几次后,突然暂停呼吸,间断一个短时期后又开始呼吸,如此反复交替出现(图5-2-8)。发生机制同潮式呼吸,为呼吸中枢兴奋性显著降低的表现,但比潮式呼吸更为严重,多在呼吸停止前出现。常见于颅内病变、呼吸中枢衰竭的患者。

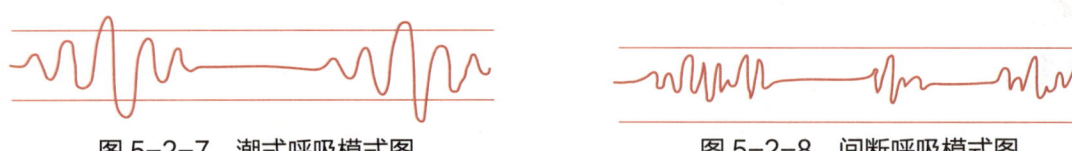

图5-2-7　潮式呼吸模式图　　　　　　图5-2-8　间断呼吸模式图

(三) 深度异常

1. 深度呼吸又称库斯莫呼吸　是一种深而规则的大呼吸。常见于尿毒症、糖尿病等引起的代谢性酸中毒患者。

2. 浮浅呼吸　是一种浅表而不规则的呼吸。常见于胸壁疾病或外伤,有时呈叹息样呼吸,见于濒死的患者。

(四) 音响异常

1. 蝉鸣样呼吸　即吸气时有一种高音调的音响,由于声带附近的不全阻塞,使空气进入发生困难所致。常见于喉头水肿或痉挛、喉头有异物等的患者。

2. 鼾声呼吸　由于气管或支气管有较多的分泌物蓄积,使呼气时发出粗糙的鼾声。多见于深昏迷患者。

(五) 呼吸困难

患者主观上感到空气不足,呼吸费力;客观上可见呼吸用力,张口抬肩,鼻翼扇动,辅助呼吸肌也参加呼吸运动,呼吸频率、深度节律也有改变,可出现发绀。根据表现临床上可分为:

1. 吸气性呼吸困难　吸气费力,吸气时间明显长于呼气时间,辅助呼吸肌收缩增强,出现"三凹征"(胸骨上窝、锁骨上窝、肋间隙凹陷)。主要原因是上呼吸道部分梗阻,常见于喉头水肿、气管异物等患者。

2. 呼气性呼吸困难　呼气费力,呼气时间明显长于吸气时间。主要原因是下呼吸道部分梗阻多见于支气管哮喘、肺气肿患者。

3. 混合性呼吸困难　吸气和呼气均费力,呼吸频率增加而表浅。多见于肺部感染和肺水肿、胸膜炎、气胸、心功能不全等患者。

三、呼吸困难患者的护理

1. 监测呼吸频率、节律等变化,有无呼吸困难及其他伴随症状等。
2. 调节室内的温湿度,保持室内空气新鲜、湿润。
3. 保持呼吸道通畅,及时清除呼吸道分泌物。对痰液黏稠者遵医嘱给予雾化吸入,必要时给予吸痰。
4. 遵医嘱酌情给予氧气吸入,必要时用呼吸机辅助呼吸。
5. 针对性地做好患者的心理护理,消除其恐惧与不安,使患者情绪稳定,配合治疗。
6. 健康教育,使患者及其家属认识到监测呼吸的重要性,学会正确测量呼吸的方法及自我护理。

四、呼吸的测量与记录方法

(一) 评估重点

1. 患者的病情、呼吸形态(如频率、节律、呼吸困难等症状)。
2. 患者的病情、诊断、治疗及接受健康教育的能力。

(二) 操作准备

1. 护士准备　衣帽整洁,洗手、戴口罩。
2. 用物准备　有秒针的表、记录本、笔,必要时备少许棉花。
3. 患者准备　体位舒适,情绪稳定,保持自然呼吸状态。
4. 环境准备　病室整洁、安静,光线明亮。

(三) 实施过程　见表5-2-3。

表5-2-3　测量呼吸的实施过程

操作环节	操作步骤	要点说明
测量方法	在测量脉搏之后,护士的手仍按在患者手腕处,以转移其注意力	避免因紧张而影响检测结果
规范测量	观察患者胸部或腹部起伏次数,一吸一呼为一次,观察30秒,并将所测的数值乘2即为每分钟呼吸次数;呼吸节律不齐时,应测量1分钟	测量时间和方法正确,保证测量准确
安置卧位	整理床铺,协助患者取舒适卧位	—
记录结果	记录结果,按要求绘制体温单	记录方法正确,数值准确

(四) 质量标准

护士测量方法正确,测量结果准确。

(五) 注意事项

1. 要在环境安静、患者情绪稳定时测量呼吸。
2. 在测量呼吸频率的同时,应注意观察呼吸的节律、深浅度及气味等变化。
3. 呼吸微弱不易观察时,用少许棉花丝置于患者鼻孔前,观察棉花丝被吹动的次数,计数1分钟。

任务四 血压的观察与护理

一、正常血压和生理性变化

血压是指在血管内流动的血液对血管壁的侧压力。临床上所谓的血压是指动脉血压。由于心脏交替收缩和舒张,因而动脉压也随之波动。当心脏收缩时,血液射入主动脉,此时动脉的压力最高,称为收缩压;当心脏舒张时,动脉管壁弹性回缩,压力降至最低位,称为舒张压。收缩压与舒张压之间的压力差称为脉压。

(一) 成人正常血压

正常成人(以肱动脉血压为标准)安静时收缩压为 90~139 mmHg;舒张压为 60~89 mmHg;脉压为 30~40 mmHg。

(二) 生理性变化

正常人的动脉血压经常在一个较小的范围内波动,保持相对恒定,但可因各种因素的影响而发生改变。

1. 年龄和性别　血压随年龄的增长而升高,新生儿血压最低,儿童血压比成人低。女性更年期前血压比男性稍低,更年期以后差别较小。
2. 昼夜和睡眠　大多数人的血压在凌晨 2~3 时最低,上午 6~10 时和下午 4~8 时各有一个高峰,晚上 8 时后血压逐渐下降。过度劳累或睡眠不佳时血压稍有升高。
3. 环境　受寒冷刺激血压可上升,在高温环境中血压可略下降。
4. 部位　一般右上肢血压高于左上肢 10~20 mmHg,下肢血压比上肢高 20~40 mmHg。
5. 其他　紧张、恐惧、害怕、兴奋及疼痛等精神状态的改变,易致血压升高。此外,饮食、吸烟、饮酒、应用药物等也会影响血压值。

二、异常血压的表现

(一) 高血压

成人安静状态下,收缩压持续≥140 mmHg 和(或)舒张压持续≥90 mmHg。

(二) 低血压

成人安静状态下，血压低于 90/60 mmHg。常见于休克、大量失血、急性心力衰竭等患者。

(三) 脉压异常

1. 脉压增大　脉压>40 mmHg，常见于主动脉瓣关闭不全、主动脉硬化等患者。
2. 脉压减小　脉压<30 mmHg，常见于心包积液、缩窄性心包炎、主动脉瓣狭窄等患者。

三、血压异常患者的护理

1. 病情观察，发现患者血压异常时，应加强血压监测，与患者基础血压对照后，给予解释、安慰，并严密观察，做好记录。

2. 患者血压过高时，应卧床休息，按医嘱给予降压药物；如血压过低，应迅速取平卧位，报告医生，做相应的处理；根据患者血压情况和活动耐受性，合理安排作息。

3. 选择易消化、低脂、低胆固醇、低盐、富含纤维素、无刺激性的食物。

4. 保持稳定情绪，避免导致患者情绪激动的因素。

5. 进行健康教育，指导患者建立良好的生活方式，戒烟限酒，保持大便通畅，必要时给予通便剂；教会患者观察血压的方法。

四、血压计的构造与种类

(一) 血压计种类（图 5-2-9）

1. 汞柱式血压计　分台式、立式两种，立式血压计可任意调节高度。盒盖板壁上有一固定的玻璃管，管面刻度为 0~300 mmHg，每小格为 2 mmHg。玻璃管上端和大气相通，玻璃管下端和水银槽相通，内装水银。使用时，将开关打开，槽内水银可进入玻璃管；用毕，关紧开关，防止水银外溢。优点是测得数值准确可靠。缺点是较笨重且玻璃管部分易破裂。

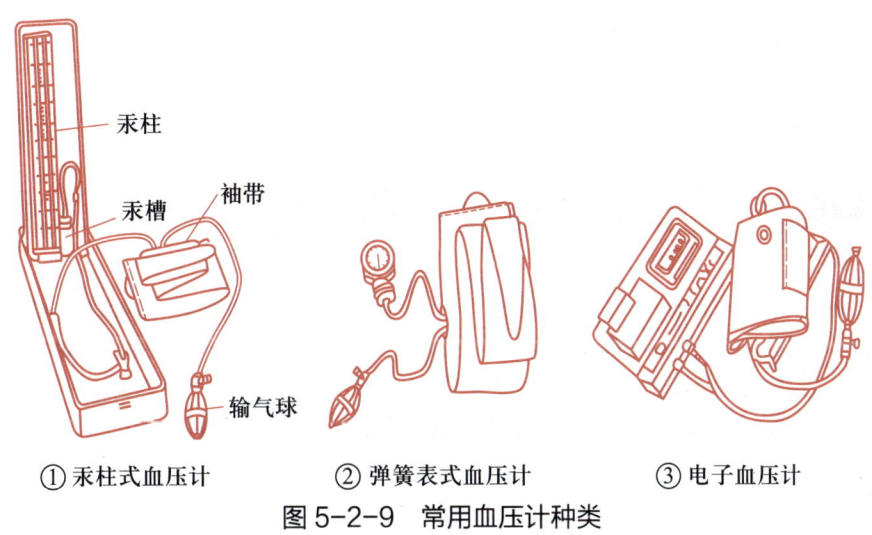

① 汞柱式血压计　　② 弹簧表式血压计　　③ 电子血压计

图 5-2-9　常用血压计种类

2. 表式血压计　外形似表，呈圆盘状，盘面标有刻度(20~300 mmHg)，中央有一指针，以指示血压数值。优点是携带方便。缺点是准确度差，应定期校验。

3. 电子血压计　用探头输入，电子自动取样，取样后的讯号由模数转换器把模拟讯号转换为数字讯号，再经过数字运算后，由液晶显示板直接显示舒张压、收缩压和脉搏3个参数。由于袖带内有一换能器，采用自动取样、微电脑控制数字运算和自动放气形式，所以仪器省略听筒和放气系统，数字能直接显示和储存。优点是清晰直观、操作方便，不用听诊器，省略放气，可排除人为操作干扰，精确度较高。缺点是有误差，需定期校验。

(二) 血压计构造

1. 输气球及调节空气压力的活门。

2. 袖带　为长方形扁平的橡皮袋，常用长度和宽度应符合标准。一般成人袖带气囊长24 cm，宽12 cm，外层布套长50 cm（小儿袖带宽度是上臂长度的1/2~1/3；下肢袖带长约135 cm，比上肢袖带宽2 cm），袋上有2根橡胶管，1根接输气球，另一根和压力表相接。

五、血压的测量与记录

(一) 评估重点

1. 患者的病情、诊断、治疗及基础血压值。
2. 被测肢体功能及测量部位皮肤状况。
3. 患者的合作程度及接受健康教育的能力。

(二) 操作准备

1. 护士准备　衣帽整洁，洗手、戴口罩。
2. 用物准备　血压计、听诊器、记录本、笔。
3. 患者准备　体位舒适，情绪稳定，休息15~30分钟。
4. 环境准备　病室整洁、安静、光线明亮。

(三) 实施过程　见表5-2-4。

表5-2-4　血压测量实施过程

操作环节	操作步骤	要点说明
核对患者	携用物至患者床旁，核对患者信息	确认患者
规范测量	1. 上肢肱动脉测量法 (1) 根据病情选择合适体位，患者取坐位或仰卧位，露出上臂，将衣袖卷至肩部，伸直肘部，手掌向上； (2) 放平血压计，打开盒盖呈90°垂直位置；取袖带，平整无折地缠于上臂，袖带下缘距肘窝2~3 cm（图5-2-10），松紧以能放入一指为宜；打开水银槽开关；	袖口不可太紧，防止影响血流，必要时脱袖；血压计"0"点、被测肢体肱动脉和心脏在同一水平位上（坐位平第四肋软骨，卧位平腋中线）；

续表

操作环节	操作步骤	要点说明
规范测量	(3) 戴好听诊器,在肘窝内侧处摸到肱动脉搏动点,将听诊器胸件紧贴肱动脉处,不宜塞在袖带内;护士一手固定胸件,另一手关闭气门的螺旋帽,握住输气球向袖带内打气至肱动脉搏动音消失再上升 20~30 mmHg; (4) 缓慢松开气门,使汞柱以每秒 4 mmHg 的速度缓慢下降,并注视汞柱所指的刻度。从听诊器中听到第一声搏动音时汞柱上所指刻度,即为收缩压;当袖带内压力逐渐降至与心脏舒张压力相等时,搏动音突然变弱或消失,此时汞柱所指刻度为舒张压	过紧致血管在袖带未充气前已受压,测得血压偏低;过松可使气袋呈气球状,导致有效测量面积变窄,测得血压偏高;肱动脉搏动消失表示袖带内的压力大于心脏收缩压,动脉血流被阻断,无血流通过;眼睛视线保持与水银柱弯月面同一水平当袖带内压力下降和心脏收缩力相等时,血流能通过受阻的肱动脉;WHO 规定成人以动脉搏动音的消失作为判断舒张压的标准
	2. 下肢腘动脉测量法 (1) 患者取平卧或俯卧位,暴露一侧下肢; (2) 将袖带下缘沿腘窝上 3~5 cm 处平整缠妥,将听诊器胸件放于腘动脉搏动最明显处(图 5-2-11); (3) 其余步骤同上肢肱动脉测量法	袖带松紧适宜,能容纳一指
整理血压计	测量完毕,排尽袖带内余气,拧紧气门的螺旋帽,整理袖带放回盒内,将血压计向右倾斜 45° 角,使水银全部流回槽内,关闭水银槽开关,放置平稳,盖上盒盖	防止水银溢出
安置卧位	安置患者舒适卧位,询问需要	必要时协助穿衣
记录结果	将血压值按收缩压/舒张压 mmHg 记录在体温单的血压一栏内,如 116/72 mmHg	当变音和消失音之间有差异时,两个读数都应记录,即收缩压/变音/消失音 mmHg
用物处理	血压计和听诊器擦拭消毒	—

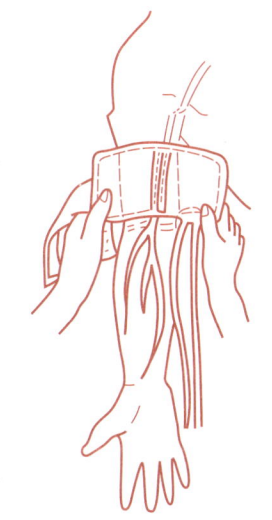

图 5-2-10 袖带放置位置

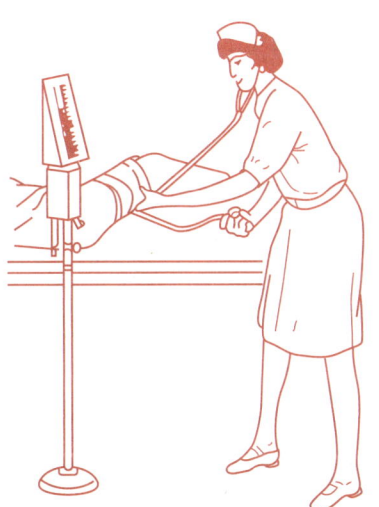

图 5-2-11 下肢腘动脉测量法

(四) 质量标准

同体温测量法。

（五）注意事项

1. 需要密切观察血压的患者，应尽量做到"四定"，即定时间、定部位、定体位、定血压计，以确保所测血压的准确。

2. 当发现血压异常或听不清时，应重测。先将袖带内气体驱尽，汞柱降至"0"点，稍待片刻，再测量。必要时可双侧对照。

3. 为偏瘫、手术或肢体外伤患者测血压，应测量健侧，以防患侧血液循环障碍，不能真实地反映血压的动态变化。

4. 要注意排除影响血压准确测量的因素，排除影响血压的因素：① 袖带过宽使大段血管受压测得血压值偏低；袖带过窄测得的血压值偏高。② 袖带过紧使血管在未充气前已受压，测得血压值偏低；袖带过松使橡胶袋呈球状，以致有效测量面积变窄，导致测得血压值偏高。③ 肱动脉高于心脏水平，测得血压值偏低；肱动脉低于心脏水平，测得血压值偏高。④ 视线低于汞柱，使血压读数偏高；视线高于汞柱，使血压读数偏低。⑤ 放气速度过慢，引起静脉充血，可使测得的舒张压偏高；放气速度过快，可导致听不到血压读数。

项目三 标本采集

学习目标

1. 掌握血标本、尿标本、粪便标本、痰液标本、咽拭子标本采集的目的、方法和注意事项;掌握尿标本防腐剂的作用和临床应用。
2. 能正确进行各类标本采集技术,树立认真负责、细心严谨的工作态度。

情境导入

患者,40岁,因头部外伤急诊入院。入院2小时后,患者突发意识不清,两侧瞳孔不等大,确诊为右颞部硬膜外血肿、蛛网膜下腔出血,需紧急施行颅内血肿清除术。医生下达的术前医嘱中有如下内容:查血、尿、便常规;查出凝血时间;查血型及交叉配血试验,备血800 mL;查肝、肾功能;查电解质;查乙型肝炎两对半、丙肝抗体、艾滋病抗体、梅毒抗体。

请思考:

1. 什么是标本?为什么要采集标本?
2. 采集标本应遵循什么原则?
3. 护士应如何进行各种标本采集?采集标本时应注意哪些问题?

标本采集是指采集人体小量的血液、排泄物(尿、粪)、分泌物(痰、鼻腔分泌物)、呕吐物、体液(胸腔积液、腹腔积液等)及脱落细胞(食管、阴道)等样品。标本检验指通过物理、化学和生物学的实验室技术和方法对标本进行检验,作为判断标本有无异常的依据。

一、采集标本的意义

检验结果在一定程度上反映出机体正常的生理现象和病理改变。标本检验结果和其他临床检查结果相结合,对观察病情、确定诊断、制订防治措施、预测病情进展起着重要作用,同时为评估患者的健康状态及确定诊断提供客观资料。检验结果的准确性与标本采集方法、时间、保存正确与否有密切关系,可直接影响到疾病的诊断、治疗和护理工作。因此,护士必须正确掌握各种标本采集的技术。

二、采集标本的原则

1. **遵医嘱采集标本** 采集各种标本时应遵医嘱执行。医生填写的检验申请单,要求字迹清楚、明确检验目的、医生签全名。护士若对检验申请单内容有怀疑,应核实明确后才可执行。

2. 备好恰当的用物 采集标本前应明确检验项目、检验目的、采集标本量、采集方法、采集时间及注意事项;根据检验目的选择合适的标本容器,贴上标签,标明患者姓名、性别、年龄、科别、床号、住院号、诊断、检验目的及送验日期时间,以便识别。

3. 做好核对、解释工作 采集标本前向患者解释采集标本的目的、方法、要求,以消除患者的顾虑,取得配合和获得信任;采集标本时再次查对医嘱,核对申请项目、患者的床号、姓名,并检查标本容器有无破损,是否符合检验目的和要求,采集结束后仍要再次核对,以防出现差错。

4. 正确采集标本 为了保证送检标本的质量,必须掌握正确的采集时间、采集量及方法。例如做尿妊娠试验时,要留晨尿,因晨尿内绒毛膜促性腺激素的含量最高,容易获得阳性结果;培养标本应在患者使用抗菌药前采集,如已使用,则在血药浓度最低时采集并在检验单上注明。采集时严格执行无菌操作,标本须放在无菌容器内,不可混入防腐剂、消毒剂及其他药物,培养基应足量、无浑浊和变质,以保证检验结果的准确性。

任务一 采集血标本

一、静脉血标本采集

(一)静脉血标本采集的目的

1. 全血标本 用于血沉、血常规检查和测定血液中某些物质的含量,如肌酐、肌酸、尿素氮、尿酸、血糖、血氨等。

2. 血清标本 用于测定肝功能、血清酶、脂类和电解质等。

3. 血培养标本 用于查找血液中的致病菌。

(二)静脉血标本采集操作程序

1. 评估重点

(1)血标本检验的项目和目的。

(2)患者的病情、意识状态、合作程度、穿刺部位皮肤和血管状况。

2. 操作准备

(1)护士准备:洗净双手,戴口罩,衣帽整洁。

(2)环境准备:病室安静、整洁,光线充足,温湿度适宜,必要时用拉帘或屏风。

(3)用物准备:注射盘、无菌注射器(一次性采血器和真空标本容器)、止血带、安尔碘、无菌棉签;按需准备干燥试管、抗凝试管或培养瓶,必要时备无菌手套;手消毒液、医疗垃圾桶、生活垃圾桶、锐器盒。

(4) 患者准备：知晓正确的采集方法、注意事项，愿意配合；穿刺部位注意保暖，使血管充盈。

3. 实施过程　见表 5-3-1。

表 5-3-1　静脉血标本采集的实施过程

操作环节	操作步骤	要点说明
核对解释	1. 核对医嘱，容器外贴好检验单副联或条形码； 2. 备齐用物至床边，核对患者，说明方法和目的，取得配合	确认患者信息，取得配合
静脉采血	1. 根据采集部位取合适的体位，选择静脉； 2. 常规消毒皮肤，按照静脉注射法系止血带； 3. 再次核对，必要时戴手套； 4. 采血 (1) 真空采血器采血——普通静脉血标本 ① 取下真空采血针护针帽，按静脉注射法将针头刺入静脉； ② 见回血固定针柄，将采血针另一端刺入真空管（表 5-3-2），自动采血至所需量； ③ 采血毕，先拔去真空管，后迅速拔出针头，按压局部至不出血 (2) 真空采血器采血——血培养标本 ① 取下采血针护针帽，按静脉注射法将针头刺入静脉，穿刺成功后胶布固定； ② 快速取下真空血培养瓶盖，消毒瓶塞； ③ 将采血针密闭端针头插入瓶塞，留取所需血量，采血顺序为先厌氧瓶，再需氧瓶； ④ 拔出最后一瓶血培养瓶后，快速拔出针头，稍用力按压穿刺点至不出血 (3) 注射器采血 ① 持一次性注射器或头皮针，按静脉注射法行静脉穿刺，见回血后抽取所需血量； ② 抽血毕，松止血带，嘱患者松拳，迅速拔出针头，按压局部至不出血； ③ 将血液注入标本容器 如为血培养标本，将血注入血培养密封瓶前，除去铝盖中心部分，常规消毒瓶盖，更换针头后将血液注入瓶内，并轻轻摇匀； 如为全血标本，取下针头将血液顺管壁缓慢注入抗凝试管内，立即轻轻摇动，使血液和抗凝剂混匀，防止血液凝固； 如为血清标本，取下针头，将血液顺管壁缓慢注入干燥试管内，切勿将泡沫注入，避免震荡，以防红细胞破裂造成溶血	嘱患者握拳，使静脉充盈，常选用肘正中静脉、头静脉或重要静脉； 严格执行无菌技术，操作中查对； 如需多管采血，再接入下一真空管； 宜在采集第一管血时松开止血带，止血带使用时间不超过 1 分钟 采血时间：寒战或发热初期采血。抗菌药物应用前采集最佳，如已使用，应在血药浓度最低时采集，且在检验单上注明 防止出现皮下出血或淤血； 同时抽取不同种类的血标本，应先将血液注入培养瓶，然后注入抗凝管，最后注入干燥试管
整理记录	1. 整理床单位，协助患者舒适卧位，告知注意事项； 2. 再次核对检验申请单、患者身份和标本条形码； 3. 终末处理，洗手，记录并签字	特殊标本需注明采集时间
及时送检	将标本连同化验单及时送检	以免影响检验结果

表 5-3-2　D 真空采血管使用指南

试管盖颜色	临床用途	添加剂	采血量(mL)
金黄色	生化全套、肝功能、肾功能、电解质、血糖、血脂、乙型肝炎二对半、DNA 检测、PCR 测定、免疫测定、肿瘤标志物、甲状腺功能全套等发光免疫项目	促凝剂	3.5 或 5.0
紫色	血常规、血定型、胰高血糖素、糖化血红蛋白、配血	抗凝剂	2
浅蓝色	出凝血时间	抗凝剂	2.7
绿色	血液黏稠度	抗凝剂	3
红色	血定型、血糖、输血常规	无	3
黑色	血沉	抗凝剂	2.4

注：各管采足血后都要立即颠倒混匀 5~10 次。必要时可合并为一管的项目：肝功能与肾功能，肾功能与电解质，血糖与肝功能、肾功能或电解质等。

4. 质量标准

（1）根据医嘱要求的检验项目和目的，正确采集各种标本，标本质量未受影响。

（2）血培养标本的采集能严格执行无菌技术操作原则，标本未受污染。

（3）能有效预防和观察处理标本采集过程中患者的反应，如出血、剧痛、休克等。

5. 注意事项

（1）根据不同的检验目的和所需采血量选择标本容器，一般血培养标本采血 5 mL，对于亚急性细菌性心内膜炎患者，为提高培养阳性率，采血量可增至 10~15 mL。

（2）做生化检验的标本，应事先通知患者在清晨空腹时采血，因为清晨人体血液中的各种化学成分处于相对恒定状态，未受饮食影响，检验结果较准确。

（3）严禁在输液、输血的针头处抽取血标本，应在对侧肢体采集。

（4）同时抽取不同种类的静脉血标本，护士动作应迅速准确，先注入血培养瓶，再注入抗凝试管，最后注入干燥试管。

二、动脉血标本采集

（一）动脉血标本采集目的

采集动脉血标本，用于血液气体分析，判断患者血氧情况，为治疗提供依据。

（二）动脉血标本采集操作程序

1. 评估重点

（1）患者的病情、意识状态、合作程度、穿刺部位皮肤和血管状况。

（2）评估患者吸氧状况或呼吸机参数的设置及动脉搏动情况。

2. 操作准备

(1) 护士准备:洗净双手,戴口罩,衣帽整洁。

(2) 环境准备:病室安静、整洁,光线充足,温湿度适宜,必要时用拉帘或屏风。

(3) 用物准备:注射盘、2 mL 或 5 mL 无菌注射器或动脉血气针、肝素适量、安尔碘、无菌棉签、无菌纱布、橡胶塞、小沙袋,必要时备无菌手套;手消毒液、医疗垃圾桶、生活垃圾桶、锐器盒。

(4) 患者准备:知晓正确的采集方法及注意事项,愿意配合;穿刺部位注意保暖,使血管充盈。

3. 实施过程　见表 5-3-3。

表 5-3-3　动脉血标本采集的实施过程

操作环节	操作步骤	要点说明
用物准备	抽吸肝素 0.5 mL 润湿注射器内壁,余液全部弃去(或者使用动脉血气针)	防止血液凝固
核对解释	核对医嘱,备齐用物至床边,核对患者,说明方法和目的以取得合作	确认患者信息,取得配合
动脉采血	1. 选择动脉穿刺部位,常规消毒局部皮肤和左手示、中指(也可左手戴无菌手套),固定动脉走向后,针尖与皮肤呈 40°角或垂直在两指间迅速进针,见有鲜红色血,一般采血量为 0.1~1 mL,拔针并以无菌纱布垂直按压穿刺部位 5~10 分钟止血,必要时用沙袋压迫止血; 2. 拔针后立即将注射器的针尖斜面刺入橡胶塞或专用凝胶针帽隔绝空气,同时轻轻转动注射器(或血气针)使血液和肝素混匀	按压至无出血为止 血气分析标本不能有空气,以免影响检验结果
整理记录	1. 协助患者取舒适卧位,整理床单位,再次观察穿刺部位有无出血并告知注意事项; 2. 终末处理,洗手、记录	记录执行时间和患者反应
及时送检	将血标本贴上标签连同化验单立即送检	以免影响检验结果

4. 质量标准

(1) 正确采集动脉血标本,能严格执行无菌技术操作原则,标本质量未受影响。

(2) 能有效预防和观察处理标本采集过程中患者的反应,如出血、剧痛、休克等。

5. 注意事项

(1) 若患者饮热水、洗澡、运动,需休息 30 分钟后再取血,避免影响检查结果。

(2) 有出血倾向的患者慎用动脉血标本采集法。

(3) 严格遵循查对制度和无菌技术操作原则。

(4) 桡动脉穿刺点位于前臂掌侧腕关节上 2 cm，动脉搏动明显处；股动脉穿刺点在腹股沟股动脉搏动明显处。股动脉穿刺时，患者取仰卧位，下肢伸直略外展外旋，以充分暴露穿刺部位。

(5) 抽血后患者穿刺部位用无菌纱布或沙袋加压止血，以免出血或形成血肿。

任务二　采集尿标本

尿标本分为：① 尿常规标本，用于检查尿液的色泽、透明度、细胞及管型，测定比重，做尿蛋白和尿糖定性检查等；② 12 小时或 24 小时尿标本，用于做尿的各种定量检查，如钠、钾、氯、17- 羟类固醇、17- 酮类固醇、肌酐、肌酸及尿糖定量、尿蛋白定量、尿浓缩查结核分枝杆菌等；③ 尿培养标本，用于留取未被污染的尿液标本做细菌学检查。

一、评估重点

1. 尿标本检验的项目和目的。
2. 患者的病情、诊断、意识状态和合作程度等。

二、操作准备

1. 护士准备和环境准备同血标本采集法。
2. 用物准备　① 尿常规标本：一次性尿杯、便器；② 12 小时或 24 小时尿标本：3 000~5 000 mL 清洁大口容器、防腐剂；③ 尿培养标本：无菌容器。必要时准备无菌导尿用物。
3. 患者准备　向患者及家属解释采集目的并指导采集方法。

三、实施过程

（一）留取尿常规标本

留取尿常规标本的实施过程　见表 5-3-4。

表 5-3-4　留取尿常规标本的实施过程

操作环节	操作步骤	要点说明
核对解释	核对医嘱，容器外贴好检验单附联，带至患者床边，核对患者	确认患者信息，取得配合
收集标本	嘱患者将第二天晨起第一次尿约 2~10 mL 留于一次性尿杯或尿液分析管内，因晨尿浓度较高，且未受饮食影响，故检验较准确，注意不可将粪便混入尿液中（粪便中的微生物可使尿液变质）	昏迷患者或尿潴留患者通过导尿术留取标本。女患者在月经期不宜留取标本

(二) 留取 12 小时或 24 小时尿标本

留取 12 小时或 24 小时尿标本的实施过程 见表 5-3-5。

表 5-3-5 留取 12 小时或 24 小时尿标本的实施过程

操作环节	操作步骤	要点说明
核对解释	核对医嘱,将注明起止时间的标签贴于容器上,带至患者床边,核对患者	确认患者信息,取得配合
收集标本	解释留取的方法,第二天晨起 7 时排空膀胱(弃去尿液)后开始留尿至次晨 7 时最后一次排空膀胱的全部尿液。如留 12 小时标本,则自当日晚上 7 时至次晨 7 时止	容器应置于阴凉处 不得混入粪便
加防腐剂	根据检验项目加入相应的防腐剂(表 5-3-6)。患者在留尿时间内护士应做好交班	患者第一次尿后即加入防腐剂,以免尿液变质
及时送检	尿液采集结束后,将 12 小时或 24 小时全部尿液及检验单送验	确保检验结果的准确性

表 5-3-6 常用防腐剂的作用及用法

名称	作用	用法	适用范围
甲醛	防腐和固定尿中有机成分	每 100 mL 尿液中加 400 mg/L 甲醛 0.5 mL	尿爱迪计数
浓盐酸	防腐和防止尿中激素被氧化	24 小时尿液加 5~10 mL	17-酮类固醇 17-羟类固醇
甲苯	防腐及保持尿液的化学成分不变	加入 0.5%~1% 甲苯,每 100 mL 尿液中加入 2 mL(甲苯应在第一次尿液倒入后再加,使得形成的薄膜覆盖于尿液表面,防止细菌污染)	尿蛋白定量、尿糖定量、钠、钾、氯、肌酐、肌酸定量

(三) 留取尿培养标本

尿培养标本的留取方法有导尿术和留取中段尿法。

1. 导尿术(见导尿术项目)。
2. 留取中段尿法 见表 5-3-7。

表 5-3-7 留取尿培养标本(中段尿法)的实施过程

操作环节	操作步骤	要点说明
核对解释	核对医嘱,容器外贴好检验单附联,带至患者床边,核对患者,确认膀胱充盈或有尿意时留尿	确认患者信息,取得配合
收集标本	1. 按导尿术清洁、消毒外阴; 2. 嘱患者排尿,弃去前段尿,戴好手套,用无菌容器接取中段尿 5~10 mL,盖紧塞子,贴标签	避免外阴部细菌污染尿培养标本
整理记录	1. 帮助患者穿好裤子,整理床单位,清理用物; 2. 洗手、记录	记录尿液的总量、颜色、气味等
及时送检	标本及时送验	以免尿液变质

四、质量标准

1. 根据医嘱要求的检验项目和目的,正确采集标本,标本质量未受影响。
2. 需要患者自行采集的标本,能够与患者或家属有效沟通,进行采集方法的指导。
3. 培养标本的采集能严格执行无菌技术操作原则,标本未受污染。

任务三　采集粪便标本

粪便标本分为:① 粪便常规标本,用于检查粪便的性状、颜色、混合物及寄生虫卵等;② 粪便隐血标本,用于检查粪便内肉眼不能察觉的微量血液;③ 寄生虫及虫卵标本,用于检查寄生虫、幼虫及虫卵;④ 粪便培养标本,用于检查粪便中的致病菌。

一、评估重点

1. 粪便标本检验的项目和目的。
2. 患者的病情、诊断、意识状态和合作程度等。

二、操作准备

1. 护士准备、环境准备和患者准备同尿标本采集法。
2. 用物准备　按需准备蜡纸盒或容器、竹签;培养标本准备无菌培养管、无菌长棉签、消毒便器;寄生虫及虫卵标本还需按需准备透明胶带、载玻片(查找蛲虫)、清洁便器。

三、实施过程

(一)粪便常规标本留取方法

1. 核对医嘱,容器外贴好检验单附联,带至患者床边。
2. 核对患者后指导患者留取方法:用竹签取少量异常粪便(约 5 g,蚕豆大小)放入蜡纸盒内。如为腹泻者应取脓血、黏液部分;如为水样便应盛于容器中送检。

(二)粪便隐血标本留取方法

留标本前准备工作(见饮食护理)。按常规标本留取法采集。

(三)寄生虫及虫卵标本留取方法

1. 核对医嘱,容器外贴好检验单附联,带至患者床边。
2. 核对患者后指导患者留取方法:根据检验目的的不同采取不同的方法,以提高阳性检出率。注意:① 查寄生虫卵,应在不同部位取带血及黏液的粪便标本 5~10 g 送检;② 服驱虫剂后或做血吸虫孵化检查,应留取全部粪便,及时送检;③ 查阿米巴原虫,在采集标本前将便盆加温至接近人体的温度,便后连同便盆立即送检,因阿米巴原虫在低温下可失去活力而难以查到;④ 查蛲虫,在睡觉前或清晨起床前将透明胶带贴在肛周,然后取下粘有虫卵的透明胶带粘贴在载玻片上或将透明胶带对合,送检验室做显微镜检查。

(四)粪便培养标本留取方法

1. 核对医嘱,容器外贴好检验单附联,带至患者床边。

2. 核对患者床号、姓名后用无菌竹签取有黏液或带脓血的粪便少许放入培养管或无菌蜡纸盒中,立即送检;若患者无便意,用无菌长棉签蘸取生理盐水,由肛门轻轻插入 6~7 cm,沿一方向边旋转边退出棉签,取出少许粪便置于培养管或无菌蜡纸盒中,立即送检。

四、质量标准

同尿标本采集。

任务四 采集痰液标本

痰标本分为:① 痰常规标本,经涂片和特殊染色后,用于检查痰中的细菌、虫卵或癌细胞等;② 24 小时痰标本,用于检查一日的痰量,并观察痰液的性状,协助诊断或作浓集结核杆菌检查;③ 痰培养标本,用于检查痰液中的致病菌或做药物敏感试验。

一、评估重点

1. 痰液标本检验的项目和目的。
2. 患者的病情、诊断、意识状态及合作程度等。

二、操作准备

1. 护士准备、环境准备和患者准备同尿标本采集法。

2. 用物准备　① 痰常规标本:蜡纸盒或痰杯;② 24 小时痰标本:漱口液、广口玻璃瓶;③ 无力咳嗽或不能合作的患者备机械吸痰用物。

3. 痰培养标本:按需准备无菌蜡纸盒、痰杯或无菌培养瓶等。

三、实施过程

1. 痰常规标本采集　见表 5-3-8。

表 5-3-8　痰常规标本采集的实施过程

操作环节	操作步骤	要点说明
核对解释	核对医嘱,容器外贴好检验单附联,带至患者床边,核对患者	确认患者信息,取得配合
收集标本	指导留取方法:嘱患者晨起后漱口,以去除口腔中杂质,数次深呼吸后用力咳出气管深处的第一口痰液,盛于清洁容器内送检。如找痰液中的癌细胞应用 95% 乙醇溶液或 10% 甲醛溶液固定后送检	去除口腔中的杂质;勿将唾液、鼻涕、漱口水等混入

2. 24 小时痰标本采集　见表 5-3-9。

表 5-3-9　24 小时痰标本采集的实施过程

操作环节	操作步骤	要点说明
核对解释	核对医嘱,容器外贴好检验单附联并注明留痰起止时间,带至患者床边,核对患者	确认患者信息,取得配合
收集标本	指导留取方法:将 24 小时(从清晨 7 时至次晨 7 时)的痰液全部吐入容器内或倒入标本瓶内送检	嘱患者不可将唾液、漱口液、鼻涕等混入

3. 痰培养标本采集　见表 5-3-10。

表 5-3-10　痰培养标本采集的实施过程

操作环节	操作步骤	要点说明
核对解释	核对医嘱,容器外贴好检验单附联,带至患者床边,核对患者	确认患者信息,取得配合
收集标本	1. 嘱患者先用朵贝尔溶液漱口,再用清水漱口(避免口腔中细菌进入),深吸气后用力咳出气管深处第一口痰液,吐入无菌培养皿内,加盖送检; 2. 昏迷患者或无法咳痰者或不合作患者留取痰培养标本时,可用吸痰管,外接大号注射器抽吸,也可用吸引器吸取,在吸引器吸管中段接一个特殊无菌瓶,无菌瓶两侧各有一开口小管,其中一管接吸痰管,另一管接吸引器,开动吸引器后痰液即被吸进瓶内(图 5-3-1)	于清晨进食前收集痰培养标本,因清晨痰量较多,痰内细菌也较多;不可将唾液、漱口液、鼻涕等混入严格无菌操作

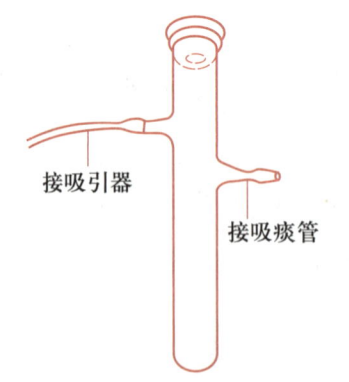

图 5-3-1　用吸引器留取痰标本

四、质量标准

操作同尿标本采集。

任务五　采集咽拭子标本

咽拭子标本采集法是从咽部及扁桃体采集分泌物做细菌培养或病毒分离。

一、评估重点

1. 标本检验的项目和目的。
2. 患者的病情、诊断、意识状态、合作程度等。

二、操作准备

1. 护士准备、环境准备和患者准备同尿标本采集法。
2. 用物准备　准备无菌咽拭子标本培养管、酒精灯、火柴、压舌板和无菌生理盐水。

三、实施过程

咽拭子标本采集的实施过程　见表5-3-11。

表5-3-11　咽拭子标本采集的实施过程

操作环节	操作步骤	要点说明
核对解释	核对医嘱，容器外贴好检验单附联，带至患者床边，核对患者	确认患者信息，取得配合
收集标本	1. 点燃酒精灯，嘱患者张口，发"啊"音； 2. 用无菌长棉签蘸无菌生理盐水，以敏捷而轻柔的动作擦拭两侧腭弓及咽、扁桃体上分泌物，做真菌培养时，须在口腔溃疡面采取分泌物； 3. 将试管口在酒精灯火焰上消毒，然后将棉签插入试管中，塞紧送检	必要时用压舌板； 动作要轻柔； 防止标本污染

四、质量标准

咽拭子标本采集能严格执行无菌技术操作原则，标本未受污染，患者未发生交叉感染。

模块六
治疗基本方法

　　药物治疗是临床最常用的一种治疗手段,其目的包括治疗疾病、减轻症状、预防疾病、协助诊断及维持正常的生理功能。静脉输液与输血是机体恢复内环境稳定并维持正常生理功能的重要治疗措施。冷热疗法可以达到止血、止痛、消炎、退热和增进舒适的作用,是临床常用的治疗方法。因此,护士应认真评估患者,做好准备工作,熟练掌握各项治疗方法,以达到治疗疾病的目的,同时应注意观察疗效及不良反应,确保患者的安全。

项目一 给药的基本知识

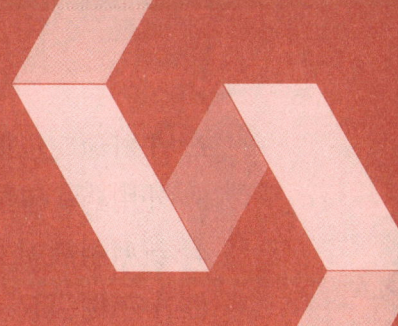

学习目标

1. 掌握药物的种类，药柜放置要求和药物保管原则，安全给药原则，医院常用给药的外文缩写及中文译意；熟悉影响药物疗效的因素；了解药物领取过程。
2. 能正确保管药物，树立认真负责、细心严谨的工作态度。

情境导入

某医院消化内科病区，有床位40张，目前住院患者38人，空床2张。患者病情轻重不等，所有患者每天均有长期医嘱指定的药物治疗，且不时会有临时用药，病区中的危重患者病情多变，随时准备抢救用药，该病区药疗护士仍然能够每天有条不紊地保证每位患者能够及时而准确地用药，而且不影响病区的临时用药和抢救用药。该病区药疗护士是如何做到的？

请思考：
1. 住院患者用药可分为几类？护士如何保证住院患者的用药安全？
2. 影响患者药物治疗效果的因素有哪些？为什么要理解这些影响因素？
3. 病区的药物是如何保存和管理的？

患者住院期间用药由医院中心药房统一提供，同时各病区配备小药柜存放一定基数的抢救药品、基本药品和专科药品，保证病区抢救患者和住院患者临时用药的需要。医院依据国家关于医疗机构药品使用和管理规定，在病区药品的领取、保管和使用方面制订严格的药品管理制度和安全用药规定，以确保患者安全而有效地使用药物。

任务一 病区药品的管理

一、药物种类和药物领取

（一）药物种类

1. **内服药** 包括片剂、胶囊、溶液、酊剂、合剂、丸剂、散剂等。

2. 注射药　包括水剂、粉剂、油剂、结晶、混悬剂等。

3. 外用药　包括软膏、滴剂、酊剂、洗剂、搽剂、涂膜剂、栓剂等。

4. 新型制剂　如胰岛素泵、植入慢溶药片、粘贴敷片等。

(二) 药物领取

住院患者每日所用药物的领取以病区为单位由药疗护士负责统一领取。患者的口服药由中心药房专人负责查对配药,病区药疗护士核对后领回,领回的口服药由两位护士再次进行查对无误后发药;患者所用注射药、抢救药、临时医嘱的口服药等,根据消耗量填写领药单,由药疗护士定期到中心药房领取。

贵重药、剧毒药、麻醉药须凭医生处方领取(麻醉药用专门处方)。

二、药柜放置和药物保管

病区药柜及药物须由专人负责管理,定时整理、检查、补充和记录。

(一) 药柜放置

药柜应放在干燥通风、光线明亮处,避开阳光直射。药柜每周整理一次,包括清洁卫生、清点药品数量、检查药品质量,发现过期药品及变质药品须及时清理。

(二) 药物保管

1. 分类放置　药品按针剂、内服、外用、剧毒等分类放置,注意药物的有效期,先领先用,以防失效,避免浪费。麻醉药、剧毒药应配备必要的防盗设施,专柜专锁,专人负责,专本登记,做到账数相符,并执行严格的交班制度。抢救药品必须放在抢救车规定区域,保持一定基数,按编号排列,每次抢救结束须及时补充,做到每日检查,保证随时可用。

2. 标签清晰　药瓶应有明显的标签,标签上应标明药名(中英文对照)、浓度、剂量;凡没有标签或标签模糊的药均不可使用。标签使用按内服药为蓝色边、外用药为红色边、剧毒药为黑色边配置。

3. 定期检查　药物需定期检查,如有失效、沉淀、浑浊、潮解、霉变等现象,均不可使用,须及时退回中心药房处理。

4. 妥善保管　根据药物的不同性质,妥善保管药物。

(1) 对易氧化和遇光变质类药物,如氨茶碱、维生素 C、盐酸肾上腺素等,应装在有色密闭瓶中或放在黑纸遮光的纸盒内,放于阴凉处。

(2) 对容易挥发、潮解或风化的药物,如乙醇、过氧乙酸、糖衣片、酵母片等,应装瓶、盖紧。

(3) 对容易被热破坏的某些生物制品和抗生素,如疫苗、胎盘球蛋白、抗毒血清、胰岛素制剂、青霉素皮试液等,应冷藏于 2~10℃处保存。

(4) 对易燃易爆的药物,如乙醇、乙醚、环氧乙烷、氧气等,应密闭瓶盖置于阴凉处,并远离明火放置,以防意外。

(5) 患者个人专用的特殊药物应单独存放,并注明床号、姓名,医护人员不可随意借用他人。

> **知识链接**
>
> **医院电子处方系统**
>
> 随着医疗信息化的发展,信息系统对医院起到的作用越来越大。计算机化医生医嘱录入系统就是电子处方系统,医生通过计算机下达医嘱,医嘱的流转也通过计算机进行,医生可以实时看到医嘱的状态,对医嘱进行相关操作和查阅都通过计算机完成。患者从就诊、医生开具医嘱、药物计价、缴费、药品消耗结算等全部通过计算机处理,提高了管理效率,降低了药物领取过程中的差错率。

任务二 遵循安全给药原则

一、影响药物疗效的因素

同种药物的治疗机制虽然一致,但其治疗效果却因患者个体因素和药物的剂量和剂型、给药途径和方法、用药时间和次数,以及是否联合用药而有程度不等的差异。

(一) 机体方面

1. 生理因素

(1) 年龄与体重:一般成年患者,药物用量与体重成正比。但儿童和老年人用药,除体重因素外,还与生长发育和机体的功能状态有关。如儿童的神经系统、内分泌系统及许多脏器发育尚未完善,新陈代谢又特别旺盛,因而对影响水盐代谢和酸碱平衡的药物较为敏感,使用利尿药后容易出现严重的血钾和血钠降低;又如老年人器官功能减退,影响药物的代谢、排泄,因而对药物的耐受性降低。

(2) 性别:男女性别不同,对药物的反应一般无明显的差异。但是女性在月经期和妊娠期,子宫对泻药、子宫收缩药及刺激性较强的药物较敏感,容易造成月经过多、早产或流产;某些药物可能会导致畸胎;药物通过胎盘进入胎儿体内或经哺乳进入婴儿体内引起中毒。故女性在妊娠期和哺乳期应用药物要谨慎。

2. 病理因素　肝、肾功能受损程度对用药具有特别重要意义,如苯巴比妥、洋地黄毒苷主要在肝代谢,当肝实质细胞受损时可导致这些药物代谢酶减少,因此用药时要注意减量、慎用或禁用;肾功能受损时,某些主要经肾排泄的药物因半衰期延长,可造成蓄积中毒,如氨基糖苷类抗生素、头孢唑啉等应减量或避免使用。

3. 心理因素和行为因素　患者的情绪、对医疗的信赖程度及对治疗是否配合等影响药物疗效。所以护士在为患者给药前应了解其情绪状态、对治疗的态度、有无药物依赖或拒绝医嘱的心理行为；了解患者的文化背景、对所用药物的认识和理解程度；了解患者的经济状况等。护士应以良好的护患关系作为心理疏导的基础，引导患者及其家属建立遵医行为，保持乐观开朗的情绪，提高药物治疗的效果。

（二）药物方面

1. 药物用量　剂量与效应有着密切的关系，药物必须达到一定的剂量才能产生效应，在一定范围内剂量增加效应也随之增强。但效应的增强是有限度的，达到最大效应后，剂量再增加，不但效应不会再增强，而且可能导致药物毒性作用加大。使用安全范围小的药物如洋地黄类药物时，护士应特别注意观察有无中毒反应。

2. 药物剂型　由于药物的制剂不同，生物利用度不同，药物作用的强弱和快慢也不同。以注射剂为例，水剂比混悬液、油剂吸收快，因而产生作用也较快。

3. 给药途径　不同的给药途径可以影响药物吸收的速度和生物利用度。除了动静脉注射药液直接进入血液循环（发挥药效最快）外，其他药物均有一个吸收的过程，吸收速度由快到慢的顺序为：雾化吸入＞舌下含服＞直肠给药＞肌内注射＞皮下注射＞口服给药＞皮肤外敷。某些情况下，同一种药物不同的给药途径还会产生药效性质的不同，如口服硫酸镁起到导泻与利胆作用；注射硫酸镁产生镇静和降血压的作用；而外用湿敷硫酸镁则产生消肿止痛的效果。

4. 给药次数与时间　药物的给药次数与间隔时间取决于药物的半衰期，应以维持药物在血中的有效浓度为最佳选择。临床工作中常用外文缩写来描述给药部位、给药次数与时间等，医院常用给药的外文缩写及中文译意见表 6-1-1，医院常用给药时间安排见表 6-1-2。

5. 联合用药　其目的主要是发挥药物的协同作用，减少不良反应。合理的联合用药可以增加疗效，降低毒性。如异烟肼和乙胺丁醇合用能增强抗结核作用，乙胺丁醇还可延缓异烟肼耐药性的产生。不合理地联合用药会降低疗效，加大毒性，应予以注意。如庆大霉素若与呋塞米配伍，可致永久性耳聋。

护士应了解影响药疗的因素，重视用药安全问题，有目的地观察用药过程中患者的反应和用药效果。

表 6-1-1　医院常用给药的外文缩写及中文译意

外文缩写	中文译意	外文缩写	中文译意
qd	每日1次	qh	每小时1次
bid	每日2次	q4h	每4小时1次
tid	每日3次	qm	每晨1次
qid	每日4次	qn	每晚1次
qod	隔日1次	am	上午
biw	每周2次	pm	下午
ac	饭前	prn	需要时（长期备用医嘱）
pc	饭后	sos	需要时（临时备用医嘱）
hs	临睡前	St/st	立即
12n	中午12点	po	口服
12mn	午夜12点	ID	皮内注射
aa	各	H	皮下注射
gtt	滴	IM/im	肌内注射
DC	停止	IV/iv	静脉注射
ad	加至	ivgtt	静脉滴注

表 6-1-2　医院常用给药时间安排

给药时间	安排	给药时间	安排
qm	6am	q2h	6am,8am,10am,12n…
qd	8am	q3h	9am,12n,3pm,6pm…
bid	8am,4pm	q4h	8am,12n,4pm,8pm…
tid	8am,12n,4pm	q6h	8am,2pm,8pm,2am
qid	8am,12n,4pm,8pm	qn	8pm

二、安全给药原则

为保证患者用药安全，给药过程中护士必须严格执行安全给药原则。

（一）根据医嘱给药

患者用药由医生下达医嘱后护士执行，护士在用药前必须查对医嘱，清楚明确医嘱的内容和要求并严格执行；有疑问的医嘱，应及时向医生提出，切不可盲目执行，也不可擅自更改医嘱。

（二）严格执行查对制度

护理人员在执行药疗时，务必做到给药的"五个准确(5R)"，即准确的药物、准确的剂量、准确的方法、准确的时间和准确的患者。为此，护士应做到"三查八对"。

"三查"：指操作前、操作中、操作后均要查对。

"八对"：对床号、姓名、药名、浓度、剂量、方法、时间、有效期。

（三）正确实施给药

准确掌握给药时间、方法，药物现配现用，防止药物污染或药效降低；向患者解释用药目的以取得配合，指导患者配合，告知用药的相关知识；对易发生过敏反应的药物，使用前应了解过敏史，按要求做过敏试验，结果阴性方可使用。

（四）观察疗效与反应

给药后护士要密切观察药物的疗效及不良反应，保证患者的用药安全，并做好记录；对易引起过敏及毒副反应较大的药物，更应加强用药前的询问和用药后的观察，如有异常情况及时告知医生。

项目二
口服给药法和雾化吸入法

学习目标

1. 掌握口服药物的服用方法及注意事项，雾化吸入法的常用药液及作用；熟悉雾化吸入法的原理及作用特点。
2. 能指导患者安全有效地使用口服药，做到耐心解释、有效沟通。
3. 按规范流程实施口服给药法和雾化吸入法，操作中严格遵守给药原则和查对制度，注重人文关怀，充分体现以患者为中心的意识。

情境导入

患者，女，72岁，发热、咳嗽、咳痰伴喘息。查体：T 38.5℃，P 95次/分，R 24次/分，BP 142/90 mmHg。医疗诊断：慢性支气管炎急性发作。医嘱：① 罗红霉素 0.15 g po bid；② 复方甘草合剂 10 mL po tid；③ 异丙托溴铵气雾剂 tid 吸入。

请思考：
1. 护士如何将药物准确发给患者？发药时应如何指导患者正确服药？
2. 常用的雾化吸入给药的方法有哪些？适用于什么患者？
3. 雾化吸入给药时应注意什么？

口服给药法是指将药物经患者口服后，被胃肠道黏膜吸收、利用，以达到防治和诊断疾病作用的给药方法。在临床上使用范围广，是最常用、最方便、既经济又安全的给药方法，适用于意识清楚，能够自行吞咽的患者。由于药物需要经过消化道的吸收才能被机体利用，因此药效过程较长，不适用于急救患者，对于意识不清、呕吐不止、禁食等患者也不适用此法给药。

任务一　实施口服给药法

一、口服给药法操作程序

（一）评估重点

1. **患者的一般情况**　患者的年龄、意识状态、诊断及病情、目前治疗情况。

2. **患者的能力和状态**　患者服药的自理能力、食欲情况、有无恶心或呕吐。

3. **患者的遵医行为**　患者对药物的认识和理解、心理状态及合作程度。

(二) 操作准备

1. **护士准备**　衣帽整洁,修剪指甲,洗手,戴口罩。

2. **用物准备**　服药本、发药车、药物、纸巾、水壶(温开水)等;(如需临时配药则需要加备:临时医嘱执行单、治疗盘、药匙、量杯、滴管、乳钵、药杯、小药卡等)。

3. **患者准备**　向患者解释用药目的及注意事项;协助患者取舒适卧位;必要时协助洗手。

4. **环境准备**　温湿度适宜,安静整洁,光线适中。

(三) 实施过程

口服给药法的实施过程见表6-2-1。

表6-2-1　口服给药法的实施过程

操作环节	操作步骤	要点说明
备齐用物	核对小药卡与服药本,按床号顺序将小药卡插入药盘内,放好药杯	确保安全用药
规范配药	根据医嘱上的床号、姓名、药名、浓度、剂量、时间进行配药;根据药物剂型的不同,采用不同的取药方法 1. 配固体药 固体药用药匙取出所需药量,放入药杯。 2. 配液体药 (1) 摇匀药液、打开瓶盖 (2) 一手持量杯,拇指置于所需刻度,并使其刻度与视线平齐,另一手持药瓶,倒药液至所需刻度处 (3) 倒毕用纱布擦净瓶口,将药瓶放回原处; (4) 药液不足1mL时用滴管吸取,滴管稍倾斜,1mL以15滴计算; (5) 油剂或药液不足1mL时,先在药杯内加少量温开水,再加入药液; (6) 个人专用药品单独存放	一位患者的药摆好后,再摆第二位患者的药,以免混淆; 先备固体药,再备水剂与油剂; 粉剂、口含片需用纸包好,放入药杯; 避免药液内溶质沉淀而影响给药浓度; 瓶签朝向手心,以免药液沾湿瓶签; 不同的药液应倒入不同的药杯中,配另一种药液时洗净量杯再用; 防止药液附着杯壁而影响剂量; 防止发生差错
再次核对	配药完毕,与医嘱重新核对一次,整理药柜及用物	确保药物正确无误
发药准备	1. 发药前与另一名护士再次核对,正确无误后待发; 2. 洗手,在规定时间内携带服药本、发药车、发药盘、温开水,送药至患者床旁	严格执行查对制度
发放药物	1. 核对患者及药物,确认无误后再发药; 2. 协助患者取舒适体位,解释服药目的及注意事项	每一位患者的所有药物应一次取出,不同患者的药物不可同时取出,以免发生差错

续表

操作环节	操作步骤	要点说明
协助服药	1. 为合作患者倒水,待服下后再离开; 2. 危重患者及不能自行服药的患者应喂服; 3. 鼻饲患者将药物研碎用温开水溶解后从胃管内注入,再注少量温开水冲净; 4. 婴儿:可用塑胶滴管或塑胶注射器给药,抬高婴儿头及肩,用拇指压下颌使口张开,将药液滴在舌上; 5. 幼儿:从嘴角顺口颊方向,用药杯或汤匙慢慢倒入,也可让其自行服药	根据患者情况,采用不同的协助服药方法; 婴儿哭时不可喂药,以免呛入气管及呕吐;不可将药与乳汁混合哺喂; 切勿捏住双侧鼻孔喂药,以免药液吸入呼吸道
整理记录	1. 收回药杯,再次核对; 2. 清洁发药盘和发药车;药杯先浸泡消毒,再清洁备用,一次性药杯消毒后销毁; 3. 观察并记录患者用药后的反应	防止交叉感染; 盛油剂的药杯,先用纸擦净后再消毒

（四）质量标准

1. 护士严格执行查对制度;取药方法正确,剂量准确。

2. 患者认识到遵医嘱服药的重要性,了解药物的作用及注意事项,能积极主动配合。

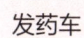 发药车

3. 患者用药安全、有效,护士能及时发现不良反应,并采取适当措施。

4. 患者对护士的工作态度、护理技术满意。

（五）注意事项

1. 配药时必须保证方法正确,以确保药物剂量准确。

2. 操作中应严格执行查对制度,防止差错事故的发生,保证患者用药安全。

3. 发药的过程要把握三个环节

（1）发药前了解患者的有关情况,如做特殊检查、手术等必须禁食者暂时不发药,并做好交班;发药时如患者不在,应将药物带回保管,适时再发或进行交班;如患者出现呕吐,应查明原因再进行相应处理,并暂停口服给药。

（2）发药时患者提出疑问,护士要认真听取,重新核对,确认无误后耐心地解释,再给患者服药。

（3）发药后观察患者服药的效果和不良反应,有异常情况及时通知医生。

二、口服给药的指导

在对住院服药患者和出院后需要继续服药的患者进行健康教育时,护士应在口服用药方法和效果方面进行针对性指导,帮助患者安全有效地使用口服药。

项目二 口服给药法和雾化吸入法　209

(一) 服药方法的指导

1. 吞服的药物通常用温开水服药,不宜用茶水、牛奶、果汁等服药。

2. 缓释片、肠溶片、胶囊吞服时不可嚼碎。

3. 舌下含片应放于舌下或两颊黏膜与牙齿之间待其溶化。

4. 对牙齿有腐蚀作用或使牙齿染色的药液,应用吸水管,避免药液与牙齿接触,服后漱口,如稀盐酸溶液、铁剂等。

(二) 特殊口服药的指导

1. 抗生素及磺胺类药物应准时服药,确保血液内保持有效浓度。某些磺胺类药物经肾排出,尿少时易析出结晶堵塞肾小管,服药后要多饮水。

2. 服用铁剂时忌饮茶,以免形成铁盐,妨碍铁剂的吸收。

3. 止咳糖浆服用后暂不饮水,以防降低疗效;若同时口服多种药,则最后服用止咳糖浆。

4. 强心苷类药应在服药前测脉率和脉律(或心率和心律),如脉率少于60次/分或节律出现异常时,应暂停用药并立即与医生联系。

5. 健胃及刺激食欲的药物宜在饭前服,可刺激味觉感受器,使消化液分泌增多,增加食欲。

6. 助消化药及对胃黏膜有刺激性的药物宜在饭后服,以利于食物消化,减少药物对胃壁黏膜的刺激。

7. 退热药起发汗降温作用,服用后多饮水可增加药物疗效。

任务二 实施雾化吸入法

雾化吸入法是指用雾化装置将药液形成细小的雾滴,通过鼻或口吸入呼吸道,经呼吸道吸收,达到预防和治疗疾病作用的给药方法。雾化吸入法用药量较小、起效较快、不良反应较轻。

雾化吸入法的主要治疗目的有:① 湿化呼吸道,常用于呼吸道湿化不足、痰液黏稠、气道不畅的患者;② 控制呼吸道感染,减轻炎症反应,如咽喉炎、支气管扩张、肺炎、肺脓肿、肺结核等患者;③ 改善通气功能,解除支气管痉挛,保持呼吸道通畅,如支气管哮喘等患者;④ 预防呼吸道感染,如胸部手术前后的患者;⑤ 间歇吸入抗癌药物治疗肺癌。

雾化吸入法的常用药液有:① 稀释痰液,帮助祛痰:常用 α-糜蛋白酶、乙酰半胱氨酸、盐酸氨溴索(沐舒坦)等;② 控制呼吸道感染,消除炎症:常用庆大霉素、卡那霉素等;③ 解除支气管痉挛:常用氨茶碱、沙丁胺醇等;④ 减轻呼吸道黏膜水肿:常用地塞米松等。

根据雾化吸入所使用的装置不同,临床常用雾化吸入的方法有超声波雾化吸入法、氧气雾化吸入法、手压式雾化吸入法等。

一、超声波雾化吸入法

(一)概念、原理及作用特点

超声波雾化吸入法是利用超声波声能,使药液变成细微的气雾由呼吸道吸入,以达到改善呼吸道通气功能和防治呼吸道疾病目的的方法。

超声波雾化吸入器由超声波发生器、水槽、晶体换能器、雾化罐、透声膜、螺纹管、口含嘴或面罩组成(图6-2-1)。

超声波发生器通电后输出高频电能,通过水槽底部晶体换能器转换为超声波声能,声能震动并透过雾化罐底部的透声膜,作用于罐内的药液,使药液表面张力受到破坏而成为细微雾滴,通过导管随患者深而慢地吸气进入呼吸道。

超声波雾化吸入时雾量大小可以调节;雾滴小而均匀,直径<5 μm,药液随深而慢地吸气可到达终末细支气管和肺泡;因雾化器电子部分产热,能对雾化液轻度加温,使患者吸入的气雾温暖、舒适。

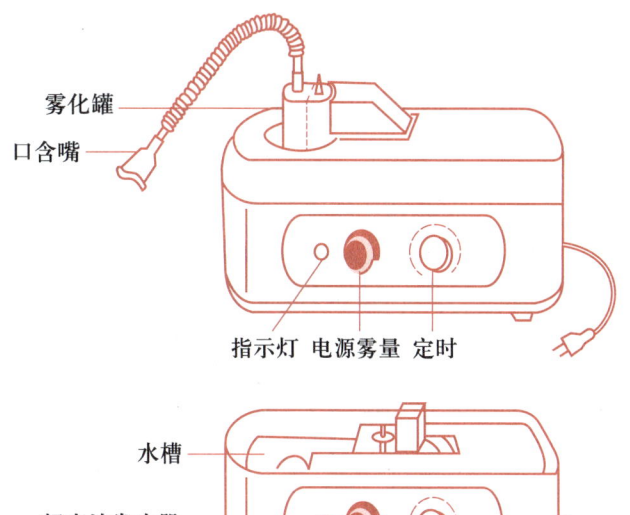

图6-2-1 超声波雾化吸入器

(二)超声波雾化吸入法操作程序

1. 评估重点

(1)患者的年龄、意识状态、病情及治疗情况。

(2)患者的用药史、呼吸系统功能状况,如呼吸道有无感染、有无支气管痉挛等。

(3)患者的自理能力、遵医行为、心理状态及合作程度。

2. 操作准备

(1)护士准备:护士衣帽整洁,修剪指甲,洗手,戴口罩。

(2)用物准备:治疗车上放超声波雾化吸入器1套、冷蒸馏水、水温计、生理盐水、所需药液、注射器、弯盘、纸巾、电源插座等。

(3)患者准备:向患者解释目的、方法和治疗时间,准备舒适的体位,可取坐位、半坐卧位或侧卧位。

(4)环境准备:温湿度适宜,安静整洁,光线适中。

3. 实施过程 见表6-2-2。

表6-2-2 超声波雾化吸入法的实施过程

操作环节	操作步骤	要点说明
连接装置	1. 检查超声波雾化吸入器； 2. 将超声波雾化吸入器主机与各部件连接	确保设备功能正常
加水加药	1. 在水槽内加入冷蒸馏水，要求浸没雾化罐底部的透声膜，约250 mL； 2. 核对药液，将药液用生理盐水稀释至30~50 mL，加入雾化罐内，盖紧水槽盖	水槽内不可加温水或热水，水槽无水时不可开机
雾化吸入	1. 携用物至患者床旁，核对患者信息并解释操作目的； 2. 协助患者取舒适体位，协助漱口； 3. 接通电源，先开电源开关，调整定时器，再开雾化开关，根据需要调节雾量； 4. 有气雾喷出时将口含嘴放入患者口中，或将面罩罩住患者口鼻，嘱患者做深而慢的呼吸； 5. 观察患者雾化吸入情况	严格执行查对制度； 一般雾化时间为15~20分钟； 使用口含嘴吸入的患者，应嘱其紧闭口唇，以保证治疗效果； 使药液到达呼吸道深部，更好地发挥药效
结束雾化	1. 治疗毕，取下口含嘴或面罩，先关雾化开关，再关电源开关； 2. 协助患者漱口、清洁面部，协助取舒适体位	防止损坏电子管
整理记录	1. 整理用物，倒净水槽内余水并擦干，雾化罐、螺纹管、口含嘴（面罩）浸泡于消毒液中1小时，再洗净晾干后备用； 2. 洗手、记录	防止交叉感染； 口含嘴或面罩个人专用； 记录雾化开始时间及持续时间，患者的反应及效果等

4. 质量标准

（1）机器性能良好，各部件及管道连接正确，无漏气。

（2）护士操作规范、安全，患者感觉较舒适，达到治疗预期目的。

（3）患者知晓护士告知的目的及注意事项，护患沟通有效，患者需要得到满足。

5. 注意事项

（1）严格执行查对制度及消毒隔离制度。

（2）治疗前，检查机器各部件，确保性能良好，连接正确，机器各部件的型号一致。

（3）水槽底部的晶体换能器和雾化罐底部的透声膜薄而脆，安放时动作要轻，以免破损。

（4）在使用过程中，水槽内要始终维持有足够量的蒸馏水，水温不宜超过50℃，如发现水量不足或水温超过50℃，应先关机，再添加或更换冷蒸馏水。

（5）治疗过程中需加药液时，不必关机，直接从盖上小孔内添加即可。

（6）需连续使用雾化器时，中间应间隔30分钟。

二、氧气雾化吸入法

(一) 概念及原理

氧气雾化吸入法是借助高速氧气气流,使药液形成雾状,随吸气进入患者呼吸道,达到预防和治疗呼吸道疾病作用的给药方法。

氧气雾化吸入法的基本原理是借助高速气流通过毛细管并在管口形成负压,将药液由邻近的小管吸出;所吸出的药液又被毛细管口高速的气流撞击成细小的雾滴,呈气雾喷出(图 6-2-2)。

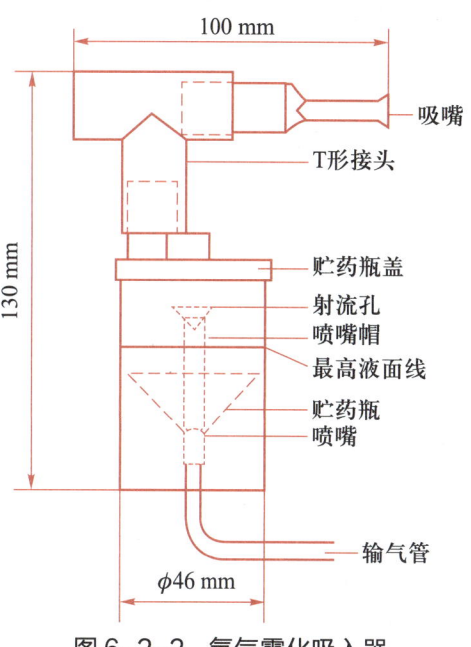

图 6-2-2 氧气雾化吸入器

(二) 氧气雾化吸入法操作程序

1. **评估重点** 同超声波雾化吸入法。

2. **操作准备**

(1) 护士准备 衣帽整洁,修剪指甲,洗手,戴口罩。

(2) 用物准备 氧气雾化吸入器 1 个、供氧装置、所需药液、注射器、弯盘、纸巾等。

(3) 患者准备 向患者解释目的、方法和治疗时间,准备舒适的体位,可坐位、半坐卧位或侧卧位。

(4) 环境准备 温湿度适宜,安静整洁,光线适中;用氧环境安全,避开热源及易燃易爆物品。

3. **实施过程** 见表 6-2-3。

表 6-2-3 氧气雾化吸入法实施过程

操作环节	操作步骤	要点说明
准备药液	1. 遵医嘱将药液稀释至 5 mL,注入雾化器; 2. 连接氧气输气管与雾化器底部的进气口	确保设备功能正常; 注意连接紧密,防止漏气; 氧气湿化瓶内勿盛水
雾化吸入	1. 核对患者信息,并解释操作目的 2. 协助患者取舒适卧位,协助漱口; 3. 调节氧流量至 6~8 L/分,将口含嘴放入患者口中,指导患者用口深吸气,用鼻呼气,持续雾化至药液用完,取下雾化器,关闭氧气; 4. 观察患者雾化吸入情况	严格执行查对制度; 较高的氧气流量可以形成更小粒径的气雾; 深吸气使药液到达呼吸道深部,更好发挥药效
结束雾化	1. 治疗毕,取下雾化器,再关氧气开关; 2. 协助患者漱口、清洁面部,协助取舒适体位	雾化后应关注患者的舒适度

操作环节	操作步骤	要点说明
整理记录	1. 整理用物,冲净雾化器,浸泡消毒,再洗净晾干后备用; 2. 洗手、记录	防止交叉感染; 记录雾化开始时间及持续时间,患者的反应及效果等

4. 质量标准　同超声波雾化吸入法。

5. 注意事项

(1) 正确使用供氧装置,注意安全用氧。

(2) 氧气湿化瓶内勿盛水,以免湿化瓶内液体进入雾化器而使药液稀释影响疗效。

(3) 雾化过程中如患者感觉疲劳,可关闭氧气停止雾化,适时再行吸入。

三、手压式雾化吸入法

(一) 原理及目的

手压式雾化吸入法是将药液预置于雾化器内的送雾器中,利用雾化器内腔的高压,将其倒置用拇指按压雾化器顶部,将阀门打开,药液便从喷嘴喷出。雾滴平均直径为 2.8~4.3 μm,其喷出速度甚快,80% 雾滴会直接喷洒到口腔及咽部黏膜而被吸收(图 6-2-3)。

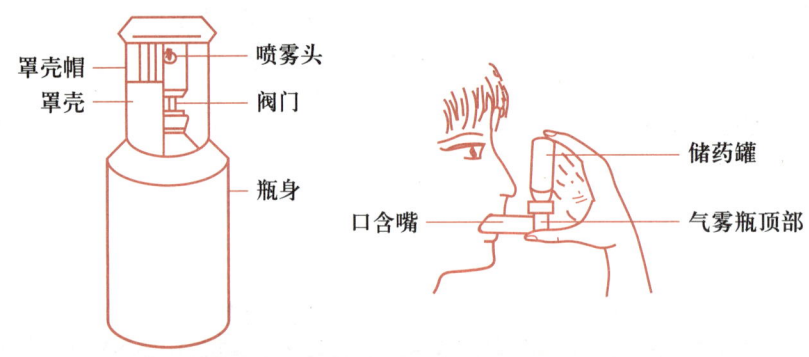

图 6-2-3　手压式雾化吸入器

临床主要用于吸入拟肾上腺素类药、氨茶碱或沙丁胺醇等支气管解痉药,平息或缓解支气管哮喘和喘息性支气管炎的哮喘症状。

(二) 手压式雾化吸入法操作程序

1. 评估重点　同超声波雾化吸入法。

2. 操作准备

(1) 护士准备　衣帽整洁,修剪指甲,洗手,戴口罩。

(2) 用物准备　手压式雾化吸入器 1 个(内含药液)。

(3) 患者准备　向患者解释目的和方法,准备舒适的体位,可坐位、半坐卧位或侧卧位。

(4) 环境准备　温湿度适宜,安静整洁,光线适中。

3. 实施过程　见表6-2-4。

表6-2-4　手压式雾化吸入法实施过程

操作环节	操作步骤	要点说明
雾化吸入	1. 携用物至床旁,核对患者信息,并解释操作目的; 2. 协助患者取舒适体位,协助漱口; 3. 取下雾化器保护盖,充分摇匀药液; 4. 将雾化器倒置,接口端放入双唇间,平静呼吸; 5. 在吸气开始时,按压气雾瓶顶部,使之喷药,随着深吸气的动作药雾经口吸入,屏气、呼气,反复1~2次; 6. 观察患者雾化吸入情况	严格执行查对制度 操作步骤较简单,可教会患者自行使用 紧闭口唇 尽可能延长屏气(最好能坚持10秒左右),然后呼气
结束雾化	1. 治疗毕,取出雾化器; 2. 协助患者漱口,协助取舒适体位	雾化后应关注患者的舒适度
整理记录	1. 雾化器用后放在阴凉处(30℃以下)保存; 2. 洗手、记录	其塑料外壳应定期用温水清洁,个人专用 记录雾化时间和雾化效果

4. 质量标准　同超声波雾化吸入法。

5. 注意事项

(1) 使用雾化器之前应检查雾化器各部件是否完好。

(2) 嘱患者深吸气时药液经口腔吸入,尽量延长吸气时间,然后再呼气,提高疗效。

(3) 每次进行1~2喷,两次使用间隔时间不少于3~4小时。

知识链接

压缩雾化吸入法

压缩雾化吸入法是利用压缩空气,将药液变成细微的气雾,随着患者呼吸将药液吸入呼吸道的一种治疗方法。其作用原理是空气压缩机通电后输出的电能将空气压缩,压缩后的空气作用于喷雾器内的药液,使药液表面张力破坏而形成细微的气雾,随着患者的深慢呼吸,气雾通过口含嘴或面罩进入呼吸道。

项目三
注射给药法

学习目标

1. 掌握注射用药的原则,各种注射法的要点和注意事项,各种注射法的异同点。
2. 能正确抽吸药液并按规范流程实施注射给药法,操作中严格遵守注射原则和查对制度,注重人文关怀,关心、体贴患者,充分体现以患者为中心的意识。
3. 建立职业防护意识并体现在注射操作中。

情境导入

患者,男,19岁,因皮肤软组织感染就诊。医嘱:青霉素80万U,IM,bid。患者根据医嘱要求,先去门诊治疗室进行青霉素皮试,结果为阴性。然后去药房取药进行注射治疗。

请思考:
1. 注射给药包括哪些方法?如何定位各种注射方法的部位?
2. 注射应遵循什么原则?注射药液如何抽吸?
3. 各种注射方法的操作程序是什么?注射中应注意哪些问题?

注射给药法是将无菌药液或生物制剂注入体内的方法。常用注射法包括皮内注射、皮下注射、肌内注射及静脉注射。注射给药的优点是药物吸收快,血药浓度迅速升高,适用于需要药物迅速发生作用或因各种原因不能经口服用药的患者,此外,某些药物易发生首过效应,不适宜口服,也只能选择注射给药。

注射给药是有创性治疗,存在着注射部位皮肤和血管一定程度受伤的危险,而且由于药物吸收快,某些药物的不良反应出现迅速,处理难度大,因此选择注射给药时应谨慎,在实施注射给药时护士必须严格遵循注射原则。

任务一 遵循注射原则及抽吸药液

一、注射原则

(一)严格执行查对制度

1. 严格执行"三查八对",仔细检查药物质量,如发现药液变色、沉淀、浑浊、失效、安瓿有裂痕等现象,则不能使用。

2. 同时注射多种药物,应注意配伍禁忌。

(二) 严格遵守无菌操作原则

1. 环境符合操作要求,护士在注射前必须衣帽整洁、修剪指甲、洗手、戴口罩。

2. 注射器空筒的内壁、活塞、乳头,针头的针梗、针尖必须保持无菌。

3. 按要求进行注射部位的皮肤消毒,并保持无菌。常规消毒法用无菌棉签蘸取 0.5% 碘伏或安尔碘溶液,以注射点为中心,由内向外螺旋式涂擦 2 遍,消毒直径在 5 cm 以上,待干后注射;消毒液也可用 2% 碘酊,待干后用 75% 乙醇脱碘。

(三) 选择合适的注射器和针头

1. 根据药液的剂量、黏稠度和刺激性的强弱选择合适的注射器和针头。

2. 空筒与活塞无裂缝、不漏气;针头锐利、无钩、无弯曲、型号合适,注射器与针头衔接紧密。

3. 一次性注射器的包装应密封,且在有效期内。

(四) 选择合适的注射部位

注射部位应避开神经和血管(动、静脉注射除外);注射部位的皮肤应无炎症、损伤、硬结、瘢痕及皮肤病等。

(五) 药液应现用现配

注射药液应在规定时间内临时配置和抽取,立即注射,以防药物效价降低或污染。

(六) 注射前排尽空气

注射前注射器内应排尽空气,特别是动、静脉注射,以防空气进入血管形成栓塞;排气时要防止浪费药液。

(七) 检查回血缓慢推药

进针后注射药液前,应轻轻抽动活塞,检查有无回血。皮下注射及肌内注射无回血方能注药,若有回血,应拔出针头重新进针;动、静脉注射必须见到回血方可推药。

(八) 应用无痛注射技术

1. 分散患者注意力,消除患者心理顾虑。

2. 取合适体位,使肌肉松弛。

3. 做到"两快一慢",即进针和拔针快、推药慢。

4. 刺激性强的药液应选择长针头深注射,同时注射多种药液应先注射无刺激性或刺激性小的药,后注射有刺激性或刺激性大的药。

(九) 严格执行消毒隔离制度

1. 注射时做到一人一套物品,包括注射器、针头、止血带、一次性治疗巾。所用物品须按消毒隔离要求处理,不可随意丢弃。

2. 注射给药中勿用手直接接触使用后的针头等锐器,禁止用双手将使用后的针头套回护针帽,使用后的针头应直接置于耐刺、防渗漏的锐器盒中,防止被污染的针头等锐器刺伤或划伤。

二、注射用物

(一) 治疗车上层用物

1. 注射盘　指放置注射用物的治疗盘,常规放置以下物品:皮肤消毒液(安尔碘或0.5%碘伏或2%碘酊、75%乙醇)、无菌棉签、无菌纱布罐、无菌持物镊、弯盘、砂轮、启瓶器;静脉注射时加止血带、垫枕、一次性治疗巾等。

2. 无菌盘　在清洁干燥的治疗盘上,铺上无菌巾,形成无菌区域,放置抽吸好药液的无菌注射器。

3. 注射器及针头　注射器分为玻璃和塑料两种制品,其中塑料注射器为一次性使用。注射器由空筒和活塞两个部分组成,空筒前端为乳头,空筒上标有容量刻度,活塞后部为活塞轴、活塞柄,其中注射器空筒内壁、活塞、乳头为无菌区域(图6-3-1)。

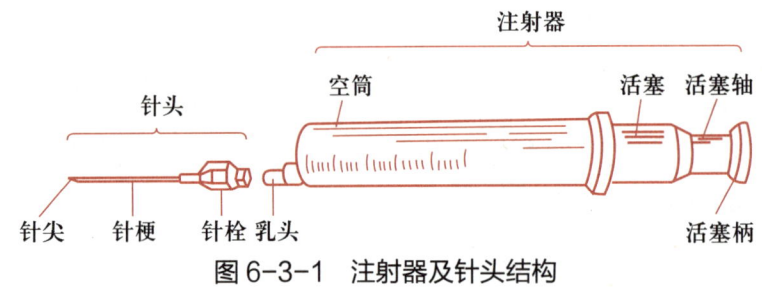

图6-3-1　注射器及针头结构

针头由针尖、针梗、针栓三部分组成,其中针尖、针梗为无菌区域。常用注射器规格和针头型号有多种(表6-3-1)。

表6-3-1　常用注射器

注射器规格	针头型号	主要用途
1 mL	$4 \sim 4\frac{1}{2}$ 号	皮内注射,注射小剂量药液
1 mL、2 mL	5~6 号	皮下注射
2 mL、5 mL	6~7 号	肌内注射
5 mL、10 mL、20 mL、30 mL、50 mL、100 mL	6~9 号	静脉注射、静脉采血

4. 药物　按医嘱准备。常用的注射药剂型有水溶液、油剂、混悬液、结晶、粉剂(结晶和粉剂溶解后使用)。

5. 注射执行单　根据医嘱准备,是注射给药的依据。

6. 手消毒液。

(二) 治疗车下层用物

医疗垃圾桶、生活垃圾桶、锐器盒。

三、抽吸药液

(一) 目的

根据医嘱准确地抽吸药液,为各种注射做好准备。

(二) 抽吸药液操作程序

1. 评估重点　给药目的、药物性能及给药方法。

2. 操作准备

(1) 护士准备　衣帽整洁,修剪指甲,洗手,戴口罩。

(2) 用物准备　同注射用物。

(3) 环境准备　温湿度适宜,安静整洁,光线适中,符合无菌技术操作要求。

3. 实施过程　见表6-3-2。

表6-3-2　抽吸药液实施过程

操作环节	操作步骤	要点说明
查对药液	根据医嘱查对药液,查对药液的名称、浓度、剂量、有效期,检查药液的质量	严格执行查对制度
铺无菌盘	按无菌操作的要求铺无菌盘	建立无菌区
抽吸药液	1. 从安瓿内抽吸药液 (1) 打开安瓿:将安瓿顶端药液弹至体部,消毒安瓿颈部,在安瓿颈部划一锯痕,消毒之后取无菌纱布包裹安瓿并折断安瓿; (2) 抽吸药液:持注射器,将针尖斜面向下置入安瓿内的液面下,针栓不可进入,抽动活塞,吸取药液(图6-3-2) 2. 从密封瓶内抽吸药液 (1) 消毒瓶塞:去除瓶盖中心部分,消毒瓶塞,待干; (2) 抽吸药液:注射器抽吸与所需药液等量的空气注入瓶内,倒转药瓶,使针尖在液面下,吸取药液至所需量,以示指固定针栓,拔出针头(图6-3-3)	若安瓿颈部上方有蓝点标记,可不用砂轮划痕,消毒后直接折断安瓿; 注射器和针头需衔接紧密; 吸药时不得用手握住活塞,只能持活塞柄和活塞轴,防止污染药液; 增加瓶内压力,以利于吸药

续表

操作环节	操作步骤	要点说明
排尽空气	抽吸完毕,将针头垂直向上,轻拉活塞,使针头内药液进入注射器内,使针乳头置于最高处,并使气泡聚集于乳头内,稍推活塞,排尽空气	排气时示指固定针栓,不可触及针梗和针尖; 排气时不可浪费药液,以免影响药量的准确性
保持无菌	给针头套上安瓿、密封瓶或护针帽,再次核对后放入无菌盘内备用	注意防止针刺伤; 放入无菌盘内,避免污染
整理用物	整理用物,洗手	抽尽药液的安瓿或密封瓶不可立即丢弃,以备注射时查对

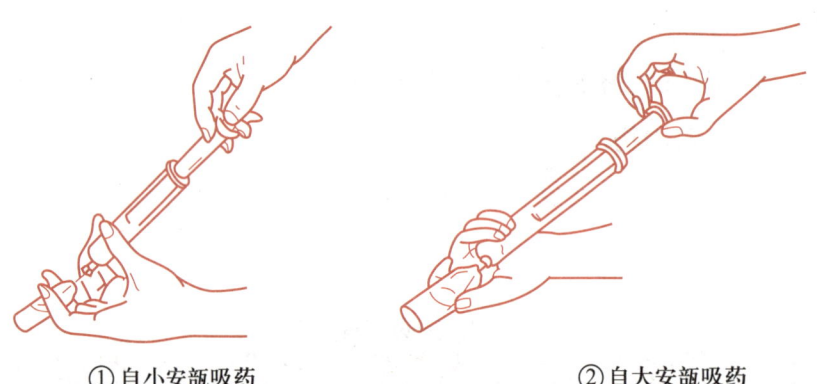

① 自小安瓿吸药　　　　②自大安瓿吸药

图 6-3-2　从安瓿内抽吸药液

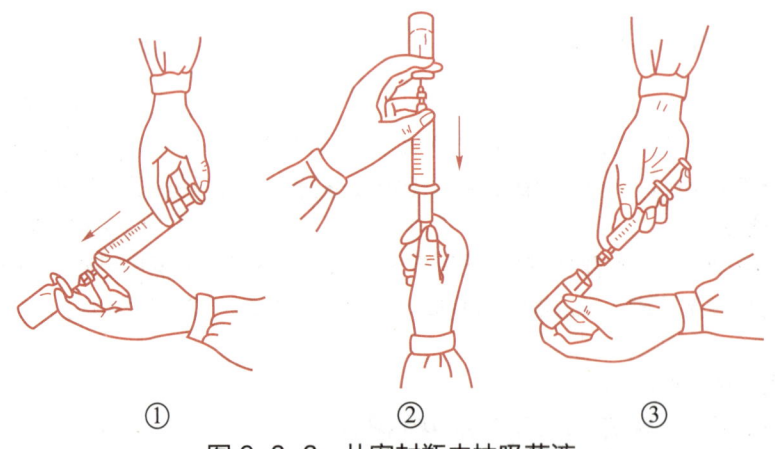

①　　　　②　　　　③

图 6-3-3　从密封瓶内抽吸药液

4. 质量标准

（1）严格按照操作程序抽吸药液,操作规范、剂量准确。

（2）抽吸药液过程中严格执行查对制度,无差错发生。

（3）严格遵循无菌技术操作原则,药液无污染。

5. 注意事项

(1) 严格执行查对制度,遵循无菌技术操作原则。

(2) 打开一次性注射器与针头前应认真检查包装及有效期,凡包装漏气或超出有效期的均不可使用。

(3) 结晶、粉剂、混悬液或油剂药物:抽吸结晶和粉剂药物时,用生理盐水或专用溶媒将其充分溶解后再抽吸;混悬液摇匀后立即抽吸,选择稍粗的针头;油剂可稍加温或用两手对搓后(易被热破坏者除外)再抽吸,选择稍粗的针头。

(4) 药液应现用现配,避免药液污染和效价降低。

任务二 实施各种注射法

常用注射法有皮内注射、皮下注射、肌内注射和静脉注射。

一、皮内注射法

(一) 定义及目的

皮内注射(intradermal injection, ID)是指将少量药液或生物制剂注入表皮与真皮之间的方法。临床常用于药物过敏试验、预防接种(如卡介苗)、局部麻醉的起始步骤。

(二) 注射定位

1. 药物过敏试验 常选择前臂掌侧下段内侧,因该部位皮肤较薄,易于进针,且肤色较淡,易于辨别皮试结果。

2. 预防接种 常选择上臂三角肌下缘。

3. 局部麻醉 选择麻醉处。

(三) 皮内注射法操作程序

1. 评估重点

(1) 患者的年龄、意识状态、病情及治疗情况。

(2) 询问患者的用药史、过敏史、家族史。

(3) 注射部位的皮肤状况,患者的肢体活动度情况。

(4) 患者的自理能力、遵医行为、心理状态及合作程度。

2. 操作准备

(1) 护士准备 衣帽整洁,修剪指甲,洗手,戴口罩。

(2) 用物准备 注射盘:1 mL 注射器、$4 \sim 4\frac{1}{2}$ 号针头、所需药物、皮肤消毒液(75% 乙醇)、无菌棉签、无菌纱布、无菌持物镊、弯盘、砂轮、启瓶器、做药物过敏试验时另备0.1%盐酸肾上腺素与注射器；无菌盘、注射执行单、手消毒液；医疗垃圾桶、生活垃圾桶、锐器盒。

(3) 患者准备　向患者解释治疗目的及注意事项；协助取舒适体位并教会配合的方法。

(4) 环境准备　温湿度适宜，安静整洁，光线适中。

3. 实施过程　见表6-3-3（以过敏试验为例）。

表6-3-3　皮内注射法的实施过程

操作环节	操作步骤	要点说明
查对备药	根据医嘱抽吸好药液	药液置于无菌盘内
核对解释	携用物至患者床旁，核对患者信息及药物；再次解释目的，指导患者配合	操作前查对
定位消毒	选择注射部位，用75%乙醇消毒皮肤，待干	忌用含碘消毒液消毒，以免影响结果判断
核对排气	再次核对患者信息及药物，确认药液无气泡	操作中查对
进针注药	一手绷紧注射部位皮肤，一手持注射器，注射器刻度与针尖斜面向上，与皮肤呈5°角进针，待针尖斜面全部进入皮内后，放平注射器，用绷紧皮肤手的拇指固定针栓，注入药液0.1 mL，局部形成一半球状皮丘，局部皮肤发白、毛孔变大（图6-3-4）	进针时示指固定针栓；把握好进针角度，以免药液注入皮下组织；注入剂量需准确
快速拔针	注射完毕，快速拔针，勿按揉注射部位；看表计时	以免影响结果的观察；20分钟后观察结果
再次核对	再次核对患者信息及药物	操作后查对
整理记录	1. 协助患者取舒适体位，整理床单位； 2. 整理用物； 3. 洗手、记录	嘱患者休息，勿离开病室，如有不适，立即呼叫；记录过敏试验结果

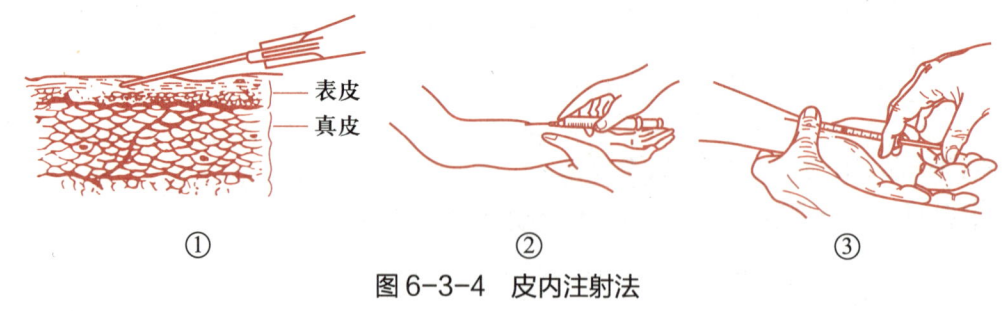

① ② ③

图6-3-4　皮内注射法

4. 质量标准

(1) 患者知晓护士告知的目的及注意事项，能积极主动配合。

(2) 护士操作规范、熟练、安全，能遵守职业防护要求。

(3) 操作中体现以患者为中心的理念,护患沟通有效,患者需要得到满足。

5. 注意事项

(1) 严格执行查对制度,遵循无菌技术操作原则。

(2) 做药物过敏试验前,护士应询问患者的用药史、过敏史及家族史,如患者对所用药物过敏,则不可做皮试,并及时与医生联系。

(3) 忌用含碘消毒液消毒皮肤,以免影响局部反应判断及与碘过敏反应相混淆。

(4) 在为患者做药物过敏试验前,要备好急救药品,以防发生意外。

二、皮下注射法

(一) 定义及目的

皮下注射(subcutaneous injection)是指将少量药液或生物制剂注入皮下组织的方法。临床常用于小剂量药物治疗(用于不宜口服给药而需在一定时间内发生药效时)、预防接种、局部麻醉用药。

(二) 注射定位

常选择上臂三角肌下缘、两侧腹壁、后背、大腿前侧及外侧等(图6-3-5)。

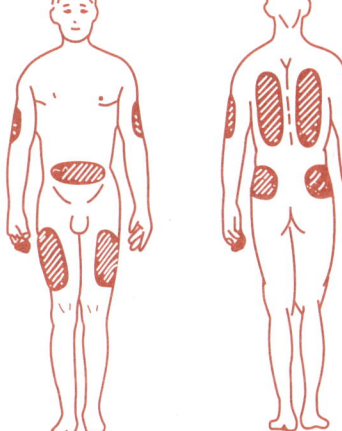

图 6-3-5 皮下注射部位

(三) 皮下注射法操作程序

1. 评估重点

(1) 患者的年龄、意识状态、病情及治疗情况。

(2) 询问患者的用药史、过敏史。

(3) 注射部位的皮肤及皮下组织状况,患者的肢体活动度情况。

(4) 患者的自理能力、遵医行为、心理状态及合作程度。

2. 操作准备

(1) 护士准备 衣帽整洁,修剪指甲,洗手,戴口罩。

(2) 用物准备 注射盘:1~2 mL注射器、5~6号针头、所需药物、皮肤消毒液、无菌棉签、无菌纱布、无菌持物镊、弯盘、砂轮、启瓶器;无菌盘、注射执行单、手消毒液;医疗垃圾桶、生活垃圾桶、锐器盒。

(3) 患者准备 向患者解释治疗目的及注意事项;协助取舒适体位并教会配合的方法。

(4) 环境准备 温湿度适宜,安静整洁,光线适中。

3. 实施过程 见表6-3-4。

表 6-3-4　皮下注射法实施过程

操作环节	操作步骤	要点说明
查对备药	根据医嘱抽吸好药液	药液置于无菌盘内
核对解释	携用物至患者床旁,核对患者信息及药物;再次解释目的,指导患者配合	操作前查对
定位消毒	选择注射部位,常规消毒皮肤,待干	0.5%碘伏或安尔碘消毒2遍,或2%碘酊消毒后75%乙醇脱碘
核对排气	再次核对患者信息及药物,确认药液无气泡	操作中查对
快速进针	一手绷紧皮肤,另一手侧握式持针,针尖斜面向上与皮肤呈30°~40°角,迅速刺入针梗的1/2~2/3长度,勿全部刺入(图6-3-6)	进针时示指固定针栓;把握好进针角度和深度,以免药液注入肌层
查回血注药	松开绷紧皮肤的手,轻轻抽动活塞,见无回血,固定针头,缓慢注入药液	推药速度缓慢且均匀以减轻疼痛
拔针按压	注射毕,快速拔针,同时用无菌棉签轻压穿刺处	快速拔针可减轻疼痛
再次核对	再次核对患者信息及药物	操作后查对
整理记录	1. 协助患者取舒适卧位,整理床单位; 2. 整理用物; 3. 洗手、记录	分类处理用物 记录注射时间、患者反应

4. 质量标准　同皮内注射法。

5. 注意事项

(1) 严格执行查对制度,遵循无菌技术操作原则。

(2) 进针角度不宜超过45°,避免刺入肌层;对于消瘦者,可捏起局部组织,适当减少穿刺角度。

(3) 皮下注射不宜用刺激性强的药物。

(4) 长期皮下注射者,应更换注射部位,以防局部产生硬结。

(5) 注射不足1 mL的药液时,应用1 mL注射器抽吸药液,以确保药物剂量的准确性。

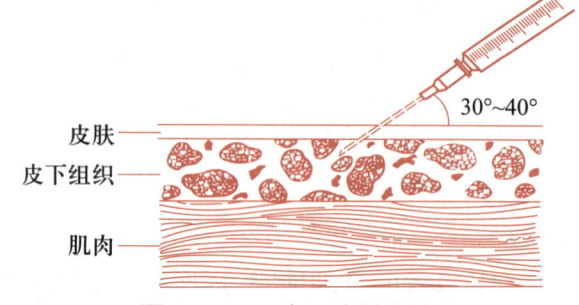

图6-3-6　皮下注射进针法

知识链接

胰岛素笔式数显注射器

诺和笔是目前注射胰岛素常用的注射器,使用简单且注射剂量准确。患者可随时随地迅速、准确地注射处方的胰岛素。诺和笔每次可调最小剂量是1个单位,可以从1~60个单位用量中做选择。特别适合糖尿病患者自身皮下注射胰岛素。

三、肌内注射法

(一) 定义及目的

肌内注射(intramuscular injection, IM)是指将一定量的药液注入肌肉组织的方法。临床主要用于药物治疗(用于不宜或不能口服或静脉注射,要求比皮下注射更快发生疗效时)、预防接种。

(二) 注射定位

注射部位一般选择肌肉较为丰厚,且距大血管、大神经较远处。

1. 臀大肌注射定位　臀大肌是肌内注射最常用的部位,定位方法有两种。

(1) 十字法:从臀裂顶点向左或向右划一水平线,然后从髂嵴最高点做一垂直线,把臀部分为4个象限,其外上象限避开内角(髂后上棘与大转子连线)为注射区(图6-3-7)。

(2) 连线法:取髂前上棘与尾骨连线的外上1/3处为注射部位(图6-3-8)。

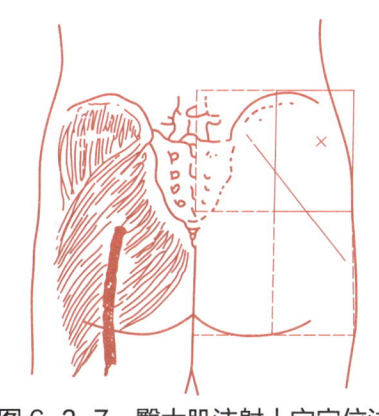
图6-3-7　臀大肌注射十字定位法

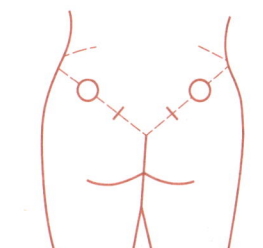
图6-3-8　臀大肌注射连线定位法

2. 臀中肌、臀小肌注射定位

(1) 三横指法:取髂前上棘外侧三横指处为注射部位(以患者的手指宽度为准)。

(2) 构角法:将操作者的示指、中指指尖分别置于髂前上棘和髂嵴的下缘处,两指和髂嵴即构成一个三角区,示指与中指构成的内角为注射部位(图6-3-9)。

3. 股外侧肌注射定位:取大腿中段外侧,成人一般取膝上10 cm、髋关节下10 cm,约7.5 cm宽处为注射部位。

4. 上臂三角肌注射定位:取上臂外侧,肩峰下2~3横指处。此部位注射方便,但肌肉较薄,只能用于少量药液注射。

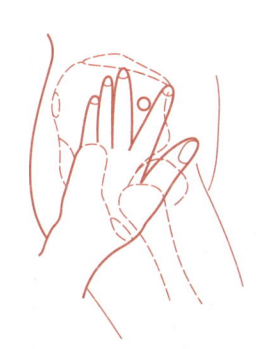
图6-3-9　臀中肌、臀小肌注射定位法

(三) 肌内注射法操作程序

1. 评估重点

(1) 患者的年龄、意识状态、病情及治疗情况。

(2) 询问患者的用药史、过敏史。

(3) 注射部位的皮肤及肌肉组织状况,患者的肢体活动度情况。

(4) 患者的自理能力、遵医行为、心理状态及合作程度。

2. 操作准备

(1) 护士准备:衣帽整洁,修剪指甲,洗手,戴口罩。

(2) 用物准备:注射盘:2~5 mL 注射器、6~7 号针头、所需药物、皮肤消毒液、无菌棉签、无菌纱布、无菌持物镊、弯盘、砂轮、启瓶器;无菌盘、注射执行单、手消毒液;医疗垃圾桶、生活垃圾桶、锐器盒。

(3) 患者准备:向患者解释治疗目的及注意事项;协助取合适体位并教会配合的方法。

(4) 环境准备:温湿度适宜,安静整洁,光线适中,必要时用屏风或床帘遮挡。

3. 实施过程　见表 6-3-5。

表 6-3-5　肌内注射法的实施过程

操作环节	操作步骤	要点说明
查对备药	根据医嘱抽吸好药液	药液置于无菌盘内
核对解释	携用物至患者床旁,核对患者及药物;再次解释目的,指导患者配合	操作前查对
安置体位	1. 臀部:① 侧卧位时下腿屈曲、上腿伸直,使肌肉放松;② 俯卧位时两足尖相对,足跟分开;③ 仰卧位用于病情危重及不能翻身的患者,限于臀中肌、臀小肌注射 2. 上臂三角肌:单手叉腰显露三角肌 3. 股外侧肌:自然坐位或卧位	注射时,根据患者情况协助取合适体位,使肌肉放松,减轻疼痛与不适
定位消毒	准确定位注射部位,常规消毒皮肤,待干	0.5% 碘伏或安尔碘消毒 2 遍,或 2% 碘酊消毒后 75% 乙醇脱碘
核对排气	再次核对患者信息及药物,确认药液无气泡	操作中查对
快速进针	一手拇指和示指绷紧皮肤,另一手以握笔式姿势持注射器,中指固定针栓,针头与皮肤呈 90° 角,用力适中迅速进针,深度约为针梗的 2/3(图 6-3-10)	针梗勿全部刺入
查回血注药	松开绷紧皮肤的手,轻轻抽动活塞,见无回血,固定针头,缓慢注入药液	推药速度缓慢且均匀以减轻疼痛
拔针按压	注射毕,快速拔针,同时用无菌棉签轻压穿刺处	快速拔针可减轻疼痛
再次核对	再次核对患者信息及药物	操作后查对
整理记录	1. 协助患者取舒适卧位,整理床单位; 2. 整理用物; 3. 洗手、记录	分类处理用物; 记录注射时间、患者反应

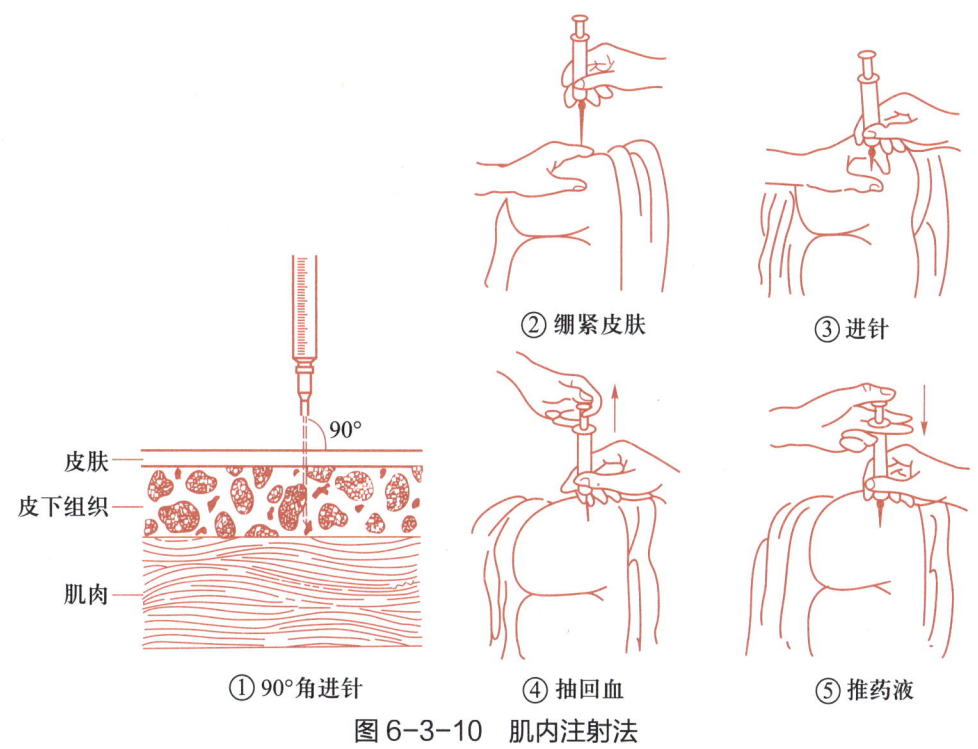

图 6-3-10 肌内注射法

4. 质量标准 同皮内注射法。

5. 注意事项

(1) 严格执行查对制度,遵循无菌技术操作原则。

(2) 注射时,针梗切勿全部刺入,以防不合作者躁动,使针梗弯曲或折断;若针头折断,嘱患者保持不动,迅速用无菌血管钳取出断端;如断端全部埋入肌内,速请外科医生处理。

(3) 多种药物同时注射,须注意配伍禁忌。

(4) 2岁以下婴幼儿不宜用臀大肌注射。因为婴幼儿在未能独立行走前,臀部肌肉发育不完善,臀大肌注射有损伤坐骨神经的危险,最好选择臀中肌、臀小肌或股外侧肌注射。

(5) 注射刺激性强的药物选用细长针头深部注射;长期肌内注射者,应更换注射部位,以防局部产生硬结,如出现硬结,可用热敷、理疗等方法处理。

四、静脉注射法

(一) 定义及目的

静脉注射(intravenous injection,IV)是指自静脉注入药液的方法。临床常用于注入药物治疗疾病(不宜口服、皮下注射、肌内注射或需迅速发挥药效)、静脉营养治疗、注入造影剂做诊断性检查等。

(二) 注射定位

1. 四肢浅静脉 上肢肘部浅静脉(贵要静脉、正中静脉、头静脉)、腕部手背静脉;下肢大隐静脉、小隐静脉及足背静脉(图 6-3-11)。

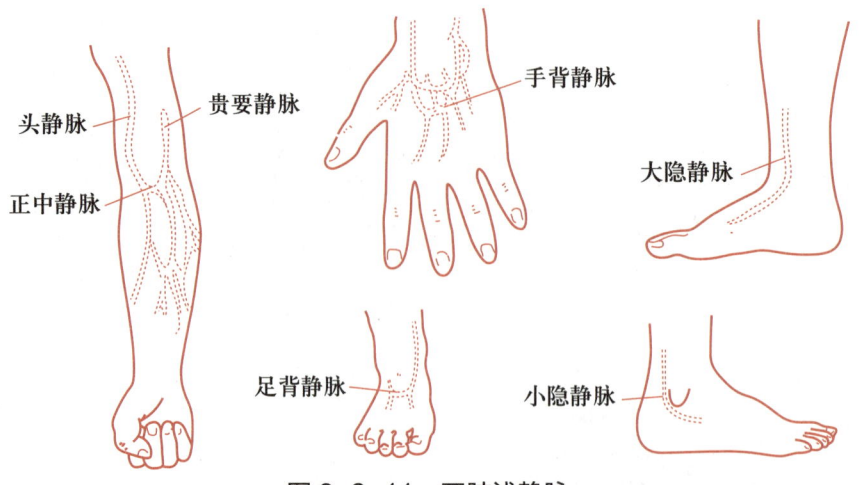

图 6-3-11 四肢浅静脉

2. 头皮静脉 小儿头皮静脉非常丰富,分支甚多,互相沟通交错成网且表浅易见,易于固定,故患儿多采用头皮静脉注射。常用的头皮静脉有颞浅静脉、额静脉、耳后静脉、枕静脉。

3. 股静脉 位于股三角区,在髂前上棘和耻骨结节之间划一连线,股动脉走向和该线中点相交,股动脉内侧 0.5 cm 处为股静脉(图 6-3-12)。

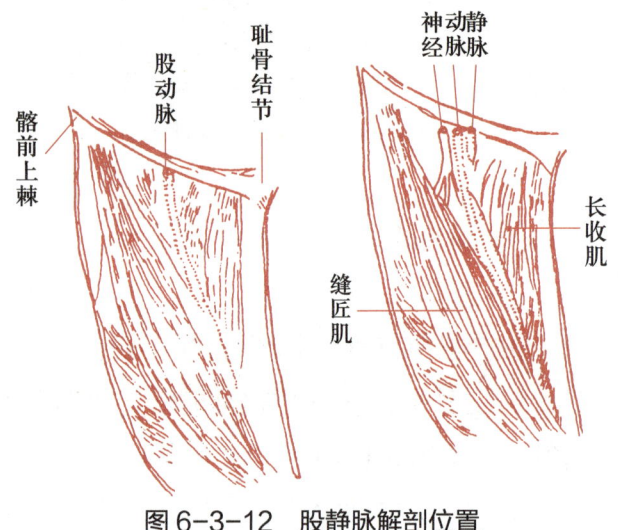

图 6-3-12 股静脉解剖位置

(三) 静脉注射法操作程序

1. 评估重点

(1) 患者的年龄、意识状态、病情及治疗情况。

(2) 询问患者的用药史、过敏史。

(3) 注射部位的皮肤及血管状况,患者的肢体活动度情况。

(4) 患者的自理能力、遵医行为、心理状态及合作程度。

2. 操作准备

(1) 护士准备:衣帽整洁,修剪指甲,洗手,戴口罩。

(2) 用物准备:注射盘:注射器(规格视药量而定)、6~9 号针头或头皮针、所需药物、皮肤消毒液、无菌棉签、无菌纱布、无菌持物镊、弯盘、砂轮、启瓶器、止血带、垫枕、一次性治疗巾等;无菌盘、注射执行单、手消毒液;医疗垃圾桶、生活垃圾桶、锐器盒。

(3) 患者准备:向患者解释治疗目的及注意事项;协助取舒适体位并教会配合的方法。

(4) 环境准备:温湿度适宜,安静整洁,光线适中。

3. 实施过程 见表 6-3-6。

表6-3-6 静脉注射法的实施过程

操作环节	操作步骤	要点说明
查对备药	根据医嘱抽吸好药液	药液置于无菌盘内
核对解释	携用物至患者床旁,核对患者信息及药物;再次解释目的,指导患者配合	操作前查对
定位消毒	1. 四肢浅静脉注射:选择合适静脉,在被穿刺肢体下放垫枕和一次性治疗巾,于穿刺点上方约6 cm处扎止血带,末端向上,常规消毒皮肤,待干; 2. 股静脉注射:协助患者取仰卧位,下肢伸直略外展外旋,常规消毒局部皮肤,待干	选择粗、直、弹性好,易于固定的静脉,避开静脉瓣和关节; 0.5%碘伏或安尔碘消毒2遍,或2%碘酊消毒后75%乙醇脱碘; 触及股动脉搏动最明显的部位,股静脉位于其内侧0.5 cm处
核对排气	再次核对患者信息及药物,确认药液无气泡	操作中查对
静脉穿刺	1. 四肢浅静脉注射:嘱患者握拳,一手拇指绷紧静脉下端皮肤,使其固定,一手持注射器,针尖斜面向上与皮肤呈15°~30°角,自静脉上方或侧方刺入皮下,再沿静脉方向潜行刺入静脉,见回血,可顺静脉平行进针少许(见图6-3-13); 2. 股静脉注射:操作者消毒一手食指和中指或戴无菌手套,在股三角区扪及股动脉搏动最明显处,并加以固定;另一手持注射器,针头与皮肤呈90°或45°角,在股动脉内侧0.5 cm处刺入,抽动活塞见有暗红色回血,提示针头已进入股静脉	一旦出现局部血肿,应立即拔出针头,按压局部,另选其他静脉重新穿刺; 如抽出血液为鲜红色,提示针头误入股动脉,应立即拔出针头,用无菌纱布紧压穿刺处5~10分钟,直到不出血为止
缓慢注药	1. 四肢浅静脉注射:松开止血带,嘱患者松拳,固定针头,缓慢推注药液(见图6-3-14); 2. 股静脉注射:固定针头,缓慢推注药液	根据患者年龄、病情及药物性质,掌握注药速度
拔针按压	注射毕,快速拔针,同时用无菌棉签轻压穿刺处至不出血为止;股静脉注射拔针后局部用无菌纱布加压止血3~5分钟,再用胶布固定	嘱患者不要揉穿刺部位; 避免引起出血或形成血肿
再次核对	再次核对患者信息及药物	操作后查对
整理记录	1. 协助患者取舒适体位,整理床单位; 2. 整理用物; 3. 洗手、记录	分类处理用物; 记录注射时间、患者反应

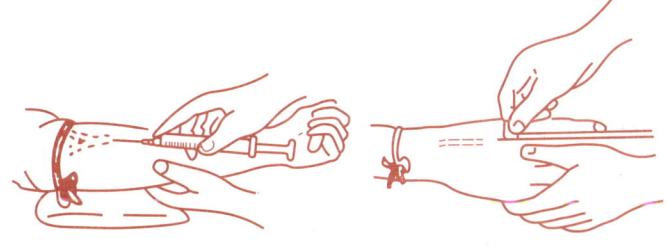

① 直接注射进针法　② 头皮针进针法

图6-3-13 静脉注射进针手法

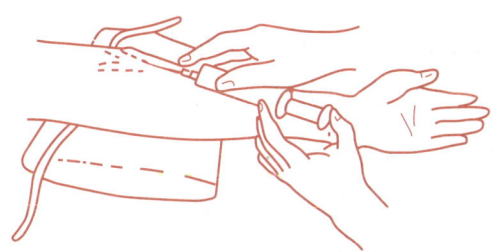

图6-3-14 静脉注射推药手法

项目三　注射给药法

4. 质量标准 同皮内注射法。

5. 注意事项

(1) 严格执行查对制度,遵循无菌技术操作原则。

(2) 长期静脉注射者要保护血管,注意有计划地使用静脉,由远心端向近心端处选择血管进行注射。

(3) 在注射过程中经常检查回血,观察病情变化及注射局部情况,随时听取患者的主诉;若局部出现肿胀疼痛,应拔出针头,更换部位重新注射。

(4) 注射对组织有强烈刺激的药物,应另备一套盛有无菌生理盐水的注射器和头皮针,穿刺成功后,先注入少量生理盐水,证实针头在血管内,再接有药液的注射器(针头不动)进行注射,以防药液外溢造成组织坏死。

6. 静脉穿刺失败的常见原因

(1) 针头刺入过浅,或因静脉滑动,针头未刺入静脉。判断依据:无回血,推注药液针头处局部隆起,患者有疼痛感。

(2) 针头斜面未全部进入血管,部分药液溢出至皮下。判断依据:可有回血,推注药液针头处局部隆起,患者有疼痛感(图6-3-15A)。

(3) 针头刺破静脉的对侧管壁,部分药液溢出至深层组织中。判断依据:可有回血,推注少量药液无局部隆起,患者有疼痛感(图6-3-15B)。

(4) 针头穿透或未穿破静脉壁进入深层组织。判断依据:无回血,推注少量药液无局部隆起,患者有疼痛感(图6-3-15C)。

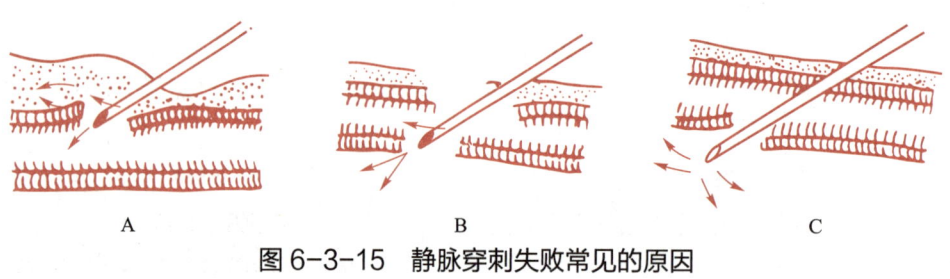

图6-3-15 静脉穿刺失败常见的原因

7. 特殊患者的静脉穿刺要点

(1) 肥胖患者:肥胖者皮下脂肪较厚,静脉位置较深,不明显,但相对固定,注射时,摸清血管走向后从静脉上方进针,进针角度稍加大。

(2) 水肿患者:可沿静脉解剖位置,用手按揉局部,以暂时驱散皮下水分,使静脉充分显露后再行穿刺。

(3) 脱水患者:血管充盈不良,可局部热敷、按摩,待血管充盈后再穿刺。

(4) 老年患者:老年人皮下脂肪较少,静脉脆性较大且易滑动,针头难以刺入或易刺破血管壁。注射时,可用手指固定穿刺部位静脉上下两端,再沿静脉走向穿刺。

项目四 药物过敏试验法

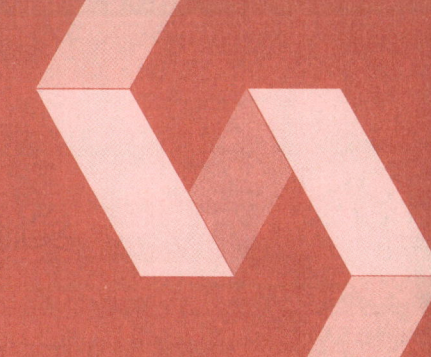

学习目标

1. 掌握青霉素过敏反应的临床表现和预防措施,意识到预防的重要性;掌握青霉素过敏性休克的抢救措施,意识到及时有效的抢救非常重要;掌握青霉素皮试液的剂量及皮试结果的判断;熟悉青霉素过敏反应的发生机制。

2. 掌握其他药物过敏试验液的剂量及试验结果的判断;了解链霉素、破伤风抗毒素等其他药物过敏试验液的配制方法。

3. 准确配制青霉素过敏试验液,操作中体现慎独精神,严格遵守注射原则和查对制度;学会破伤风抗毒素脱敏注射法。

情境导入

患者,男,30岁。因发热、咳嗽、咽喉肿痛1天就诊,诊断为上呼吸道感染。医嘱:① 青霉素皮试st;② 青霉素钠80万U,IM,bid。

肌内注射前,护士给予患者青霉素过敏试验。过敏试验2分钟后,患者感到头晕、胸闷、气促、畏寒,护士赶到后发现患者口唇发绀、面色苍白,出冷汗,测得BP 60/40 mmHg,HR 120次/分,R 25次/分。

请思考:

1. 使用青霉素药物为什么需要做皮试?
2. 青霉素皮试液剂量是多少?如何配制皮试液?怎样进行皮试?皮试结果如何判断?
3. 青霉素药物过敏有哪些表现?一旦发生过敏反应,应采取哪些护理措施?如何预防青霉素药物过敏反应的发生?

临床上使用的某些药物,常可引起不同程度的过敏反应,甚至发生过敏性休克,如不及时抢救,可能危及生命。

药物过敏反应,主要由于患者为过敏性体质,在抗原抗体的作用下,细胞活性介质的释放而引起。其特点是:① 患者为过敏性体质,机体内产生了IgE抗体,并有转移和结合到靶细胞的过程;② 通常不发生于首次用药;③ 过敏反应的发生与药物的药量、剂型及途径无关;④ 通常是指药物在正常的用法、用量进行治疗以后,发生的一些不正常的反应症状,有别于药物的不良反应和毒性反应。

任务一　实施青霉素过敏试验法

青霉素是从青霉菌培养液中提取的一种 β- 内酰胺类抗生素，它能破坏细菌的细胞壁，在细菌繁殖期起到杀菌作用，具有杀菌力强、毒性低等特点，临床应用广泛。青霉素易致过敏反应，是各类抗生素中过敏反应发生率最高的药物，人群中有 3%~6% 的人对青霉素过敏，而且任何年龄，任何剂型和剂量，任何给药途径均可发生过敏反应。

一、青霉素过敏反应的发生机制

青霉素是一种半抗原，进入过敏性体质机体后，其降解产物青霉噻唑酸和青霉烯酸与组织蛋白结合形成全抗原，抗原刺激机体产生特异性抗体 IgE，IgE 附着于肥大细胞和嗜碱性粒细胞表面，使机体处于致敏状态。当机体再次接受青霉素时，抗原与 IgE 特异性结合，导致细胞破裂，释放出多种生物活性介质，如组胺、白三烯、缓激肽等，引起平滑肌收缩，毛细血管扩张及通透性增加，腺体分泌增加，从而出现一系列过敏反应（图 6-4-1）。

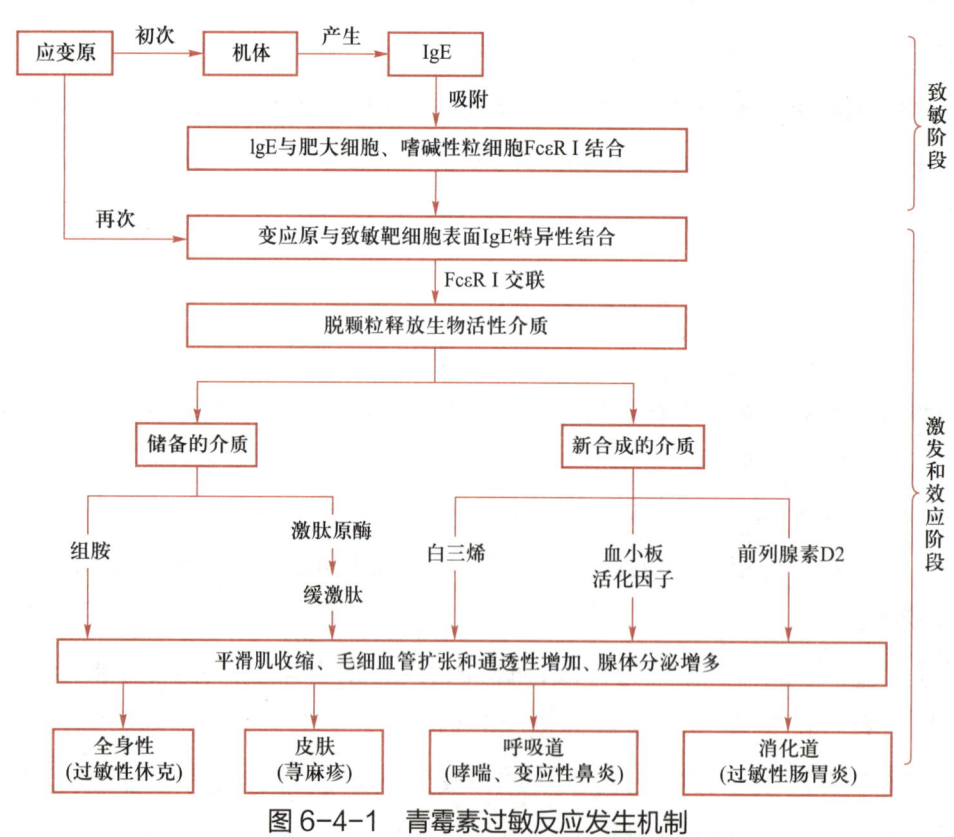

图 6-4-1　青霉素过敏反应发生机制

二、青霉素过敏反应的临床表现及处理措施

(一) 青霉素过敏反应的临床表现

青霉素过敏反应的临床表现多种多样,其中最严重的是过敏性休克。

1. 过敏性休克

过敏性休克属于Ⅰ型变态反应,起病急,病情重。一般在青霉素过敏试验过程中或注射药物后数秒或数分钟内闪电式发生,也有的患者于半小时后出现,极少数患者发生在连续用药的过程中。青霉素过敏性休克的临床表现主要包括以下几个方面,其中呼吸道阻塞症状和皮肤过敏症状最早出现。

(1) 呼吸道阻塞症状:由于支气管痉挛、肺水肿,表现为胸闷、呼吸困难、喉头阻塞、发绀、气急伴濒危感。

(2) 循环衰竭症状:由于毛细血管扩张、通透性增加,有效循环血量不足,表现为面色苍白、出冷汗、脉搏细速、血压下降。

(3) 神经系统症状:由于缺氧和血压下降致脑部供氧不足,表现为头晕、眼花、面部及四肢麻木、烦躁不安、意识丧失、抽搐、大小便失禁。

(4) 皮肤过敏症状:表现为皮肤瘙痒、荨麻疹等。

2. 血清病型反应

表现和血清病相似,患者出现发热、皮肤瘙痒、荨麻疹、腹痛、关节痛、淋巴结肿大等,一般于用药后 7~12 天内发生。

3. 各器官或组织的过敏反应

(1) 皮肤过敏反应:表现为瘙痒、皮疹(荨麻疹),甚至发生剥脱性皮炎。

(2) 呼吸系统过敏反应:可引起哮喘或诱发原有的哮喘发作。

(3) 消化系统过敏反应:可引起过敏性紫癜,以腹痛和便血为主要症状。

(二) 青霉素过敏性休克的处理措施

由于青霉素过敏性休克发生迅猛,一旦出现应立即采取以下措施。

1. 立即停药,就地抢救,协助平卧,注意保暖,通知医生。

2. 立即皮下注射 0.1% 盐酸肾上腺素 0.5~1 mL,患儿酌减。如症状不缓解可每隔 30 分钟皮下或静脉注射 0.5 mL,直至脱离危险期。盐酸肾上腺素是抢救过敏性休克的首选药物,具有收缩血管、增加血管外周阻力、兴奋心肌、增加心输出量及松弛支气管平滑肌的作用。

3. 给予氧气吸入,缓解缺氧症状。呼吸抑制时,应立即进行人工呼吸,并注射尼可刹米或洛贝林等呼吸兴奋剂;喉头水肿影响呼吸时,应立即配合医生准备气管插管或气管切开术。

4. 遵医嘱给药,地塞米松 5~10 mg 静脉注射或氢化可的松 200 mg 加入 5%~10% 葡萄糖溶液 500 mL 静脉滴注;注射抗组胺类药物如异丙嗪、苯海拉明等;注射升压药物如多巴胺、间

羟胺等；静脉滴注5%NaHCO₃纠正酸中毒。

5. 如发生呼吸、心搏骤停，立即行心肺复苏术。

6. 密切观察患者的生命体征、意识、尿量等病情变化，并做好病情动态变化的护理记录。患者未脱离危险期，不宜搬动。

三、青霉素过敏反应的预防措施及过敏试验法

（一）青霉素过敏反应的预防措施

青霉素过敏反应，尤其是过敏性休克，直接威胁患者的生命。因此，青霉素过敏反应重在预防。

1. **青霉素过敏试验前应询问"三史"** 使用青霉素前必须做过敏试验，试验前应询问"三史"，即用药史、过敏史、家族史。有青霉素过敏史的患者禁止做过敏试验；无过敏史者，凡首次用药、停药3天及以上、用药过程中更换药物批号时，均需做过敏试验，结果阴性方可使用。

2. **青霉素皮试液应现用现配** 青霉素皮试液应现用现配，因青霉素皮试液在室温下易产生降解产物，引起过敏反应，还可使药物效价降低。

3. **正确实施药物过敏试验** 准确配制皮试液，正确实施皮内注射，认真观察和判断反应结果。护士应加强工作责任心，严格执行查对制度。

4. **做好急救准备工作** 进行过敏试验或使用药物前均应做好急救准备工作，备好盐酸肾上腺素和注射器等急救物品。严密观察患者，首次注射后应观察30分钟，以防发生迟缓性过敏反应，注意倾听患者主诉。

5. **皮试结果阳性者禁用青霉素** 皮试结果阳性者禁用青霉素，并在医嘱单、体温单、注射卡、床头卡、病历卡、门诊卡上醒目地注明青霉素阳性反应，及时报告医生，并告知患者及家属。

（二）青霉素过敏试验法操作程序

1. 评估重点

(1) 患者的年龄、意识状态、病情及治疗情况；患者是否处于空腹状态。

(2) 询问患者的"三史"，即用药史、过敏史、家族史。

(3) 注射部位的局部皮肤情况，有无炎症、损伤、瘢痕、硬结等。

(4) 患者的自理能力、遵医行为、心理状态及合作程度。

2. 操作准备

(1) 护士准备：衣帽整洁，修剪指甲，洗手，戴口罩。

(2) 用物准备：① 过敏试验用物：无菌注射盘、5 mL注射器、1 mL注射器、青霉素制剂、生理盐水、消毒液、无菌棉签、启瓶器、弯盘、手消毒液、垃圾桶、锐器盒等。② 急救用物：0.1%盐酸肾上腺素、2 mL注射器、地塞米松、吸氧装置、吸引器等。

(3) 患者准备：向患者解释过敏试验的目的及注意事项，协助其取舒适体位；患者不空腹。

(4) 环境准备：温湿度适宜，安静整洁，光线适中。

3. 实施过程

(1) 青霉素皮试液的配制：剂量以每毫升含 200~500 U 的青霉素为标准（即试验液浓度为 200~500 U/mL）。配制时必须用生理盐水进行稀释。以青霉素钠 80 万 U 配制成 500 U/mL 的皮试液为例，配制方法见表 6-4-1。

表 6-4-1　青霉素过敏试验液配制方法

步骤	青霉素	加生理盐水	药物浓度	要求
溶解药物	80 万 U	4 mL	20 万 U/mL	溶解
第 1 次稀释	取上液 0.1 mL	0.9 mL	2 万 U/mL	摇匀
第 2 次稀释	取上液 0.1 mL	0.9 mL	2000 U/mL	摇匀
第 3 次稀释	取上液 0.25 mL	0.75 mL	500 U/mL	摇匀

(2) 试验方法：对无过敏史的患者，皮内注射青霉素皮试液 0.1 mL（含青霉素 20~50 U），20 分钟后观察、判断并正确记录皮试结果。操作方法参照皮内注射法。

(3) 结果判断：见表 6-4-2。

表 6-4-2　青霉素过敏试验结果判断

结果	局部皮肤反应	全身情况
阴性	皮丘大小无改变，周围无红肿，无红晕	无自觉症状，无不适表现
阳性	局部皮丘隆起，出现红晕硬块，直径>1 cm，或红晕周围有伪足、痒感	可有头晕、心悸、恶心等不适，严重时可发生过敏性休克

(4) 记录方法：皮试结果阳性用红色醒目注明，阴性用蓝色或蓝黑色表示。

4. 质量标准

(1) 护士充分了解患者情况，做好准备工作包括急救物品的准备。

(2) 护士严格执行无菌原则及查对制度；操作规范，配制准确，密切观察患者反应，过敏试验结果准确。

(3) 患者知晓操作目的及注意事项，能积极主动配合；患者对护士的技术水平、服务态度满意。

5. 注意事项

(1) 青霉素过敏试验前应详细询问患者的用药史、过敏史及家族史。

(2) 患者空腹时不宜做过敏试验，另外，不能在同一时间做两种及两种以上药物的过敏试验。

(3) 青霉素过敏试验液必须现用现配，浓度与剂量必须准确。

(4) 严密观察患者的反应,同时做好急救准备工作;如结果为阳性,禁用青霉素,如结果为阴性,在使用青霉素治疗过程中仍要密切观察疗效和患者反应。

(5) 当皮试结果不能确定或怀疑假阳性时,用对照试验。方法是:用新的注射器和针头,在另一侧前臂掌侧下段内侧皮内注射 0.1 mL 生理盐水,20 分钟后观察结果,以作对照。确认结果阴性方可用药。

任务二 实施其他药物过敏试验法

一、链霉素过敏试验法

(一) 皮试液配制

要求每毫升皮试液含链霉素 2 500 U。具体配制过程见表 6-4-3。

表 6-4-3 链霉素皮试液配制法(2 500 U/mL)

链霉素	加生理盐水	药物浓度	要求
100 万 U	3.5 mL	25 万 U/mL	溶解
取上液 0.1 mL	0.9 mL	2.5 万 U/mL	摇匀
取上液 0.1 mL	0.9 mL	2 500 U/mL	摇匀

(二) 皮内试验方法

取链霉素皮试液 0.1 mL(含链霉素 250 U)做皮内注射,20 分钟后观察结果。结果判断标准与青霉素过敏试验相同。

(三) 过敏反应的临床表现及处理

链霉素过敏反应的临床表现和抢救措施与青霉素过敏反应大致相同。

链霉素毒性反应较链霉素过敏反应更常见、更严重,可出现全身麻木、抽搐、肌肉无力、眩晕、耳鸣、耳聋等症状。出现毒性反应时,可静脉缓慢注射 10% 葡萄糖酸钙或氯化钙溶液,因链霉素可与钙离子络合,使毒性症状减轻。

二、破伤风抗毒素(TAT)过敏试验法

破伤风抗毒素是用破伤风类毒素免疫马血浆经物理、化学方法精制而成,是一种特异性抗体,能中和患者体液中的破伤风毒素。TAT 对人体是一种异种蛋白,具有抗原性,注射后可出现过敏反应,因此,用药前须做过敏试验。首次用 TAT、以往注射过 TAT 但停药 7 天及以上者,均须做过敏试验。

(一) 皮试液配制

要求每毫升试验液含破伤风抗毒素 150 IU。

具体配制方法：每支破伤风抗毒素(1 mL)含 1 500 IU，取其 0.1 mL 加生理盐水稀释到 1 mL 摇匀，即为 150 IU/mL。

(二) 皮内试验方法

取破伤风抗毒素皮试液 0.1 mL（含 TAT 15 IU）做皮内注射，20 分钟后观察结果。皮试结果判断标准如下。

(1) 阴性：局部无红肿，全身无反应。

(2) 阳性：局部皮丘红肿、硬结，直径>1.5 cm，红晕直径>4 cm，有时出现伪足或有痒感，全身过敏性反应表现与青霉素过敏反应相类似，以血清病型反应多见。

破伤风抗毒素皮试结果为阴性者，将所需剂量通过肌内注射一次性注射完；皮试结果为阳性者，须用脱敏注射法；对皮试结果有怀疑者，可做对照试验。

(三) 脱敏注射法

脱敏注射法是指小量多次并使每次药量渐增的注射方法。脱敏的基本原理是：小剂量注射时变应原所致生物活性介质的释放量少，不至于引起临床症状；短时间内连续多次药物注射可以逐渐消耗体内已经产生的 IgE，最终可以全部注入所需药量而不致发病。但这种脱敏只是暂时的，经过一定时间后，IgE 再产生而重建致敏状态，故日后如再用 TAT，还需重做皮内试验。具体方法见表 6-4-4。

表 6-4-4　破伤风抗毒素脱敏注射法

次数	TAT	加生理盐水	注射方法
1	0.1 mL	0.9 mL	肌内注射
2	0.2 mL	0.8 mL	肌内注射
3	0.3 mL	0.7 mL	肌内注射
4	余量	稀释到 1 mL	肌内注射

TAT 皮试结果阳性，而患者确实需要应用 TAT 时应采用脱敏注射法，预先按抢救过敏性休克的需要准备好急救物品。按表 6-4-4，每隔 20 分钟肌内注射 TAT 1 次，直至完成总剂量注射(TAT 1 500 U)，每次注射后均需密切观察。在脱敏注射过程中，发现患者有全身反应，如气促、发绀、荨麻疹及过敏性休克等情况时，应立即停止注射并配合医生进行抢救；如反应轻微，待症状消退后，酌情将注射的次数增加，剂量减少，以达到顺利注入所需的剂量又不发生过敏反应的目的。

三、普鲁卡因过敏试验法

(一)皮试液配制

将不同浓度的普鲁卡因溶液稀释至 0.25%,即每毫升含普鲁卡因 2.5 mg。

具体配制方法:以一支 1% 普鲁卡因(1 mL,10 mg)为例,取出 0.25 mL 药液,加生理盐水稀释到 1 mL,则每毫升含 2.5 mg。

(二)皮内试验方法

取普鲁卡因皮试液 0.1 mL(含普鲁卡因 0.25 mg)做皮内注射,20 分钟后观察结果。结果判断标准与青霉素过敏试验相同。

四、碘过敏试验法

临床上常用碘化物造影剂做肾、胆囊、膀胱、支气管、心血管、脑血管造影,此类药物可发生过敏反应。因此,在造影前 1~2 日需做过敏试验,试验结果阴性者方可做碘造影检查。

(一)过敏试验方法

1. 口服法 口服 5%~10% 碘化钾 5 mL,每日 3 次,共 3 天,观察结果。
2. 皮内注射法 取碘造影剂 0.1 mL 做皮内注射,20 分钟后观察结果。
3. 静脉注射法 将碘造影剂(30% 泛影葡胺)1 mL 缓缓注入静脉,5~10 分钟后观察结果。进行静脉注射造影剂前,必须先做皮内试验,试验结果阴性者做静脉注射试验,静脉试验结果阴性者方可进行碘造影。

(二)结果判断

1. 口服法 有口麻、头晕、心慌、恶心呕吐、流泪、流涕、荨麻疹等症状为阳性。
2. 皮内注射法 局部有红肿、硬结,直径>1 cm 为阳性。
3. 静脉注射法 有血压、脉搏、呼吸和面色等改变为阳性。

过敏试验为阴性者在注射碘造影剂时仍有少数患者会发生过敏反应,故在造影时需备好急救药品。过敏反应的处理同青霉素过敏反应。

五、细胞色素 C 过敏试验法

细胞色素 C 是一种细胞呼吸激活剂,常作为组织缺氧治疗的辅助用药。

(一)皮试液配制

要求每毫升试验液含细胞色素 C 溶液 0.75 mg。

具体配制方法:取细胞色素 C(每支 2 mL,含 15 mg)0.1 mL,加生理盐水稀释至 1 mL,则每毫升试验液含 0.75 mg 细胞色素 C。

（二）过敏试验方法

1. 皮内试验　取细胞色素 C 试验液 0.1 mL（含 0.075 mg）做皮内注射，20 分钟后观察试验结果。结果判断标准与青霉素过敏试验相同。

2. 划痕试验　取细胞色素 C 原液（7.5 mg/mL），在前臂掌侧下段皮肤上滴 1 滴，用无菌针头在表皮上划痕（划破表皮），20 分钟后观察试验结果。

六、头孢菌素类药物过敏试验法

头孢菌素类药物是一类高效、低毒、广谱的抗生素，因可致过敏反应，故用药前需做皮肤过敏试验。此外，应注意头孢菌素类和青霉素之间可呈现不完全的交叉过敏反应，对青霉素过敏者有 10%~30% 对头孢菌素过敏，而对头孢菌素过敏者绝大多数对青霉素过敏。

（一）皮试液配制

以先锋霉素为例，要求每毫升试验液含先锋霉素 500 μg。配制法见表 6-4-5。

表 6-4-5　先锋霉素试验药液配制法（500 μg/mL）

先锋霉素Ⅴ或Ⅵ	加生理盐水	先锋霉素含量	要求
0.5 g	2 mL	250 mg/mL	溶解
取上液 0.2 mL	0.8 mL	50 mg/mL	摇匀
取上液 0.1 mL	0.9 mL	5 mg/mL	摇匀
取上液 0.1 mL	0.9 mL	500 μg/mL	摇匀

（二）皮内试验方法

取先锋霉素试验液 0.1 mL（含先锋霉素 50 μg）做皮内注射，20 min 后判断皮试结果。结果判断标准与青霉素相同。

（三）过敏反应的临床表现及处理

先锋霉素过敏反应的临床表现和抢救措施与青霉素过敏反应大致相同。

项目五 静脉输液法

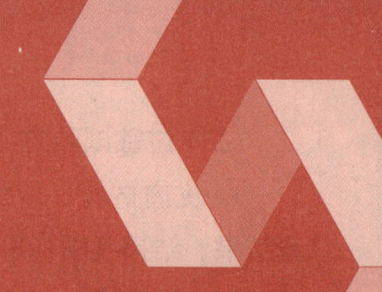

学习目标

1. 掌握静脉输液的目的,常用溶液与作用;掌握静脉输液时间与滴速的计算方法;掌握常见输液反应的原因、临床表现、护理措施及预防措施;掌握头皮静脉和头皮动脉的区别;熟悉颈外静脉输液。

2. 按规范流程和要求实施周围静脉输液法,操作中严格遵守给药原则和查对制度,注重人文关怀,关心、体贴和尊重患者,充分体现以患者为中心的意识。

3. 按规范流程和要求实施输液泵输液法;熟悉颈外静脉输液法及 PICC 导管维护的操作流程,充分体现以患者为中心的意识。

情境导入

患者,58 岁,肝硬化病史 5 年,无明显诱因呕鲜红色血同时伴有黑便。拟诊"上消化道出血"入院治疗。查体:BP 80/50 mmHg,皮肤湿冷,体表静脉塌陷;主诉头昏、心悸、大量出汗、口渴等。立即给予三腔管压迫止血,同时遵医嘱给予 0.9%NaCl 溶液 2 000 mL ivgtt st;西咪替丁 400 mg IV q6h;5%GS200 mL+血管升压素 10 U ivgtt(缓慢)st。

请思考:

1. 为什么为该患者输注上述药液?
2. 结合患者实际情况你将采用哪一种输液方法?
3. 输液过程中要注意观察患者的哪些情况?

任务一 认识静脉输液

静脉输液法是利用液体静压的作用原理,将一定量的无菌溶液(或药液)直接滴入静脉的方法。护理人员须熟练掌握有关静脉输液的理论知识和操作技能,以便在治疗疾病、保证患者安全和挽救患者生命过程中发挥积极、有效的作用。

一、静脉输液的目的

1. 补充水分和电解质,预防和纠正水、电解质及酸碱平衡紊乱。常用于各种原因引起的脱水、酸碱平衡失调患者,如剧烈呕吐、腹泻、术后患者等。

2. 补充营养,供给能量,促进组织修复。常用于慢性消耗性疾病、胃肠道吸收障碍及不能经口进食(如昏迷、口腔疾患)的患者。

3. 输入药物,治疗疾病。常用于中毒、各种感染、组织水肿等的患者。如输入解毒药物达到解毒作用,输入抗生素控制感染,输入脱水剂降低颅内压等。

4. 增加循环血量,改善微循环,维持血压。常用于大面积烧伤、大出血、休克等的患者。

二、静脉输液常用溶液与作用

(一) 晶体溶液

特点是分子量小,在血管内存留时间短,对维持细胞内外水分的相对平衡具有重要作用,可有效纠正体液和电解质失调。常用的晶体溶液包括以下几种。

1. 葡萄糖溶液　用于补充水分及热量,葡萄糖进入人体后,迅速分解,一般不产生高渗作用,也常被用于静脉给药的载体和稀释剂。常用的有5%葡萄糖溶液和10%葡萄糖溶液。

2. 等渗电解质溶液　用于补充水和电解质,维持体液容量和渗透压平衡。常用的有0.9%氯化钠溶液、5%葡萄糖氯化钠溶液和复方氯化钠溶液(林格液)。

3. 碱性溶液　用于纠正酸中毒,调节酸碱平衡。常用的有5%碳酸氢钠溶液和11.2%乳酸钠溶液。

4. 高渗溶液　用于利尿脱水,消除水肿,降低颅内压,改善中枢神经系统的功能。常用的有20%甘露醇溶液、25%山梨醇溶液和25%~50%葡萄糖溶液。

(二) 胶体溶液

特点是分子量大,在血管中存留时间长,对维持血浆胶体渗透压、增加血容量,改善微循环、提高血压有显著效果。

1. 右旋糖酐　为水溶性多糖类高分子聚合物。常用溶液主要有两种,分别是中分子右旋糖酐和低分子右旋糖酐。

(1) 中分子右旋糖酐　平均分子量为7.5万,胶体渗透压高,输入体内能增加静脉回心血量和心输出量,有扩充血容量和抗血栓作用。

(2) 低分子右旋糖酐　平均分子量为2.5万,主要作用是降低血液黏稠度,减少红细胞聚集,改善微循环和组织灌注量,防止血栓形成。

2. 代血浆　作用与低分子右旋糖酐相似,可增加胶体渗透压及微循环血量,扩容效果好,急性大出血时可与全血共用。常用的代血浆有羟乙基淀粉、氧化聚明胶和聚维酮等。

3. 血液制品　能提高胶体渗透压,扩大微循环血量,补充蛋白质和抗体,有助于增强机体免疫力,促进组织修复。常用的血液制品有 5% 白蛋白和血浆蛋白。

(三) 静脉营养液

用于供给患者热能和氨基酸,补充蛋白质,维持正氮平衡,并供给各种维生素和矿物质,常用的营养液有氨基酸和脂肪乳剂。

任务二　实施周围静脉输液法

一、周围静脉输液法常用的穿刺部位

周围静脉是人体体表浅静脉,因其位于体表皮下,易于观察和操作,穿刺时患者痛苦小,因此周围静脉输液法是临床使用最普遍的输液方法。常用来进行周围静脉输液的体表浅静脉主要有四肢静脉和头皮静脉。

四肢静脉常用的是上肢浅静脉,包括肘正中静脉、头静脉、贵要静脉和手背静脉网。手背静脉网是成人患者输液时的首选部位。头皮静脉输液是小儿静脉输液常用技术。小儿从出生至 3 岁时期,头部皮下脂肪少,头皮静脉丰富,清晰表浅,呈网状分布,血液通过侧支循环回流,血管易于固定,而且不影响小儿活动,便于保暖。因此,宜选用头皮静脉穿刺。较常用的头皮静脉有颞浅静脉、额静脉、耳后静脉、枕静脉(图 6-5-1)。

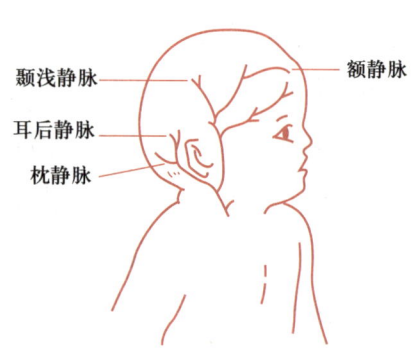

图 6-5-1　小儿头皮静脉分布

二、周围静脉输液法操作程序

(一) 评估重点

1. 患者的病情、年龄、意识、过敏史、营养状况,以及既往病史。
2. 溶液和药物的性质,药物的不良反应,配伍禁忌。
3. 穿刺侧肢体的功能,穿刺部位皮肤、血管状况。
4. 患者对输液的认识,配合程度及接受健康教育的能力。
5. 头皮静脉输液需要评估病情及有无脱水现象;小儿头皮情况、静脉分布状况、配合能力。

(二) 操作准备

1. 护士洗手,戴帽子、戴口罩,仪表整齐。

2. 向患者说明输液目的和所需时间,嘱其如厕、洗漱及采取舒适的体位等。

3. 环境符合无菌技术操作环境要求,光线充足,及必要的遮挡。

4. 用物:

(1) 注射盘一套。配药盘内有:加药用注射器及针头(无菌物品);另有常规消毒液(0.5%碘伏或2%碘酊和75%乙醇)、棉签、砂轮或启瓶器、弯盘、必要时备瓶套等。输液盘内有:输液器一套(供密闭式或开放式输液用)、止血带、小垫枕、棉签、消毒液、血管钳、胶布(或敷贴)、无菌持物镊、无菌纱布罐、弯盘,必要时备绷带、夹板。

(2) 按医嘱准备液体及药物、输液单、笔。

(3) 输液巡回记录卡、输液架。

(4) 头皮静脉输液用物中另备 $4\sim5\frac{1}{2}$ 号头皮针,按需备 10 mL 注射器(盛等渗盐水)、备皮用具。

(三) 实施过程

1. 四肢浅静脉输液法的实施过程　见表 6-5-1。

表 6-5-1　四肢浅静脉输液法的实施过程

操作环节	操作步骤	要点说明
备物填单	备好用物,根据医嘱,填写输液单	确保医嘱查对正确
检查核对	按无菌技术操作原则对所备溶液及药物进行查对,并将输液单倒贴于输液装置上	严格执行查对制度; 注意输液卡勿覆盖输液瓶原有的标签
加药插管	1. 瓶装输液: (1) 开启铝盖中心部,常规消毒瓶塞(如用瓶套应先套瓶后开瓶盖和消毒); (2) 加入药物; (3) 检查并连接输液器,将输液管和通气针头同时插入瓶塞,直至针头根部; (4) 关闭调节器。 2. 袋装输液: (1) 拉开外层包装袋,按常规消毒加药管封口; (2) 加入药物; (3) 检查输液器,关闭调节器,拉开输液袋上输液管的封口,将输液针头插入	确保消毒范围至下端瓶颈部; 注意药物之间的配伍禁忌; 检查输液器是否过期,包装有无破损; 确保消毒范围至下端瓶颈部; 三查八对; 检查输液器是否过期,包装有无破损
核对解释	携用物至床旁,再次确认患者信息,再次查对所用药液无误后,将输液瓶(袋)挂输液架上,准备胶布(或敷贴)	操作前查,保证将正确的药物给予正确的患者,避免差错事故的发生

续表

操作环节	操作步骤	要点说明
排气	倒置茂菲氏滴管,打开调节器,液体流入滴管内液面达1/2~2/3满度时,迅速转正滴管,使液体顺输液管滴下,排出输液管和针头内的气体,关闭调节器	高度适中,保证液体压力超过静脉压,以促使液体流入静脉; 输液前排尽输液管及针头内的气体,防止发生空气栓塞; 如茂菲氏滴管的输液管内有小气泡不易排除时,可以轻弹输液管,将气泡弹至茂菲氏滴管内
再次查对	检查输液管内有无残留气泡,并将输液管妥善安置	保证输液装置无菌
选择静脉消毒皮肤	协助患者取舒适卧位,在选择好的肢体静脉进针点上方6~10 cm处扎止血带,常规消毒皮肤	根据选择静脉的原则选择穿刺部位,使止血带的尾端向上
穿刺固定	持输液管再次排气、核对患者信息和所用药物 1. 普通输液针 (1) 取下护针帽,一手固定皮肤,一手持针翼(或止血钳夹持针翼),针尖斜面向上与皮肤成15°~30°角,穿刺见回血,再平行进针少许; (2) 松开止血带,打开调节器,观察溶液滴入是否通畅; (3) 固定(胶布固定法、输液贴固定法) 2. 静脉留置针 (1) 取出静脉留置针,去除针套,旋转松动外套管; (2) 一手固定皮肤,一手持针; (3) 穿刺见回血后,压低角度,顺静脉走行再继续进针0.2 cm; (4) 左手持接口,右手将针芯退出约0.5 cm,以针芯为支撑,顺着静脉方向推进,直至将外套管送入静脉内按住针柄,抽出针芯; (5) 用透明敷贴覆盖针眼的同时固定留置针; (6) 消毒留置针肝素帽的橡胶塞,将已备好的输液针头插入; (7) 观察溶液点滴是否通畅,固定针头	确保穿刺前滴管下端输液管内无气泡; 沿静脉走行进针,防止刺破血管; "三松":松拳、松止血带、松调节器; 覆盖穿刺部位以防止污染; 防止套管与针芯粘连; 固定静脉便于穿刺,并可减轻患者的疼痛; 避免针芯刺破血管; 确保外套管在静脉内; 避免将外套管带出; 便于观察穿刺点的情况
调节滴速	根据年龄、病情及药物性质调节输液速度	嘱患者及家属不能随意调节
安置患者	整理病床单位,整理用物,床边呼叫器置于患者易取处,向患者交代有关事项	—
记录签名	再次核对患者信息和所用药物,在输液巡视卡上记录输液药物、滴速、时间、输液情况、签名	避免差错事故的发生
更换液体	核对第二瓶液体,常规消毒瓶塞后(或撕去消毒瓶塞贴),从第一瓶中拔出输液管及通气管针头插入第二瓶中,观察输液通畅,确保滴管液面至针头无空气	—
加强巡视	密切观察,有故障及时处理,保证输液通畅	—

续表

操作环节	操作步骤	要点说明
拔针处理	关闭调节器,拔出针头,输液敷贴或棉签按压至无出血	拔针时勿用力按压局部,以免引起疼痛,按压部位应稍靠近皮肤穿刺点以压迫静脉进针点,防止皮下出血
安置患者	整理记录	—

2. 头皮静脉输液法的实施过程　见表 6-5-2。

表 6-5-2　头皮静脉输液法的实施过程

操作环节	操作步骤	要点说明
核对解释	向患儿及家属解释操作的目的,备胶布 3~4 条,倒挂输液瓶于输液架上,排尽空气	输液前排尽输液管及针头内的气体,防止发生空气栓塞
固定体位	1. 助手固定患儿的肢体及头部,护士位于患儿的头侧选择静脉,必要时剃除局部毛发; 2. 选择静脉时要注意头皮静脉、动脉的鉴别(表 6-5-3)	选择静脉时优先选择平坦易于固定的部位; 避免误入动脉
穿刺固定	1. 75% 乙醇消毒局部皮肤,待干; 2. 在输液管末端连接头皮针(或用备好的注射器连接头皮针),排尽空气; 3. 操作者用左手拇指、示指分别固定在所选静脉两端的皮肤处,右手持针沿静脉向心方向平行刺入,见回血、确认针头在静脉内,即用胶布固定针头(同周围静脉法)	乙醇消毒皮肤便于观察静脉; 连接头皮针便于观察回血; 拇指和示指固定静脉的两端,避免静脉的滑动
调节滴速	按病情、年龄、药物性质滴速调节	一般不超过 20 gtt/ 分
检查记录	再次核对药液,检查静脉固定及滴速情况,记录输液卡	在输液卡上记录输液的时间、滴速、患者的全身及局部情况,并签全名

表 6-5-3　小儿头皮静脉、动脉的鉴别

	头皮静脉	头皮动脉
外观色泽	微蓝色	微红或正常肤色
搏动感	无	有
管壁弹性	易压瘪,薄	不易压瘪,厚
血流方向	向心	离心
活动度	不易活动,易固定	易活动,难固定

(四) 质量标准

1. 严格执行查对制度、无菌原则、标准预防措施。
2. 患者 / 家属能够知晓护士告知的事项,对服务满意。
3. 操作过程规范、准确;输液速度和量符合医疗要求,无差错。

4. 观察输液效果,及时发现不良反应,采取适当措施。

5. 遵守职业防护要求,操作过程中护士和患者无意外损伤。

(五) 注意事项

1. 严格执行无菌操作和查对制度。

2. 根据病情需要,有计划地安排输液顺序,如需加入药物,注意配伍禁忌。

3. 对长期输液的患者,应注意保护和合理使用血管。一般从远心端开始选用。选择粗、直、弹性好、易固定、不影响患者活动的部位。

4. 不可自输液的肢体抽取血液化验或测量血压。

5. 根据患者的年龄、病情、药物性质调节滴速。一般成人 40~60 gtt/分;儿童 20~40 gtt/分。高渗溶液、含钾药物、升压药速度宜慢;脱水利尿剂速度可加快。婴幼儿、年老体弱、心肺肾功能不良患者滴速宜慢;休克、脱水严重者可适当加快。

6. 输液前排净空气,药液滴尽前及时更换液体或拔针,严防空气栓塞。更换输液瓶时,消毒更换瓶塞暴露部分,从上一瓶内拔出输液器针头,插入该瓶内,待液滴通畅后,在输液卡上记录完毕方可离去。

7. 在输液卡上记录输液瓶次、内容、时间、滴速,护士签名。将填写完整的输液卡挂在输液架上。

8. 输液过程中加强巡视,查看输液部位情况,听取患者主诉,密切观察有无发生输液反应,对需 24 小时持续输液者,要每日更换输液器。

9. 输液完毕,轻揭胶布,用无菌棉球或纱布覆盖穿刺点上方,快速拔针,迅速按压穿刺点至无出血。

10. 静脉留置针一般可保留 3~5 天,不可超过 7 天。

11. 头皮静脉输液时如穿刺见回血呈冲击状,液体不下滴,挤压或推注药液阻力较大,患儿可出现尖叫或痛苦貌,穿刺局部可出现呈树枝状苍白,则为误入动脉。应立即拔针,并以无菌棉球或纱布压迫止血。

任务三 实施颈外静脉输液法

一、颈外静脉输液的适应证

颈外静脉是颈部最大的浅静脉,由于其行径表浅、位置恒定、易于穿刺。颈外静脉输液适用于周围静脉不易穿刺、需长期输液者;周围循环衰竭,测量中心静脉压者;长期静脉输注高浓度、刺激性强的药物或需高营养静脉输入的患者,临床常采用静脉留置针法穿刺使用。

二、颈外静脉输液操作程序

(一) 评估重点

1. 患者的病情,颈部皮肤情况,颈静脉充盈状况。
2. 患者对颈静脉穿刺目的的了解及配合程度。
3. 普鲁卡因过敏史。

(二) 操作准备

同周围静脉输液法,物品另备无菌穿刺包、无菌手套、透明敷贴、1% 普鲁卡因。

(三) 实施过程

颈外静脉输液法的实施过程见表 6-5-4。

表 6-5-4　颈外静脉输液法的实施过程

操作环节	操作步骤	要点说明
解释,排气	备齐用物至床旁,将输液瓶挂于输液架上,余同周围静脉输液法	输液前排尽输液管及针头内的气体,防止发生空气栓塞
安置体位	协助患者去枕平卧,必要时肩下垫一小枕,使颈部伸展平直,充分暴露穿刺部位	使患者头低肩高,充分暴露穿刺部位
准确定位	穿刺点位于下颌角和锁骨上缘中点连线上 1/3 处,颈外静脉外缘(图 6-5-2)	—
消毒皮肤	常规消毒皮肤,打开无菌穿刺包、戴无菌手套,取洞巾铺于穿刺部位	布置一个无菌区,便于操作
辅助穿刺	1. 操作者在穿刺点旁 2 cm 处,用 1% 普鲁卡因做局部麻醉; 2. 助手须在穿刺时用手指按住锁骨上凹静脉三角处,以阻断血流,使颈外静脉充盈; 3. 术者左手绷紧穿刺点上方皮肤,针尖与皮肤约呈 45° 角进针,入皮后呈 25° 角沿颈外静脉向心方向刺入,见回血即用左手拇指按住针栓孔,右手持硅胶管沿针栓孔快速插入 10~15 cm,见硅胶管回血即退出穿刺针;撤除洞巾,连接肝素帽及输液器	插管时由助手一边抽回血,一边缓慢注入生理盐水; 插管动作要轻柔,以防盲目插入使硅胶管在血管内打折或硅胶管过硬刺破血管发生意外
安全固定	用无菌透明薄膜敷贴固定覆盖穿刺点,及固定针栓	固定要牢固,防止硅胶管脱出
调节滴速	安置患者卧位,打开调节器,调节滴速	—
正确封管	输液完毕,移去输液管,抽取稀释肝素溶液 2~5 mL,通过肝素帽注入硅胶管内,将无菌帽与针栓旋紧	—
再次输液	常规消毒肝素帽,用无菌生理盐水冲洗并抽回血,确定导管在静脉内接上输液管即可。拔管时用注射器边抽吸边拔管,以防空气进入静脉	若硅胶管内已发生凝血,应用注射器抽出血凝块

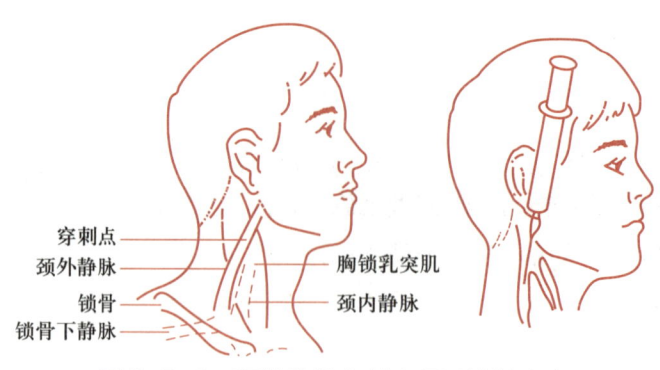

图 6-5-2 颈外静脉穿刺走行及进针方向

(四) 质量标准

1. 患者理解颈外静脉输液的目的,积极、主动配合。
2. 穿刺局部无肿胀、无感染,无不良反应。
3. 患者无痛苦、有安全感;家属满意。

(五) 注意事项

1. 严格无菌操作及查对制度。
2. 每天消毒硅胶管,并常规消毒穿刺点周围的皮肤,更换敷料。
3. 拔管后,消毒穿刺点皮肤,覆盖无菌敷料。

任务四 长期留置 PICC 导管的维护和护理

一、PICC 导管的特点

经外周静脉置入中心静脉导管术(PICC)是一种从外周静脉导入其末端位于上腔静脉远端的深静脉置管技术,较锁骨下深静脉穿刺更简便、安全。特点是:静脉选择性大,穿刺点表浅,容易止血,护士能独立操作;不影响患者肢体的活动,可以带管回家,导管留置时间可长达 1 年;药液能直接进入上腔静脉,避免了外周化学性静脉炎的发生,保护了外周血管。常用于 7 天以上的中长期静脉输液治疗或用于需要输注高渗性、有刺激性药物的情况。

二、PICC 导管的维护和护理操作程序

(一) 评估重点

1. 患者的病情、年龄和营养状况,以及既往病史。
2. 评估患者局部情况:① 听患者主诉有无酸、胀、麻、痛、痒感;② 观察贴膜及日期、皮

肤、渗血（液）、感染等情况；③ 测量臂围（穿刺点上 10 cm，如为上臂，穿刺点下 5 cm）；④ 记录正常或异常。

（二）操作准备

1. 护士洗手，戴帽子、戴口罩，仪表整齐。
2. 患者理解配合，协助取舒适体位。
3. 环境符合无菌操作环境要求，光线充足，有必要的遮挡。
4. 用物：消毒检查垫、常规消毒液（0.5% 碘伏或 2% 碘酊和 70% 乙醇）、棉签、不小于 10 cm×12 cm 敷贴、正压接头（肝素帽）、无菌生理盐水、10 mL 和 20 mL 注射器各 1 副、100 U/mL 肝素盐水 1 瓶、弯盘、利器盒、持物钳、无菌纱布、无菌手套、免洗手消毒液、75% 乙醇、皮尺。

（三）实施过程

1. 更换贴膜　实施过程见表 6-5-5。

表 6-5-5　更换贴膜的实施过程

操作环节	操作步骤	要点说明
松解胶带	1. 撕除贴膜上的固定胶带，稳定导管，由边缘四周向内松解约 1 cm 贴膜； 2. 松节油清洁膜下胶布印，乙醇去除松节油待干	稳定导管避免导管滑出
撕除贴膜	以 0 角度自下而上撕除贴膜，注意切忌将导管引出体外	若不慎将导管带出体外一小部分，严禁将导管再送回血管内，避免感染
消毒导管	1. 洗手或戴手套，用 2~3 根乙醇棉签距穿刺点中心 1~2 cm 外顺时针、逆时针、顺时针方向螺旋状消毒皮肤 3 次； 2. 2~3 根碘伏棉签穿刺点按压 4 秒后以顺时针、逆时针、顺时针方向螺旋状消毒穿刺点和皮肤 3 次；范围以穿刺点为中心上下 10 cm，两侧至臂缘；最后用碘伏棉签正反彻底消毒导管	乙醇棉签避免接触导管，以免损伤导管； 每一次消毒后需要等消毒液自然晾干后再进行下一次消毒
固定导管	消毒液自然晾干后，手消毒，无张力粘贴透明贴膜固定外露导管	每次更换导管与皮肤接触的部位，导管呈弧形摆放，避免患者弯曲手臂时导管形成折角
洗手记录	注明更换贴膜的日期、时间及签名	—

2. 更换正压接头、冲管、封管　实施过程见表6-5-6

表6-5-6　更换正压接头、冲管、封管的实施过程

操作环节	操作步骤	要点说明
更换正压接头	1. 去除旧正压接头，用乙醇棉片（或乙醇纱布）包裹导管接头用力正反摩擦消毒不少于15秒； 2. 20 mL生理盐水连接新正压接头，排气后连接导管，以脉冲方式冲洗导管，保留正压接头，撤出注射器	禁用10 mL以下的注射器冲洗导管，否则会压力过大损伤导管
冲管	用备好的肝素封管液行脉冲式封管	血液科患者可根据病情选择封管液
封管	胶布交叉固定延长管，其上再用一条无菌胶布横向固定。正压接头用无菌敷料包裹固定皮肤	—
洗手记录	注明更换贴膜的日期、时间及签名	—

（四）质量标准

1. 患者及家属能够知晓护士告知的事项，对服务满意。
2. 护士操作过程规范、准确，达到无菌操作规范要求。

（五）注意事项

1. 输入全血、血浆等黏性较大的液体后，应当以等渗液体冲管，防止管腔堵塞。输入化疗药物前后均应使用无菌等渗盐水冲管。
2. 置管后应密切关注穿刺部位有无红、肿、热、痛等症状，如出现异常，应及时测量臂围并与置管前臂围相比较。
3. 严禁使用小于10 mL的注射器，否则如遇导管阻塞可能导致导管破裂。
4. 护士为PICC置管患者进行操作时，应严格执行无菌技术操作。
5. 尽量避免在置管侧肢体测量血压。
6. 每周进行PICC置管维护1次。

任务五　控制和保障输液安全

静脉输液是医院治疗疾病最常用的方法之一，而输液治疗在发挥治疗作用的同时，也存在着一些安全隐患，忽视其中任一环节都可能给患者健康带来不良影响。最常见的输液安全问题涉及输液速度、液体外渗、输液反应和输液微粒等方面。

一、静脉输液时间与滴速的计算

(一) 计算方法

静脉输液速度应根据患者的年龄、病情、药物性质来调节。每毫升溶液的滴速称该溶液的滴系数(gtt/mL)。目前临床常用一次性静脉输液器的滴系数：10、15、20 三种型号。熟练掌握药液输入速度的计算方法，是临床护士必备的能力。输液速度与时间的计算可按下列公式进行计算。

1. 已知每分钟滴数，计算每小时入量

每小时入量(mL) = (每分钟滴数 × 60)/输液器点滴系数(gtt/mL)

例如：陈女士，输液速度 60 gtt/分，输液器点滴系数为 15，计算其每小时输入量为多少毫升？

每小时输入量 = (60 × 60)/15 = 240(mL)

2. 已知每分钟滴数及液体总量，计算输完总液量所需时间

输液时间(h) = (液体总量 × 滴系数)/(每分钟滴数 × 60)

例如：秦先生，遵医嘱输液 1 500 mL，以 50 gtt/分的速度滴入，需用多少时间将液体全部输完？所用输液器点滴系数为 10。

输液时间(h) = (1 500 × 10)/(50 × 60) = 5 h

3. 已知液体总量与计划所需时间，计算每分钟需调节的滴数。

每分钟滴数 = (液体总量(mL) × 滴系数)/输液时间(min)

例如：许先生，遵医嘱输液 2 000 mL，要求 10 h 完成，求每分钟滴数。所用输液器点滴系数为 15。

每分钟滴数 = (2 000 × 15)/(10 × 60) = 50(gtt/分)

(二) 输液泵的使用

1. 概念　输液泵是指机械或电子的控制装置，作用于输液导管以达到控制输液速度的目的(图 6-5-3)。

2. 目的　① 控制静脉输液的速度或量；② 以动力推动点滴，避免高黏性溶液形成栓塞；③ 监测静脉输液，避免空气进入血管。

3. 适用范围　① 需要严格控制输入液量和药量；② 应用升压药、抗心律失常药物；③ 婴幼儿静脉输液和静脉麻醉时。

4. 实施过程　见表 6-5-7。

表 6-5-7　输液泵输液法的实施过程

操作环节	操作步骤	要点说明
备齐用物	备齐用物至床旁	—
固定输液泵	将输液泵固定在输液架上，并接通电源，打开电源开关	确保输液泵固定牢固，否则会使患者受伤或损伤机器
排气	排除输液管中的空气，同周围静脉输液法	确保空气已排尽，否则会造成空气栓塞
置入输液管道	依说明书所示，将输液管置入输液泵的卡槽或管道内	避免将输液管道装反了
设定数值	设定输液速率和输液总量	—
穿刺启动	按常规穿刺，确认输液泵装置无误后，启动"开始/停止"键	—
输液结束	当输液量接近设定量时，输液量显示键闪烁，提示输液结束	—
停止输液	停止输液时应再次按"开始/停止"键，以停止输液	—
关闭输液泵	按压"开/关"键，关闭输液泵，取出输液管	确保已停止输液，再关闭输液泵

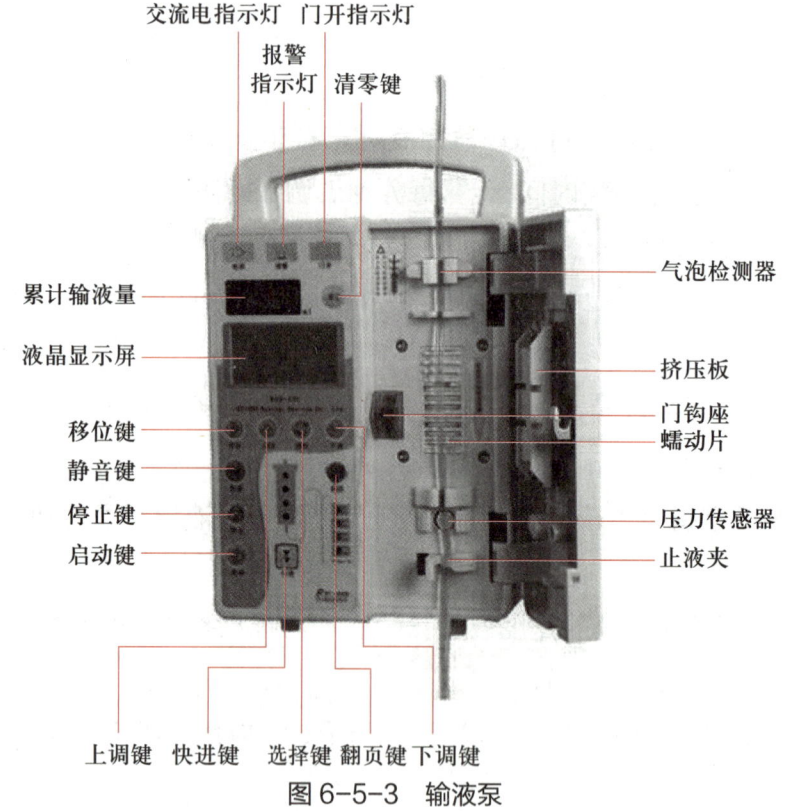

图 6-5-3　输液泵

二、输液故障的排除

输液故障会影响输液速度，甚至引起液体外渗，导致局部组织坏死，给患者带来痛苦。因此护士在输液过程中应加强观察,及时排除故障,保证输液正常进行。

(一)液体不滴

1. 针头滑出血管外　液体渗入皮下组织,局部肿胀并疼痛。停止输液,更换穿刺部位。

2. 针头斜面贴紧血管壁　溶液滴入不畅或溶液不滴,有回血。调整针头位置或变换肢体位置,使液体通畅。

3. 针头阻塞　轻轻挤压近针头处输液管,感觉有阻力且无回血。应更换针头重新穿刺。切忌强行疏通阻塞,以免血凝块进入静脉导致血栓。

4. 压力过低　输液瓶位置过低或患者肢体位置过高。适当提高输液瓶或放低肢体位置。

5. 静脉痉挛　输入的液体温度过低或穿刺部位长时间暴露在低温环境中。可局部热敷缓解痉挛。

(二)茂菲氏滴管液面异常

1. 液面过高　滴管有调节孔时,夹住滴管上端输液管,打开调节孔即可;滴管无调节孔时,将输液瓶倾斜,使瓶内针露出液面即可(图6-5-4)。

2. 液面过低　滴管有调节孔时,夹住滴管下端输液管,打开调节孔即可;滴管无调节孔时,夹住滴管下端输液管,用手挤压滴管即可。

3. 滴管液面自行下降　应检查输液装置是否连接不严或有裂隙。

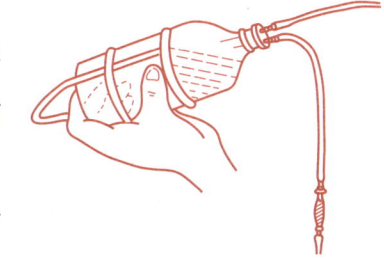

图6-5-4　液面过高调整法

三、输液反应的识别和护理

(一)发热反应及护理

1. 临床表现　输液后不明原因的发热、发冷、体温升高,多发生于输液后数分钟至1小时。轻者体温在38℃左右,重者可达40℃以上,并伴有恶心、呕吐、头痛、脉速等症状。

2. 原因分析　由于输入致热物质(致热原、死菌、游离菌体蛋白、蛋白质、非蛋白质的有机和无机物质)而引起。多由输液装置消毒灭菌不严,输入的药液或药物制品不纯或保存不良等所致。

3. 护理措施

(1)轻者减慢输液速度,重者立即停止输液,并通知医生。

(2)观察生命体征,每30分钟测量体温一次;畏寒者给予保暖,提高室内温度;高热者给予物理降温,直至病情平稳。

(3)遵医嘱给予抗过敏药。

(4)应保留剩余溶液与输液器具送检,以查找发热反应的原因。

4. 预防措施

输液前要认真做好"三查八对",操作过程要严格无菌操作,避免致热原输入体内。

(二) 急性肺水肿（循环负荷过重）

1. 临床表现　患者突感胸闷、咳嗽、呼吸困难,咳粉红色泡沫样痰,严重时痰液可从口鼻涌出。听诊肺底部出现湿啰音,心律快,心律不齐。

2. 原因分析　输液速度过快,短时间内输入液体过多,使循环血容量剧增,心脏负荷加重,出现急性肺水肿。

3. 护理措施

(1) 立即停止输液：出现急性肺水肿症状时,应立即停止输液,通知医生进行紧急处理。

(2) 改善缺氧症状：高浓度给氧,一般氧流量控制在 6~8 L/min,可使肺泡内压力增高,减少肺泡内毛细血管渗出液的产生;同时给予吸入 20%~30% 乙醇湿化后的氧气,因乙醇能降低肺泡内泡沫表面的张力,使泡沫破裂消散,从而改善肺部气体交换,减轻缺氧症状。

(3) 减轻心脏负担：立即协助患者取端坐位,双下肢下垂,以减少回心血量;必要时用止血带或血压计袖带进行四肢轮流结扎,以阻断静脉血流,5~10 分钟放松一侧肢体的止血带,以减少回心血量,症状缓解后逐步解除止血带;还可通过静脉放血 200~300 mL（贫血患者除外）。

(4) 遵医嘱用药：遵医嘱给予强心剂和扩血管、利尿平喘、镇静等药物,以舒张外周血管,加速体液排出,减轻心衰症状。

4. 预防措施

在输液过程中,要密切观察病情,加强巡视,严格控制输液速度和输液量,尤其是心、肺功能疾病患者,以及老年、儿童患者。

(三) 静脉炎

1. 临床表现　穿刺处沿静脉走行方向出现条索状红线,局部组织出现红、肿、热、痛炎性体征,有时伴有畏寒、发热等全身症状。

2. 原因分析　长期输入高浓度和刺激性强的药液;留置导管在静脉内放置的时间过久,引起血管内壁化学反应;无菌操作不严格,引起局部静脉的感染。

3. 护理措施

(1) 停止局部输液,更换肢体及注射部位,并将患肢抬高、制动。

(2) 局部湿热敷。50% 硫酸镁溶液行湿热敷,1~2 次/天,15~20 分/次。

(3) 中药治疗。用中药金黄散加醋调成糊状,局部外敷 2 次/天。外敷后患者有清凉舒适的感觉,可清热疏通血气、消肿。

(4) 超短波理疗。

(5) 如合并全身感染症状,遵医嘱给予抗菌药治疗。

4. 预防措施

严格执行无菌操作,合理选择输液部位,以保护静脉;对刺激性强的药物要充分稀释后再用,并防止药液溢出血管外;留置导管不可在静脉内放置时间过久,定期更换穿刺部位。

(四) 空气栓塞

1. **临床表现** 患者可出现胸闷、胸部异常不适感、胸骨后疼痛、呼吸困难、发绀等症状,伴濒死感。心前区听诊可闻及响亮、持续的"水泡声"。

2. **原因分析** 输液时空气未排尽;输液管连接不严有漏气;加压输液、输血时无人看护;连续输液时未及时更换液体,以致大量空气进入静脉。气体从右心房进入右心室,阻塞肺动脉入口,使血液不能进入肺组织内而导致机体严重缺氧,甚至可造成死亡。如进入血管内的空气量较少,则被右心室压入肺动脉,并分散至肺小动脉内,被毛细血管吸收,则危害较小。

3. **护理措施**

(1) 立即停止输液,立即通知医生,安慰患者。

(2) 即刻置患者左侧卧位,头低足高,使阻塞肺动脉入口的空气泡漂向右心室尖部,避开肺动脉入口(图6-5-5),让空气泡沫分次小量进入肺动脉内,逐渐被吸收。

(3) 高流量氧气吸入,提高患者血氧浓度,纠正缺氧状态。

(4) 密切观察病情变化,测量生命体征,倾听患者主诉,如有异常,及时处理。

4. **预防措施**

输液前要认真检查输液器的质量;排尽输液管内空气;及时更换输液瓶;输液完毕及时拔针;加压输液时要有专人在旁守护;拔除胸腔静脉导管时,必须严密封闭穿刺点。

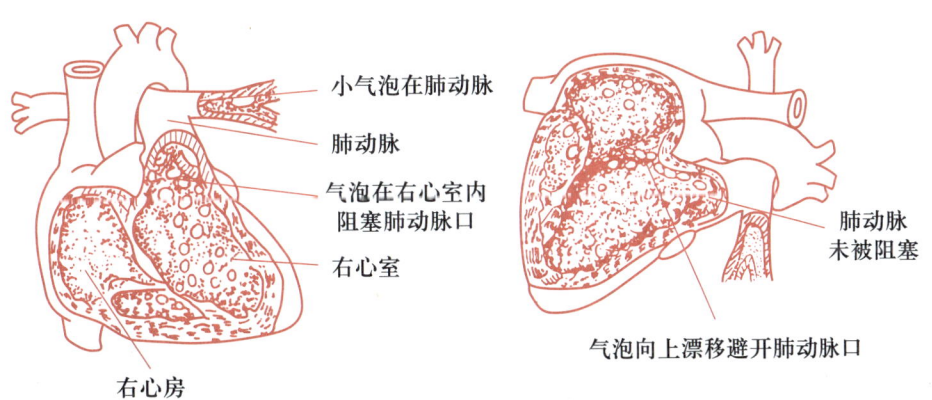

图6-5-5 空气在心脏内随体位变化的走行情况

四、预防输液微粒

输液微粒指在输液过程中输入人体的非代谢性颗粒杂质,其大多数直径在1~15 μm,亦有少数直径为50~300 μm。输液微粒污染指输液过程中输液微粒进入人体,对人体造成严重危害的过程。

(一) 输液微粒的来源

1. **药物的生产加工过程** 在药液制作过程中混入的异物,如工艺过程污染、空气微粒污染等。

2. **药物的存放过程** 瓶装溶液因橡胶塞受溶液的侵蚀引起理化作用剥脱而造成微粒;玻璃瓶内壁也可因溶液腐蚀剥脱而造成微粒。

3. **配药过程** 在配药过程中切割安瓿产生的玻璃碎屑;输液瓶橡胶塞被针头反复穿刺产生的碎屑;空气净化洁净程度不够及无菌操作不规范等都会增加微粒数量。

4. **输液过程** 输液器不洁或老化脱屑等,都可使药液污染。

(二) 输液微粒污染的危害

输液微粒污染对机体的危害与进入人体中微粒的化学性质、大小、形状、血运阻断程度、阻塞血管部位有关。易受微粒污染损害的脏器有肺、脑、肝、肾等部位。

1. 液体中微粒过多,可造成局部血管阻塞,致组织缺血缺氧,甚至坏死。

2. 微粒本身具有抗原性,可导致过敏反应的发生。

3. 红细胞聚集在微粒上形成血栓,可导致血管栓塞和静脉炎的发生。

4. 微粒作为异物进入毛细血管,可引起巨噬细胞增殖、包围微粒,造成静脉炎、肺部肉芽肿、血栓形成及血管栓塞等。

5. 刺激组织发生炎症或形成肿块。

(三) 预防和消除微粒污染的措施

1. **药液生产环节的预防** 生产药液的环境条件要达标,物品摆放要合理,要有空气净化装置,采用先进的工艺、技术,确保药液质量。采用空气滤过洁净系统的结果显示,静息状态、动态状态下测试空气中直径 $\geqslant 0.5\ \mu m$ 粒径的尘埃数,均符合国家制药行业无菌净化系统要求。

2. **药液配制过程中的控制**

(1) 严格执行无菌操作技术规程 加药注射器应严格执行一人一物,不得重复使用,提倡采用一次性注射器加药。

(2) 合理用药,注意配伍禁忌 液体中应严格控制加药种类,多种药物联合应用时尽量采用小包装溶液分类输入,两种以上药物配伍时,注意配伍禁忌,配制后要观察药液是否变色、沉淀、浑浊。配制粉剂药品要充分振荡,等药物完全溶解后方可使用。药液配制好后检查无可见微粒方可加入液体中。

(3) 把好药液配制关 改进安瓿的切割与消毒方法。采用易折型安瓿,或控制安瓿锯痕长为 1/4 周,开启安瓿前对折断的部位进行消毒。

(4) 避免加药时使用粗针头及多次穿刺瓶塞 液体中需要加多种药物时,避免使用粗针头抽吸和在瓶塞同一部位反复穿刺,输入药液要现配现用,注射器不可反复使用,避免造成污染。

(5) 病室、治疗室内最好安装空气净化装置或定期进行空气消毒,有条件的治疗室可采用净化工作台,以减少空气中的尘埃和病原微生物进入液体的数量。

项目六 静脉输血法

学习目标

1. 掌握静脉输血的概念、目的；血液制品的种类及适应证；掌握静脉输血前的准备工作及静脉输血的注意事项；掌握静脉输血反应的临床表现、原因、护理措施及预防措施；理解输血的意义，掌握血型鉴定及交叉配血试验。
2. 学会间接输血法，熟悉直接输血法，具有严谨求实的工作态度，严格执行无菌操作和查对制度，对患者关心体贴，确保安全。
3. 能正确判断和处理静脉输血反应，培养细致、敏锐的观察能力。

情境导入

患者，女，45岁，因"全身乏力1个月、黑便3天"拟"黑便查因"收治入院。入院体检显示：患者面色苍白，皮肤干燥、精神萎靡。实验室检查：全血细胞减少、网织红细胞绝对值减少、骨髓三系造血细胞明显减少，结合骨髓穿刺结果，诊断"再生障碍性贫血"。遵医嘱禁食，输成分血及止血治疗。

请思考：
1. 临床用血有哪些类型？该患者应该选择哪种类型血制品？
2. 如何实施静脉输血？
3. 输血过程可能会出现哪些输血反应？应如何进行预防和处理？

任务一 认识静脉输血

一个正常人的血液总量占体重的 7%~8%，即每千克体重有 70~80 mL 血液。一个体重为 50 kg 的人，其体内总血量为 3 500~4 000 mL，平均血量为 3 750 mL。成人一次失血不得超过全身总血量的 10%，若一次失血超过全身血量的 15%~20%，则需要进行输血或补液。静脉输血（venous transfusion）是将全血或成分血如血浆、红细胞、白细胞或血小板等通过静脉输入体内的方法，是临床急救和治疗疾病的重要措施之一，也是一个高风险的过程。

一、输血的目的

1. 补充血容量，改善失血者的循环血容量。常用于急性大出血导致的血容量减少或休克的患者。

2. 补充血红蛋白，增加血液携氧能力，纠正贫血。常用于严重贫血的患者。

3. 补充抗体补体，增强机体免疫力。常用于严重感染的患者。

4. 补充血浆蛋白，维持血浆胶体渗透压，减少组织渗出和水肿。常用于低蛋白血症的患者。

5. 补充各种凝血因子和血小板，改善凝血功能，控制及预防出血。常用于凝血功能障碍的患者。

6. 排除有害物质，一氧化碳、苯酚等化学物质中毒时，可以通过换血疗法，把不能释放氧气的红细胞换出。

二、血型、血型鉴定及交叉配血试验

（一）血型

依据红细胞所含的凝集原不同，把人类的血液分为若干类型，称为血型。血型是一种染色体特征。人类已经发现43个红细胞血型系统。临床主要应用的有ABO血型系统和Rh血型系统。

1. **ABO血型系统** 人类血液红细胞内含有A、B两种凝集原，根据红细胞所含凝集原的不同，将血液分为A、B、AB、O四种血型。同时在人的血清中还含有与凝集原相对的凝集素，分别称为抗A凝集素和抗B凝集素，其对应关系见表6-6-1。

表6-6-1 ABO血型系统中的凝集原和凝集素

血型	凝集原	凝集素
A	A	抗B
B	B	抗A
AB	A、B	无
O	无	抗A、抗B

2. **Rh血型系统** 人类红细胞除含有A、B抗原外，还含有C、c、D、E、e五种抗原，其中D抗原的还原性最强，Rh血型是以D抗原存在与否来表示Rh阳性和阴性。在我国99%的汉族人为Rh阳性，Rh阴性者不足1%。如Rh阴性者输入Rh阳性血或Rh阳性胎儿的红细胞通过胎盘流入到Rh阴性母体就会产生Rh抗体，当母体再次输入Rh阳性血液后，便会出现某种程度的溶血性输血反应。

(二) 血型鉴定

鉴别和确定献血者和受血者血型的方法称为血型鉴定。ABO血型鉴定是采用把受检者的红细胞放在含有抗A、抗B血清的试剂中,检测受检者红细胞抗原,再用受检者的血清放在已知A型、B型、O型红细胞试剂内检测受检者血清内的抗体,两者相符才可确定受检者的血型。Rh血型是用抗D血清检测,若红细胞被抗D血清凝集,则为Rh阳性。

(三) 交叉配血试验

交叉配血试验检查受血者与献血者之间有无不相合抗体的方法。输血前虽已验明供血者和受血者的ABO血型相同,但仍需在输血前再做交叉配血试验,目的是检查受血者血清中有无破坏供血者红细胞的抗体,以防止输血后发生输血反应。

交叉配血试验的方法包括直接交叉配血试验和间接交叉配血试验。

1. **直接交叉配血试验**　用受血者的血清和供血者红细胞交叉配合,以检查受血者血清中是否有破坏供血者血液中红细胞的抗体存在。

2. **间接交叉配血试验**　用供血者的血清和受血者红细胞交叉配合,以检查输入血液的血浆中是否存在能破坏受血者红细胞的抗体。

交叉配血试验无论是直接、间接哪一侧有凝集,都表示血型不配合。

ABO血型系统中,同血型的人才可相互输血;在紧急情况下,如无同型血,AB型的人可以接受其他各型血,O型人的血可以输给其他各血型的受血者,但一次只能输入少量血。

三、血液制品的种类

(一) 全血

全血指采集的血液未经任何加工,全部存于保存液中待用的血液。可分为新鲜血和库存血。

1. **新鲜血**　新鲜血基本上保留了血液中原有的各种成分。主要适用于血液病病人。

2. **库存血**　指在2~6℃环境下保存2~3周的全血。随着保存时间的延长,血液中的有效成分发生变化,血小板、凝血因子、白细胞等成分破坏较多,葡萄糖分解,乳酸增高,细胞内钾离子外溢,使血浆内钾离子含量升高,大量输入库存血时可引起酸中毒和高钾血症。

由于全血活性成分丧失,疗效难以达到预期;大量输注易发生循环超负荷、免疫反应等,因此,现代输血主张不用或少用全血,输全血的适应证越来越少,仅适用于急性大量失血可能发生低血容量性休克的患者、体外循环患者、新生儿溶血病患儿的换血治疗等。

(二) 成分血

成分输血(component blood transfusion)是根据血液成分的比重不同,使用血液分离技术,将新鲜血液快速分离成各种成分,然后根据患者的需要输注一种或多种成分。成分血具有一血多用、节约血源、针对性强、疗效好、副作用小的优点。

1. **血浆**　血浆是全血分离后所得的液体部分,主要成分为血浆蛋白。

(1) 新鲜血浆：含正常量的全部凝血因子，适用于凝血因子缺乏者。

(2) 新鲜冰冻血浆：在 -18℃ 以下的环境中保存，有效期为一年，适用于血容量及血浆蛋白较低的患者。用时放在 37℃ 温水中融化。

(3) 普通冰冻血浆：在 -18℃ 以下的环境中保存，有效期为 4 年。

2. 红细胞制剂　红细胞制剂使用前需检查血型和交叉配血试验。

(1) 浓缩红细胞：新鲜血去除血浆的剩余成分，在 2~6℃ 环境下保存。适用于携氧功能缺陷和血容量正常的贫血患者。

(2) 洗涤红细胞：红细胞经生理盐水离心、洗涤数次，内含抗体物质少，再加入适量生理盐水。用于脏器移植术后及溶血性贫血的患者。

(3) 红细胞悬液：由提取血浆后的红细胞加入等量红细胞保养液制成。适用于战地急救及中小手术者。

3. 白细胞浓缩悬液　白细胞浓缩悬液是新鲜全血经离心后取其白膜层的白细胞，4℃ 环境下保存，48 小时有效。用于粒细胞减少伴严重感染的患者。

4. 血小板浓缩悬液　血小板浓缩悬液是全血离心所得，在 ACD 保养液中 20~24℃ 环境下保存，24 小时内有效。适用于血小板减少或功能障碍性出血的患者。

5. 各种凝血制剂　如凝血酶原复合物等可针对性地补充各种原因导致的凝血因子缺乏的出血性疾病。

（三）其他血液制品

分离后的血液成分还可制成其他血液制品，如① 白蛋白液：从血浆中提纯而得，能提高机体血浆蛋白和胶体渗透压，主要用于治疗外伤、肾病、肝硬化、烧伤等低蛋白血症；② 纤维蛋白原：适用于纤维蛋白缺乏症、弥散性血管内凝血（DIC）的患者；③ 抗血友病球蛋白浓缩剂：适用于血友病患者；④ 抗绿脓杆菌血浆：适用于绿脓杆菌感染者；⑤ 凝血酶原复合物：用于先天性及获得性缺乏凝血因子的出血性疾病等。

任务二　实施静脉输血法

静脉输血是指将血液通过静脉输注给患者的一种治疗方法，在临床上应用广泛。狭义的输血是指输注全血，广义的输血是包括全血在内的、由血液制备的各种有形或无形成分的输注，严格来说，造血干细胞（骨髓、外周血和脐带血）也是一种特殊的输血。

一、密闭式静脉输血法

1. 间接输血法　将抽出的供血者的血液按静脉输液的方法输注到患者体内的方法，是临床上最常用的静脉输血法。

2. 直接输血法　将供血者血液抽出后立即输给患者的方法,适用于无库存血而患者又急需输血,及婴幼儿的少量输血时。

二、实施过程

(一) 输血前准备

1. 知情同意　输血前,应先取得患者的理解并征得同意,签署知情同意书。

2. 备血　根据医嘱抽取患者血标本 2 mL,与已填写的输血申请单一起送至血库,做血型交叉配血试验。采血时严格遵守"一人一次一管",禁止同时采集两个患者的血标本,以免发生差错。

3. 取血　凭取血单到血库取血,和血库人员共同做好"三查八对"。三查:即查血制品有效期、血的质量和输血装置是否完好。八对:即对姓名、床号、住院号、血瓶(袋)号、血型、交叉配血试验结果、血制品种类和血量。确定无误后,在取血单上签名后方可提取。

4. 取血后　勿剧烈震荡血液,以免红细胞大量破坏造成溶血。库血使用时不能加温,防止蛋白凝固变性。可在室温下放置 15~20 分钟后再输给患者。

5. 输血前　执行护士须与另一护士再次核对,确定无误后方可执行。

(二) 静脉输血操作程序

1. 评估重点

(1) 患者年龄、病情、意识状态、自理能力、合作程度、心理状态。

(2) 患者血型、输血史、过敏史及不良反应,作为输血时的参考。

(3) 穿刺侧肢体的功能,穿刺部位皮肤、血管状况。

(4) 输血目的、血液制品的种类。

(5) 患者对输血的认知及接受健康教育的能力。

2. 操作准备

(1) 护士准备:洗手,戴帽子,戴口罩,仪表整齐。

(2) 用物准备:间接静脉输血法同密闭式周围静脉输液法,将一次性输液器换为一次性静脉输血器;直接静脉输血法同静脉注射,另备 50 mL 注射器及针头数个(根据输血量多少而定)、3.8% 枸橼酸钠溶液、血压计袖带。另备生理盐水、血制品(根据医嘱准备)、一次性手套。

(3) 患者准备:向患者讲解输血目的、方法、注意事项及配合要点;签写知情同意书;嘱其进食、如厕;排空大小便,帮助取舒适卧位。

(4) 环境准备:病室环境光线充足,消除外界干扰,符合输血操作环境要求。

3. 实施过程　间接静脉输血法见表 6-6-2,直接静脉输血法见表 6-6-3。

表 6-6-2 间接静脉输血法的实施过程

操作环节	操作步骤	要点说明
解释核对	评估患者生命体征,备齐用物至床旁 1. 清醒患者,双向核对患者及血型,并做好解释工作; 2. 昏迷患者,必须先进行输血申请单、床号、腕带或其他标识的核对,确认无误后方可输血	严格执行查对制度,避免差错事故发生
建立通路	按密闭式静脉输液法建立静脉通路,输入少量生理盐水	输入少量生理盐水以冲洗输血器管道
再次核对	核对"三查八对"的内容	确保准确无误
输入血液	1. 以手腕旋转动作轻轻将血摇匀; 2. 打开储血袋封口,常规消毒开口处塑料管; 3. 将生理盐水瓶内的输血器针头拔出,再插入血袋消毒塑料管内,将血袋缓缓倒置于输液架上	避免剧烈震荡,以防发生溶血; 如为血瓶,同密闭式周围静脉输液法的方法更换药液
调节滴速	输血开始时,注意输血速度宜慢,不超过 20 滴/分,观察 15 分钟后,评估患者的生命体征,如患者无不良反应,再根据病情、血液成分调整滴速	一般成人 40~60 滴/分,老人、儿童酌减
情况观察	1. 交代患者及家属有关注意事项,将呼叫器置于易取处; 2. 加强巡视,严密观察; 3. 输入两袋以上血液时,两袋之间要输入少量生理盐水; 4. 输血完毕,继续滴注少量生理盐水,直到输血管内血液滴完	严密观察有无输血反应,发生反应及时处理; 两袋血之间用生理盐水冲洗输血器是为了避免两袋之间发生反应; 输血完毕继续输入生理盐水是为了保证输血量准确; 输完血的血袋要保留,以备出现输血反应时查找原因
后继补液	如输血后仍有补液,须换上输液管滴注;无补液,输血管内无血即可拔针(同静脉输液法)	—
整理用物	1. 协助患者取舒适卧位,整理床单元,整理用物; 2. 洗手,记录	污物按规定处理,避免交叉感染的发生; 记录内容:输血时间、种类、血量、血型、血袋号,有无输血反应

4. 质量标准

(1) 患者、家属能够知晓护士告知的事项,对服务满意。

(2) 护士操作过程规范、准确。

(3) 及时发现输血反应,妥善处理。

5. 注意事项

(1) 根据输血申请单采集血标本,一次只可采集一位患者的血液,严格遵守"一人一次一管",严禁同时采集两位以上患者的血标本(含两人),以避免出现差错。

(2) 取血和输血过程中严格执行查对制度和无菌技术操作原则。输血前须两人核对无误方可输注。

表 6-6-3　直接静脉输血法实施过程

操作环节	操作步骤	要点说明
准备卧位	供血者与受血者分别卧于两侧床上，露出一侧手臂	方便操作
认真查对	认真核对受血者和供血者的姓名、血型、交叉配血结果	严格执行查对制度，防止差错事故的发生
抽、输血液	1. 将血压计袖带缠于供血者上臂并充气； 2. 选择粗大静脉（一般为肘正中静脉），常规消毒皮肤； 3. 用装有一定量抗凝剂（临床多用 3.8% 枸橼酸钠，每 50 mL 血备 5 mL）的注射器抽取血液，并立即行静脉注射法输给受血者	此操作由三人协助完成，一人抽血，一人传递，一人将血输给受血者，如此连续进行；从供血者体内抽血和给受血者推注时速度不可过快，并注意观察面色、血压等的变化；连续抽血时，只需更换注射器，不得拔出针头，但要放松供血者臂上的袖带，并用手指压迫穿刺部位前端静脉，以避免针头处出血
拔针按压	输血结束拔出针头，用无菌棉球或纱布按压穿刺点至无出血	—
整理记录	1. 协助患者取舒适卧位，整理床单位； 2. 整理用物； 3. 洗手，记录	污物按规定处理，避免交叉感染的发生；记录内容：输血时间、血量、血型、有无输血反应

（3）如为库存血，须认真检查库存血质量。正常库存血分为上下两层，上层为淡黄色血浆，呈半透明，下层为均匀暗红色血细胞。两层界限清楚，无血凝块。如血浆变红或浑浊，血细胞呈暗紫色，两层界限不清或有明显的血凝块等，均说明血液可能变质，不能使用。如血瓶（袋）封口不严、有裂隙、标签模糊或脱落，也不能使用。

（4）血液自血库取出后，应在 4 小时内输完，避免久置使血液变质或污染。

（5）血液内不得加入其他药品，如钙剂、酸性及碱性药物、高渗或低渗液，以免血液凝固或溶解。

（6）输血过程应密切观察，听取患者主诉，特别是输血开始的 10~15 分钟内，观察患者有无局部疼痛，有无输血反应，如有输血反应，应立即减慢或停止输血，更换输血器，用生理盐水维护静脉通畅，汇报医生，做好抢救准备，保留余血以备检查分析并记录。

（7）如患者在输成分血的同时，还要输全血，应先输成分血，后输全血，以保证成分血新鲜输入。

（8）输完的血袋送回输血科保留 24 小时，以备患者发生输血反应时检查分析原因。

任务三　输血反应的识别及护理

输血反应是指在输血过程中或输血之后，受血者发生了与输血有关的新的异常表现或疾病。

一、发热反应

(一) 临床表现

在输血过程中或结束后,患者出现畏寒、寒战、发热,体温可达 40℃,持续时间不等,并伴有头痛、呕吐、恶心症状。轻者持续 1~2 小时后缓解重者甚至出现呼吸困难,血压下降。

(二) 原因分析

引起发热反应的原因主要有:血液、储血袋或输血装置被致热原污染;违背无菌技术操作原则造成污染;受血者在输血后产生白细胞抗体或血小板抗体,和供血者的白细胞或血小板发生免疫反应。

(三) 护理措施

1. 反应轻者减慢滴速,症状可减轻或缓解。
2. 反应重者立即停止输血,并通知医生,将剩余血连同输血器一并送检。
3. 观察生命体征,每 30 分钟测体温 1 次,直至病情平稳。
4. 必要时遵医嘱给予药物,如异丙嗪、肾上腺皮质激素等。
5. 对症处理　患者畏寒时保暖,高热时物理降温。

(四) 预防措施

严格无菌操作,认真执行查对制度,有效预防致热原。

二、过敏反应

(一) 临床表现

轻者出现皮肤瘙痒、荨麻疹、血管神经性水肿,如眼睑、口唇水肿,重者可致喉头水肿引起呼吸困难,严重者可发生过敏性休克。

(二) 原因分析

1. 患者为过敏体质,输入血液中的异体蛋白与患者机体的蛋白质结合,形成全抗原而致敏。
2. 输入的血液中含有致敏物质,使机体发生免疫反应。
3. 多次输血者体内产生了抗体,再次输血时抗原抗体相结合发生过敏反应。

(三) 护理措施

1. 轻者减慢输血速度,给予抗过敏药物,并继续观察。
2. 重者立即停止输血,通知医生根据医嘱皮下注射 1∶1 000 肾上腺素 0.5~1 mL,给予异丙嗪、地塞米松等抗过敏药物。
3. 呼吸困难者给予氧气吸入,对严重喉头水肿者行气管切开;如发生过敏性休克应立即协助医生行抗休克治疗(见青霉素过敏性休克的抢救)。

（四）预防措施

勿选用过敏体质的献血员；献血员在采血前4小时内不吃高蛋白、高脂肪食物；对有过敏史的患者输血前应给予抗过敏药物。

三、溶血反应

溶血反应是指输入的红细胞或受血者的红细胞发生异常破坏而引起的一系列临床症状，是最严重的输血反应。

（一）临床表现

1. 第一阶段　输血5分钟左右，红细胞凝集成团，阻塞部分小血管，导致头部胀痛，四肢麻木，腰背部剧烈疼痛，心前区压迫感。

2. 第二阶段　凝集的红细胞发生溶解，大量血红蛋白释放到血浆中，出现黄疸和血红蛋白尿，第一阶段症状加重，伴有高热、呼吸急促、血压下降等症状。

3. 第三阶段　大量血红蛋白进入肾小管，遇酸性物质变成结晶体，使肾小管阻塞；另外由于抗原、抗体的相互作用，导致肾小管内皮细胞缺血、缺氧而坏死脱落，堵塞肾小管，出现急性肾衰竭症状，表现为少尿或无尿，最后患者常因尿毒症而死亡。

（二）原因分析

1. 输入变质血　输血前红细胞已被破坏，如储存过久、保存温度不当、血液剧烈震荡、血液内加入高渗或低渗溶液，或影响pH变化的药物或细菌污染等。

2. 输入异型血　是输血反应中最严重的一种，由于供血者和受血者血型不符导致血管内溶血，一般在输入10~15 mL时即可出现症状。

3. Rh系统不合　ABO血型同型，但Rh因子不同而引起溶血。Rh因子不合所引起的溶血发生较慢，一般在输血1~2小时或几天后发生，此种类型少见。

（三）护理措施

1. 立即停止输血，吸氧，通知医生，将剩余的血并采集患者血标本送化验室重新鉴定。

2. 保留静脉通路，以供给升压药等药物。

3. 严密观察生命体征，预防患者发生休克。

4. 正确记录每小时尿量，并观察尿的颜色和性质，对少尿、尿闭者，按急性肾衰竭处理。

5. 遵医嘱静脉注射5%$NaHCO_3$以碱化尿液，增加血红蛋白在尿液中的溶解度，避免阻塞肾小管。

6. 双侧腰部封闭，并用热水袋热敷双侧肾区，以解除肾血管痉挛，保护肾脏。

7. 抗休克，控制感染。

8. 安慰患者，消除恐惧心理。

(四) 预防措施

认真做好血型鉴定和交叉配血试验,输血前严格执行查对制度,不得使用血袋号字迹模糊不清或疑有变质的血液。

四、大量输血后反应

大量输血指在 24 小时内输血量大于或相当于患者总血量。大量输血后反应常见有循环负荷过重、出血倾向、枸橼酸钠中毒等。

(一) 循环负荷过重

其原因、临床表现、预防及护理措施同静脉输液反应。

(二) 出血倾向

1. 临床表现　皮肤黏膜出现瘀点、瘀斑,穿刺部位大块瘀血或手术伤口渗血,严重者出现血尿。

2. 原因分析　长期反复输入库存血或短期输入量较多,由于库存血中血小板破坏严重,凝血因子减少而引起出血。

3. 护理措施　① 严格控制输血量,短期内输入大量库存血时应密切观察患者的意识、血压、脉搏等变化。注重皮肤、黏膜、穿刺部位、伤口有无出血倾向;② 在输入 3~5 个单位的库存血时,应根据医嘱间隔输入一个单位新鲜血或血小板悬液,以补充足够的血小板和凝血因子。

(三) 枸橼酸钠中毒

1. 临床表现　手足抽搐、心率缓慢、血压下降、心室纤维颤动,甚至发生心搏骤停。

2. 原因分析　大量输血随之输入了大量的枸橼酸钠,如肝功能不全者,枸橼酸钠不能完全氧化,和血中游离的钙结合,而导致血钙下降,以致出现血管收缩不良、心肌收缩无力等症状。

3. 护理措施　① 紧密观察患者的反应;② 输入库血 1 000 mL 以上时,须遵医嘱静脉注射 10% 葡萄糖酸钙或氯化钙 10 mL,以补充钙离子。

五、疾病传播

如空气栓塞、细菌污染反应、输血污染和输血传染疾病(艾滋病、病毒性肝炎、疟疾)等。

项目七 热疗和冷疗方法

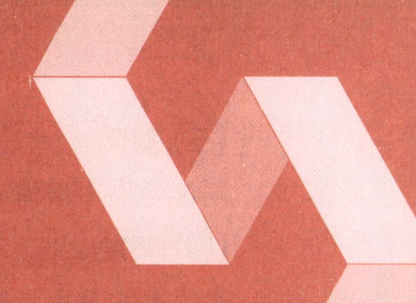

学习目标

1. 理解冷热疗法的原理，冷热的生理作用和继发效应；熟悉影响冷热疗效果的因素；掌握冷热疗法的目的及禁忌证。
2. 能运用所学知识，正确选择并实施热疗法或冷疗法，操作规范、正确，注重人文关怀，体现以患者为中心的意识。

情境导入

患者，男，20岁，因打篮球不小心滑倒，导致右踝关节扭伤，致使右踝关节肿胀并伴有疼痛，不能行走，活动后加重。经专科检查和影像学检查后医疗诊断：右踝关节损伤。护士为患者进行右踝关节冷湿敷。

请思考：
1. 护士进行冷湿敷的目的是什么？为什么？
2. 举例说明临床还有哪些用冷的情况？
3. 怎样实施正确的冷疗才能收到理想的效果呢？

任务一 认识冷热疗法

冷热疗法是利用低于或高于人体温度的物质作用于人体表面，通过神经传导引起皮肤和内脏器官的血管收缩或舒张，改变机体各系统体液循环和新陈代谢，达到治疗目的。

一、冷热疗的原理

（一）辐射

辐射是以红外线或电磁波形式作为能量转移的现象，不需其他物质作为媒介，如烤灯。

（二）传导

传导是借由皮肤表面与物体的直接接触产生热能转移，如热水袋、冰袋。

（三）对流

对流是借由液体或气体为介质，让能量由冷热不同处互相转移而成，如开窗通风。

（四）蒸发

蒸发是水分由液体变成气体而导致热能丧失，如乙醇拭浴。

二、冷热的生理作用 见表6-7-1。

表6-7-1　冷热的生理作用

生理效应	用热	用冷
细胞代谢	增加	减少
需氧量	增加	减少
血管	扩张	收缩
毛细血管通透性	增加	减少
血液黏稠度	降低	增加
血液流动	增快	减慢
淋巴流动	增快	减慢
结缔组织伸展性	增强	减弱
神经传导速度	增快	减慢
体温	上升	下降

用冷或用热超过一定时间，将产生与生理效应相反的作用，这种作用称为继发效应（secondary effect），这是机体为了避免长时间用冷或用热对组织造成损伤而产生的一种防御反应。因此，用冷或用热一般以20~30分钟为宜，如需反复使用，必须间隔1小时，给组织以复原过程。

三、影响冷热疗效果的因素

1. **方式**　湿冷、湿热效果优于干冷和干热。
2. **面积**　面积大，冷、热疗效果强，反之则弱。
3. **时间**　一般20~30分钟为宜，超过一定时间后产生相反的生理作用，易引起不良反应。
4. **温度**　冷、热温度与体表温度之间的温差越大，刺激反应越强。
5. **部位**　血管粗大、血流较丰富的体表部位，冷热疗效果较好；皮肤较薄或不经常暴露的部位对冷热刺激反应较明显，效果较好。
6. **个体差异**　婴幼儿、老年人、意识丧失者、感觉障碍者、循环障碍者，敏感性降低，在为这些患者进行冷热疗时应特别关注温度的选择，防止冻伤或烫伤。

任务二　实施热疗法

热疗法是用高于人体温度的物质,作用于机体的局部或全身,以达到促进血液循环、消炎、解痉和缓解疲劳的治疗方法。

一、热疗的目的

（一）保暖

用热可以促进血液循环,使患者感到温暖、舒适。如年老体弱、小儿、末梢循环不良的患者用热可以保暖。

（二）缓解疼痛

用热可以降低感觉神经的兴奋性,以提高疼痛阈值;改善血液循环,以加速组胺等致痛物质的排出及炎性渗出物的吸收;减轻水肿,以解除对局部神经末梢的压迫;松弛肌肉、肌腱和韧带组织,以解除肌肉痉挛和关节强直,如腰肌劳损、肾绞痛、胃肠痉挛等患者用热可以缓解相应部位的疼痛。

（三）促进浅表炎症的消散和局限

用热可使局部血管扩张,促进组织血液循环,增强新陈代谢和白细胞的吞噬功能。在炎症早期用热,可促进炎性渗出物的吸收和消散;在炎症后期用热,可促使白细胞释放出蛋白溶解酶,以溶解坏死组织,使炎症局限。如踝关节扭伤出血48小时后应用热湿敷,以促进踝关节软组织瘀血的吸收和消散。

（四）减轻深部组织的充血

用热使体表血管扩张,血流量增加;深部组织血流量相对减少,从而减轻深部组织充血。

二、热疗的禁忌证

（一）急腹症未明确诊断前

热疗会减轻疼痛,因而可能会掩盖病情、延误诊断;热疗还可以促进炎症的消散,有引发腹膜炎的危险。

（二）面部"危险三角区"感染

面部"危险三角区"血管丰富,无静脉瓣,并与颅内海绵窦相通。用热可使血管扩张,血流增多,导致病原微生物和毒素进入血液循环,促进炎症扩散,易造成颅内感染和败血症。

（三）各种脏器出血、出血性疾病

热疗可使局部血管扩张,增加脏器的血流量和血管的通透性,从而加重出血。血液凝固障

碍的患者,用热后局部血管扩张,会增加出血的倾向。

(四) 软组织损伤或扭伤 48 小时内

在软组织损伤或扭伤的 48 小时内,用热可引起血管扩张、毛细血管通透性增加,从而加重皮下出血和组织肿胀,使疼痛加剧。

三、常用热疗方法

(一) 热水袋

用于保暖、舒适、解痉、镇痛。

1. 评估重点

(1) 患者的病情、意识状态、感知觉状态、对用热的耐受性、是否有热疗禁忌证、是否存在影响热疗的因素。

(2) 患者能够配合的程度、接受健康教育的能力。

2. 操作准备

(1) 护士准备:着装整洁,洗净双手,戴口罩、工作帽。

(2) 用物准备:热水袋及布套、水温计、量杯、热水(60~70℃)、干毛巾。

(3) 患者准备:向其介绍热疗的作用、操作方法及注意事项,以取得配合。

(4) 环境准备:病室安静、整洁,温湿度适宜,必要时屏风遮挡。

3. 实施过程 见表 6-7-2。

表 6-7-2 热水袋使用法实施过程

操作环节	操作步骤	要点说明
备物	1. 洗手、准备用物,检查热水袋有无破损 2. 准备 60~70℃热水 1 000~1 500 mL	确认热水袋能正常使用; 防止烫伤患者
灌水	1. 放平热水袋,去掉塞子,一手持热水袋口边缘,另一手向袋内灌入热水至 1/2~2/3 满; 2. 将热水袋口逐渐放平,见热水到达袋口的边缘时袋内空气即被排尽; 3. 旋紧塞子,擦干外壁水迹,倒提热水袋并轻轻抖动,检查无漏水后装入布套内	边灌水边提高热水袋口边缘,使水不致溢出; 若水灌入过多,热水袋膨胀变硬,柔软舒适感降低; 排尽空气,以防影响热的传导; 防止漏水烫伤患者
核对解释	携备好的用物至患者床旁,称呼并核对患者信息,确认后解释说明治疗目的和方法	确认患者信息
置热水袋	将热水袋放在所需部位,袋口朝向身体外侧;用热时间不超过 30 分钟,如用作保暖,可适当延长	热水袋外面可用干毛巾包裹或将热水袋置于两层盖被之间,防止烫伤患者

操作环节	操作步骤	要点说明
严密观察	注意观察治疗的效果、患者的反应,以及局部皮肤颜色的变化	—
整理用物	1. 协助患者取舒适体位,整理床单位; 2. 将热水袋内水倒空,倒挂晾干,吹气后旋紧塞子,热水袋布套清洁后晾干备用	防止热水袋内面粘连
准确记录	洗手,记录	记录用热部位、时间、效果及患者反应

4. 质量标准

(1) 护患沟通有效,患者理解,配合良好。

(2) 患者安全,达到治疗目的,未发生烫伤。

5. 注意事项

(1) 使用热水袋时要严格交接班并经常巡视,观察局部皮肤,严防烫伤,如发现局部潮红、疼痛,应立即停止使用,并在局部涂凡士林以保护皮肤。

(2) 使用中如需保持一定温度,应及时更换热水。

(3) 对老年人、儿童、昏迷、受热部位感觉减退或消失、麻醉未清醒者,水温应调至50℃,热水袋套外包毛巾,热水袋不直接接触患者,以免烫伤。

(4) 用热时间一般不超过30分钟,避免产生继发效应,影响热疗的作用。

(二) 红外线灯

用于消炎、消肿、解痉、镇痛,促进创面干燥、结痂,保护肉芽组织生长,促进伤口愈合。临床常用于感染的伤口、红臀、神经炎、关节炎等。

1. 评估重点　同热水袋使用法。

2. 操作准备

(1) 护士准备、患者准备、环境准备同热水袋使用法。

(2) 用物准备:红外线灯(根据治疗部位选用不同功率的灯头),手、足等小部位以250 W为宜,胸、腹、腰、背等部位可用500~1 000 W,必要时备有色眼镜或湿纱布、屏风。

3. 实施过程　见表6-7-3。

4. 质量标准　同热水袋使用法

5. 注意事项

(1) 照射过程中应使患者保持舒适、稳定的体位。

(2) 照射面部、颈部、前胸部时需保护眼睛,可用湿纱布遮盖患者双眼或戴有色眼镜。

表 6-7-3 红外线灯使用法的实施过程

操作环节	操作步骤	要点说明
备好用物	检查红外线灯,功能良好,放于合适位置	确认烤灯功能正常
安置体位	协助患者暴露治疗部位并取舒适卧位,注意保暖,必要时屏风遮挡	保护患者隐私
调节灯距	将红外线灯灯头移至治疗部位上方或侧方,调节灯头,距离治疗部位 30~50 cm	防止烫伤
照射治疗	接通电源,打开开关,根据患者感觉,必要时调节灯距,照射 20~30 分钟,并经常观察局部皮肤反应及患者反应,倾听患者主诉	防止继发效应
整理用物	照射完毕,关闭开关,协助患者穿好衣服,卧于舒适卧位,整理患者床单位,切断电源,将红外线灯放回原处备用	嘱咐患者在室内休息 15 分钟后,方可外出,防止感冒
准确记录	洗手,记录	记录照射部位、时间、效果,局部反应及患者反应

(3) 照射过程中随时观察局部皮肤反应,以皮肤出现桃红色均匀红斑为合适剂量,如出现紫红色应立即停止照射,并在发红处涂凡士林,以保护皮肤。

(三) 热湿敷

用于促进局部血液循环、解痉、消炎、消肿、镇痛,适用于感染和组织受损的后期。

1. 评估重点 同热水袋使用法。

2. 操作准备

(1) 护士准备、患者准备、环境准备同热水袋使用法。

(2) 用物准备:① 治疗盘内备敷布 2 块、长把钳子 2 把、凡士林、棉签、纱布、弯盘、塑料薄膜、棉垫或毛巾、橡胶单及治疗巾、水温计;② 治疗盘外备热水瓶或热源、小水盆(内盛热水,水温一般为 50~60℃),手消毒液;③ 必要时备热水袋、大毛巾、屏风,有伤口者需备换药用物。

3. 实施过程 见表 6-7-4。

4. 质量标准

(1) 护患沟通有效,患者理解,配合良好。

(2) 患者安全,达到治疗目的,未发生烫伤与感染。

5. 注意事项

(1) 注意观察局部皮肤的颜色,防止烫伤。

(2) 对有伤口部位进行热湿敷,应严格执行无菌操作,治疗后按外科换药法处理伤口。面部热湿敷者,应间隔 30 分钟后方可外出,以防感冒。

表 6-7-4 热湿敷法的实施过程

操作环节	操作步骤	要点说明
核对解释	携用物至患者床旁,核对患者信息并做好解释,以取得配合	患者或家属理解热湿敷的意义,愿意接受
安置体位	1. 暴露治疗部位,必要时用床帘或屏风遮挡; 2. 在治疗部位下垫橡胶单及治疗巾,将凡士林涂于患处(范围略大于患处)并在其上盖一单层纱布,以保护皮肤	保护患者自尊 凡士林可减缓热传导,既可防止烫伤又可保持热效; 盖纱布可防凡士林粘在敷布上
局部湿敷	1. 将敷布浸入热水中,双手各持一把长把钳子将浸在热水中的敷布拧至不滴水(图6-7-1); 2. 抖开敷布,用手腕掌侧皮肤试温后,折叠敷布敷于患处,敷布上可加盖上塑料薄膜及棉垫或毛巾。若治疗部位不忌压,可在棉垫或毛巾上放置热水袋并加盖大毛巾; 3. 每3~5分钟更换敷布1次,治疗时间一般为15~20分钟,用热源维持水温或及时更换盆内热水	塑料薄膜可防止棉垫或毛巾潮湿;棉垫、毛巾等可维持热敷温度 若患者感觉过热,可掀起敷布一角散热 防止发生继发效应
整理用物	1. 治疗毕,撤去用物,用纱布擦去凡士林,轻轻拭干热敷部位并协助患者卧于舒适卧位,整理床单位; 2. 整理用物,按规定清洁、消毒后放回原处备用	切勿使用摩擦的方法擦干热敷部位,由于皮肤处于湿热气中时间较长,容易发生破损
准确记录	洗手,记录	记录热湿敷部位、时间、效果,局部反应及患者反应

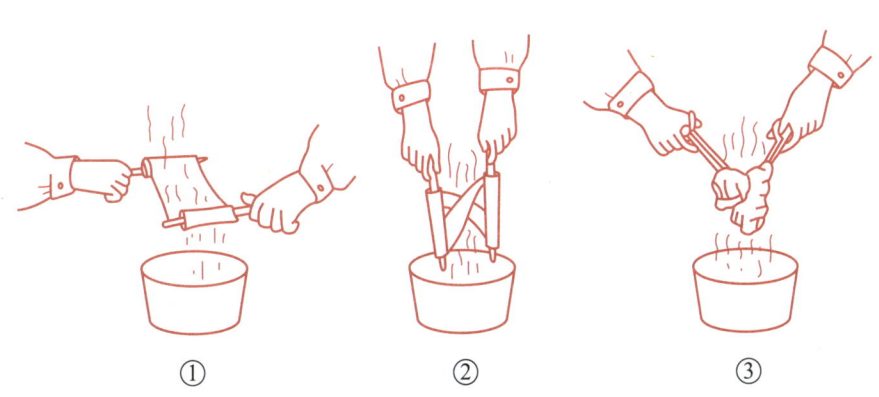

图 6-7-1 热湿敷敷布拧干方法

(3) 操作时随时与患者进行交流,了解感受及需要,给予及时处理。并检查敷布的温度及患者皮肤颜色,每3~5分钟更换1次敷布,维持适当的温度。

(四) 热水坐浴

用于减轻局部疼痛、水肿、炎症,使患者清洁、舒适。适用于会阴、肛门、外生殖器疾患,以及盆腔充血、水肿、炎症、疼痛。

1. 评估重点 同热水袋使用法。
2. 操作准备

(1) 护士准备、患者准备、环境准备同热水袋使用法。

(2) 用物准备：坐浴椅上置坐浴盆(图6-7-2)、内盛40~45℃热水1/2满(根据医嘱加药),水温计、无菌纱布、弯盘、浴巾,必要时备屏风。

3. 实施过程 见表6-7-5。

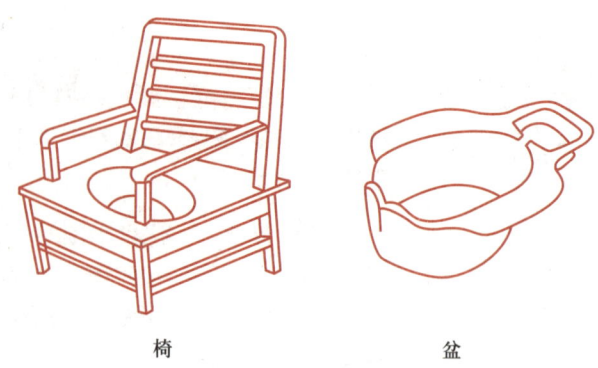

图6-7-2 坐浴椅和盆

表6-7-5 热水坐浴法实施过程

操作环节	操作步骤	要点说明
核对解释	携用物至床旁,核对患者信息并做好解释,用床帘或屏风遮挡患者	患者或家属理解热水坐浴的意义,愿意接受,保护隐私
协助坐浴	1. 协助患者脱裤至膝部,指导患者先用无菌纱布蘸坐浴液擦拭臀部皮肤试温,待臀部皮肤适应水温后再全部坐入盆中,腿部用浴巾遮盖; 2. 及时添加热水及药物 3. 坐浴时间一般为15~20分钟	防止烫伤患者; 注意保暖; 添加热水时应嘱患者臀部离开坐浴盆; 防止继发效应
整理用物	1. 坐浴毕,用纱布擦干臀部,协助患者穿好裤子并卧床休息,整理床单位; 2. 整理用物,按规定清洁、消毒后放回原处备用	—
准确记录	洗手,记录	记录治疗时间、药物、效果,局部反应及患者反应

4. 质量标准 同热湿敷法。
5. 注意事项

(1) 坐浴过程中应注意患者安全,随时观察患者面色、呼吸和脉搏,如患者诉头晕、乏力、心悸等不适应立即停止坐浴,扶其上床休息,并观察病情变化。

(2) 会阴、肛门部位有伤口者,应备无菌浴盆和溶液,坐浴时应执行无菌操作,坐浴后按外科换药法处理伤口。

(3) 女性患者月经期、妊娠后期、产后2周内、阴道出血时和盆腔急性炎症时等不宜坐浴,以免引起感染。

(4) 冬天注意室温和保暖,以免患者受凉。

(五) 温水浸泡

用于消炎、镇痛、清洁及消毒伤口。适用于手、足、前臂、小腿部感染。

1. 评估重点 同热水袋使用法。

2. 操作准备

（1）护士准备、患者准备、环境准备同热水袋使用法。

（2）用物准备：浸泡盆、内盛 43~46℃热水 1/2 满（根据医嘱加药），治疗盘内备无菌长镊子 1 把、无菌纱布、毛巾、水温计，必要时备屏风和换药用物。

3. 实施过程　见表 6-7-6。

表 6-7-6　温水浸泡法的实施过程

操作环节	操作步骤	要点说明
核对解释	携用物至床旁，核对患者信息并做好解释	患者或家属理解温水浸泡的意义，愿意接受
协助浸泡	1. 暴露治疗部位，协助患者将患肢慢慢浸入盆中； 2. 有伤口者可用无菌长镊子夹持无菌纱布轻轻擦拭创面，预防感染； 3. 浸泡时间一般为 30 分钟； 4. 注意观察局部皮肤情况及患者反应，倾听患者主诉	酌情调节水温，防止烫伤； 长镊子勿接触创面； 防止继发效应
整理用物	1. 浸泡毕，用毛巾擦干肢体； 2. 有伤口者按无菌技术处理伤口； 3. 协助患者穿好衣裤置于舒适卧位，整理床单位； 4. 整理用物，按规定清洁、消毒后放回原处备用	预防感染
记录	洗手，记录	记录浸泡部位、时间、药物、效果、局部反应及患者反应

4. 质量标准　同热湿敷法。

5. 注意事项

（1）浸泡过程中如需添加热水，应先将肢体移出盆外，以免烫伤。

（2）有伤口者应执行无菌操作，须备无菌浸泡盆和浸泡液，按外科换药法处理伤口。

任务三　实施冷疗法

冷疗法是用低于人体温度的物质，作用于机体的局部或全身，以达到止血、止痛、消炎和退热的治疗方法。

一、冷疗的目的

（一）减轻疼痛

用冷可抑制组织细胞的活力，降低神经末梢的敏感性，从而减轻疼痛；冷疗还可使局部血管收缩,通透性降低,渗出减少,局部组织内的张力减轻,起到减轻疼痛的作用。如踝关节扭伤48小时内可用冷湿敷,以减轻踝关节软组织出血和疼痛;再如牙痛、烫伤患者用冷以减轻疼痛。

(二) 减轻局部充血或出血

用冷可使毛细血管收缩,降低血管通透性,减轻局部组织的充血和水肿;用冷还可使血液循环减慢,血液黏稠度增加,促进血液凝固而控制出血。如鼻出血时,用冷水冲洗将促进毛细血管收缩和血液凝固,从而控制出血。

(三) 降温

冷直接与皮肤接触,通过传导与蒸发的物理作用,降低体温。如高热、中暑患者将冰袋置于颈部或腋下以达到降低体温的目的。头部用冷可降低脑细胞的代谢,减少其耗氧量,提高脑组织对缺氧的耐受性,减少脑细胞损害。如脑外伤、脑缺氧的患者用冷,可降低头部温度,预防脑水肿。

(四) 控制炎症扩散

用冷可使毛细血管收缩,血流减慢,细菌的活力和细胞的代谢率降低,炎症早期应用冷疗法,可抑制化脓及限制炎症扩散。如鼻部软组织发炎早期,可采用鼻部冰敷以控制炎症扩散。

二、冷疗的禁忌证

(一) 冷疗的禁忌部位

枕后、耳郭、阴囊等处禁忌用冷,以防冻伤;心前区禁忌用冷,以防引起反射性心率减慢、心房纤颤、心室纤颤及房室传导阻滞;腹部禁忌用冷,以防腹痛、腹泻;足底禁忌用冷,以防反射性末梢血管收缩影响散热,或引起一过性冠状动脉收缩。

(二) 组织损伤、破裂或有开放性伤口处

冷疗可降低血液循环,增加组织损伤的风险,影响伤口愈合,尤其是大范围组织损伤,应禁止用冷。

(三) 慢性炎症或深部化脓病灶

冷疗可使局部血管收缩,血流量减少,妨碍炎症吸收,故慢性炎症或深部化脓病灶应禁止用冷。

(四) 血液循环障碍

大面积组织受损、局部组织血液循环不良、感染性休克、全身微循环障碍、皮肤颜色青紫者不宜用冷,因循环不良,组织营养不足,若使用冷疗,将进一步使血管收缩,加重微循环障碍,导致局部组织缺血、缺氧而变性、坏死。

(五) 对冷过敏

对冷过敏者使用冷疗可出现红斑、荨麻疹、关节疼痛、肌肉痉挛等过敏症状,应禁忌冷疗。

三、常用冷疗方法

(一)冰袋、冰囊降温法

用于降低体温,局部消肿、止血,防止发炎或化脓,减轻疼痛。

1. 评估要点

(1) 患者的病情、意识状态、感知觉状态、对用冷的耐受性、是否有冷疗禁忌证、是否存在影响冷疗的因素。

(2) 患者能够配合的程度、接受健康教育的能力。

2. 操作准备

(1) 护士准备:着装整洁,洗净双手,戴口罩、工作帽。

(2) 用物准备:冰袋或冰囊及布套(图6-7-3)、帆布袋、冰块、木槌、盆及冷水、毛巾、漏勺。

(3) 患者准备:向患者解释有关冷疗的治疗作用、操作方法及注意事项,以利于配合治疗。

(4) 环境准备:病室安静、整洁,温湿度适宜,必要时屏风遮挡。

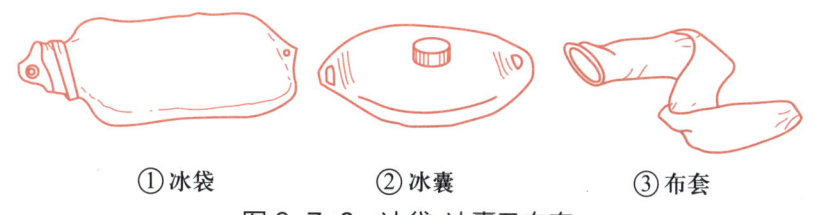

①冰袋　　②冰囊　　③布套

图6-7-3　冰袋、冰囊及布套

3. 实施过程　见表6-7-7。

表6-7-7　冰袋降温法的实施过程

操作环节	操作步骤	要点说明
备好用物	1. 将冰块装入帆布袋,用木槌敲成小块,放入盆内用冷水冲去棱角 2. 用漏勺将小冰块装入冰袋1/2~2/3满,排气后夹紧袋口 3. 倒提抖动检查无漏水后,擦干外壁水迹,套上布套备用	防止冰块棱角损坏冰袋发生漏水 空气可加速冰的融化,使冰袋与皮肤的接触面积减少,降低治疗效果 防止冰袋漏水冻伤患者或引起不适感
核对解释	携备好的用物至患者床旁,称呼并核对患者信息;解释操作目的和方法	确认患者,取得配合
放置冰袋	将冰袋置于冷敷部位	冰块已融化应及时更换,以保证疗效
整理用物	1. 用冷30分钟后,撤除冰袋,协助患者取舒适卧位,整理患者床单位 2. 将冰袋倒空,倒挂晾干,吹入少量空气后夹紧袋口,置于通风阴凉处备用;布套清洁后晾干备用 3. 整理其他用物,清洁后放于原处备用	防止产生继发效应 防止冰袋内面相互粘连
准确记录	洗手,记录	记录用冷部位、时间、效果、局部反应及患者反应

4. 质量标准

(1) 护患沟通有效,患者理解配合。

(2) 患者安全,用冷效果较好,未发生用冷不良反应。

5. 注意事项

(1) 观察:① 随时观察冰袋是否夹紧,有无漏水,冰块是否融化,以便及时更换并保持布袋的干燥;② 注意观察用冷部位血液循环状况,如出现皮肤苍白、青紫等,应立即停止用冷并给予相应处理,防止发生血液循环障碍或冻伤。

(2) 部位和时间:① 高热降温时将冰袋置于前额、头顶部或体表大血管分布处,如颈部两侧、腋窝、腹股沟等(鼻出血者将冰囊置于鼻部;扁桃体摘除术后可将冰囊置于颈前颌下以防出血),用冷30分钟后复测体温,并做好记录;② 当体温降至39℃以下,可停止用冷。

(二) 冰帽、冰槽降温法

用于头部降温,预防脑水肿,减轻脑细胞损害。

1. 评估重点　同冰袋、冰囊降温法。

2. 操作准备

(1) 护士准备、患者准备、环境准备同冰袋、冰囊降温法。

(2) 用物准备:冰帽(冰槽)(图6-7-4)、帆布袋、冰块、木槌、盆及冷水、勺、海绵垫、不脱脂棉球、水桶、肛表,冰槽降温时备治疗碗、凡士林纱布。

3. 实施过程　见表6-7-8。

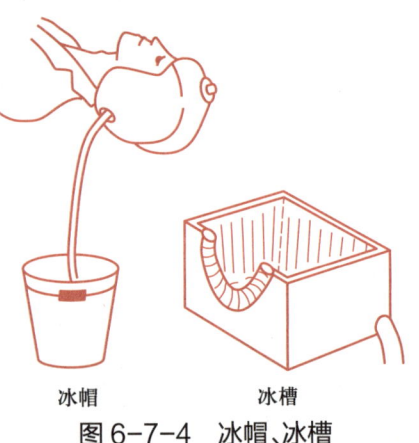

图 6-7-4 冰帽、冰槽

表 6-7-8 冰帽、冰槽降温法实施过程

操作环节	操作步骤	要点说明
备好用物	1. 将冰块装入帆布袋内,用木槌敲成小块,放入盆内用冷水冲去棱角; 2. 用勺将冰块装入冰帽1/2~2/3满,排气后旋紧冰帽口,检查有无漏水,擦干水迹	防止冰块棱角损坏冰帽发生漏水 防止冰帽漏水冻伤患者或引起不适感
治疗	1. 将患者的头部置于冰帽中,患者后颈部、双耳外侧与冰帽接触的部位垫海绵垫(使用冰槽者需在外耳道内塞不脱脂棉球,双眼盖凡士林纱布) 2. 将冰帽的引水管置水桶中,注意水流情况	防止患者的枕后及外耳发生冻伤 防止冰水流入耳内和眼内;保护后颈及角膜
整理和记录	1. 用冷30分钟后,撤除冰帽,协助患者取舒适卧位,整理床单位; 2. 冰帽处理同冰袋; 3. 其他用物清洁后放回原处备用; 4. 洗手,记录	防止继发效应 防止粘连 记录用冷部位、时间、效果、局部反应及患者反应

4. 质量标准　同冰袋、冰囊降温法。

5. 注意事项

同冰袋注意事项，另维持肛温在33℃左右，最低不可低于30℃，以防发生心房纤颤、心室纤颤或房室传导阻滞等。

(三) 冷湿敷

多用于消炎、消肿、止痛、止血。

1. 评估重点　同冰袋、冰囊降温法。

2. 操作准备

(1) 护士准备、患者准备、环境准备同冰袋、冰囊降温法。

(2) 用物准备：小盆内盛冰水，治疗盘内备敷布2块、钳子2把、凡士林、纱布、棉签、塑料薄膜、棉垫或毛巾、橡胶单、治疗巾，必要时备屏风。

3. 实施过程　见表6-7-9。

表6-7-9　冷湿敷的实施过程

操作环节	操作步骤	要点说明
核对解释	准备好用物，携至患者床旁，核对患者信息并解释操作目的	患者或家属理解冷湿敷的意义，愿意接受
局部准备	在治疗部位下垫橡胶单及治疗巾以保护床单，涂凡士林于患处（范围略大于患处），并在其上盖一层纱布	凡士林能减缓冷传导，防止冻伤，保持冷疗效果；盖纱布可防凡士林粘在敷布上
湿敷患处	1. 将敷布浸入冰水盆中，双手各持一把钳子将敷布拧干（以不滴水为宜）； 2. 抖开敷布，折叠后敷于患处，上盖塑料薄膜及棉垫或毛巾； 3. 每3~5分钟更换1次敷布，一般治疗时间为15~20分钟	敷布需浸透； 塑料薄膜可防止棉垫或毛巾潮湿；棉垫或毛巾等可维持冷疗温度； 确保冷敷效果，防止继发效应
整理和记录	1. 治疗毕，撤去敷布，协助患者置于舒适卧位，整理床单位； 2. 整理用物，按规定清洁、消毒后放回原处备用； 3. 洗手，记录	记录冷湿敷的部位、时间、效果、局部反应及患者反应

4. 质量标准　同冰袋、冰囊降温法。

5. 注意事项

(1) 操作中注意保护患者的隐私。

(2) 如果是高热患者，可将敷布敷于前额。

(3) 注意观察冷敷部位局部皮肤的变化。

(4) 如果冷敷部位为开放性伤口,需按无菌技术操作处理伤口。

(四) 温水拭浴

多用于高热患者的降温。

1. 评估重点　同冰袋、冰囊降温法。

2. 操作准备

(1) 护士准备、患者准备、环境准备同冰袋、冰囊降温法。

(2) 用物准备:盆内盛 32~34℃温水 2/3 满、大浴巾、大毛巾、小毛巾 2 块、热水袋(内装 60~70℃热水装入布套中)、冰袋,必要时备衣物、大单、便器及屏风。

3. 实施过程　见表 6-7-10。

表 6-7-10　温水拭浴的实施过程

操作环节	操作步骤	要点说明
安置患者	1. 用床帘或屏风遮挡患者后,松开床尾盖被,按需给予便器,协助患者脱去上衣,松解裤带; 2. 置冰袋于患者头部,以防擦浴时表皮血管收缩、头部充血; 3. 热水袋置于足下,使患者感觉舒适并减轻头部充血	注意保暖、保护患者隐私,尽量减少暴露; 冰袋置头部有助降温并可防止拭浴时表皮血管收缩、头部充血; 热水袋置足底可促进足底血管扩张,减轻头部充血并使患者感觉舒适
拭浴方法	暴露擦拭部位,将大浴巾垫于擦拭部位下,将浸湿的小毛巾缠于手上成手套状,挤干以不滴水为宜,以离心方向拍拭,拍拭完毕后再用大毛巾擦干皮肤。拭浴顺序: ① 脱去上衣,拍拭两上肢:颈外侧→肩→上臂外侧→前臂外侧→手背;侧胸→腋窝→上臂内侧→肘窝→前臂内侧→手心; ② 拍拭背腰部:颈下肩部→臀部,穿好上衣; ③ 脱去裤子,拍拭两下肢:髋部→下肢外侧→足背;腹股沟→下肢内侧→内踝;臀下→大腿后侧→腘窝→足跟,穿好裤子	拭浴时避免使用摩擦的方式,防止摩擦生热; 每拍拭 1 个部位更换 1 次小毛巾,以维持拭浴温度; 每侧肢体或背腰部拍拭 3 分钟,拭浴全过程不宜超过 20 分钟,防止发生继发效应; 擦拭至腋窝、肘窝、手心处可稍用力拍拭并适当延长拍拭时间,以促进散热; 先拍拭近侧后拍拭对侧
整理用物	1. 撤去足下热水袋,协助患者置于舒适卧位,整理床单位; 2. 整理用物,按规定清洁、消毒后放回原处备用	—
准确记录	洗手,记录	记录拭浴时间、效果、局部反应及患者反应

4. 质量标准　同冰袋、冰囊降温法。

5. 注意事项

(1) 操作中注意保护患者的隐私。

(2) 拭浴过程中,应随时观察患者情况,如出现寒战、面色苍白、脉搏及呼吸异常时,应立即停止操作,并及时报告医生,给予处理。

(3) 温水拭浴的水温要求在 32~34℃,避免过冷刺激使大脑皮质更加兴奋,从而使横纹肌进一步收缩,使体温继续上升。尤其适用于新生儿、婴幼儿的降温。

(4) 禁忌拍拭胸前区、腹部、后项、足心等部位,以免引起不良反应。

(5) 拭浴 30 分钟后测体温并记录,若体温降至 39℃以下,取下头部冰袋。

(五) 乙醇拭浴

乙醇是一种挥发性的液体,拭浴时在皮肤上迅速蒸发,吸收和带走机体大量的热,并刺激皮肤血管扩张,因此散热效果较强。但是对血液病患者及婴幼儿禁忌使用。拭浴的乙醇 200~300 mL,浓度为 25%~35%,温度为 30℃左右,操作步骤及注意事项同温水拭浴法。

模块七
危重患者抢救和护理方法

随着经济发展和医疗技术不断进步,人们生活方式和疾病谱改变,危急重症疾病发病率呈上升趋势。医护工作者在临床工作中经常会经历对危急重症患者进行抢救的过程。危重患者是指生命体征不稳定,病情变化快,两个以上的器官系统功能不稳定、减退或衰竭,病情发展可能危及患者生命。面对病情进展快、病情凶险、预后不良,护理人员需要具备更全面的急救知识、救护技能、临床思维能力及实际应对能力,以挽救患者生命、提高抢救成功率、促进患者康复、减少伤残率、提高生命质量。

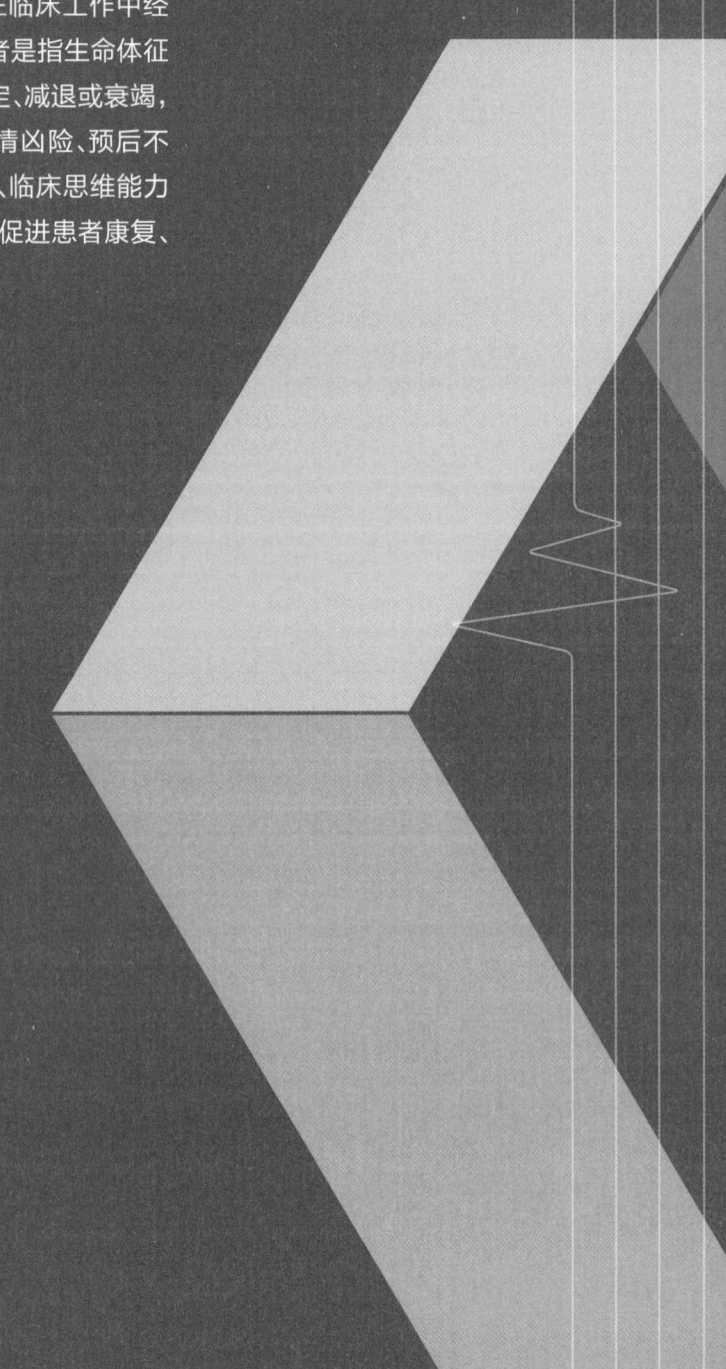

项目一
危重患者的管理

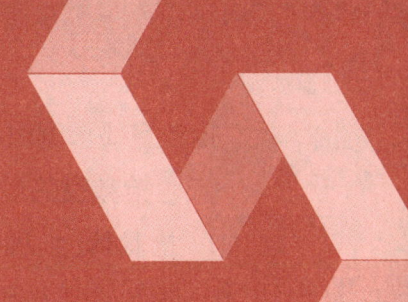

学习目标

1. 掌握危重患者常见护理问题及支持性护理措施。
2. 熟悉抢救组织和管理工作要求，抢救室的布局和设备；领会抢救病患的团队分工合作意识和以患者为中心的护理理念，建立抢救患者的严谨负责态度和敏捷准确的作风。

情境导入

患者，男，40岁，既往有心绞痛病史，突发心悸、胸闷、心前区压榨样疼痛，大汗伴濒死感。急诊诊断为急性下壁心肌梗死，给予硝酸甘油等药物静滴，效果不佳。患者胸痛持续加重，并出现心率、血压进行性下降，心电图跟踪观察提示心肌缺血损伤面积不断扩大，有继发前壁心肌梗死的可能，病情危重。在保守治疗无效的情况下，转心内科监护室准备进行抢救。

请思考：

1. 该患者为何要送入监护室（或抢救室）进行抢救？抢救室内有哪些与普通病室不同的仪器、设备和药品？
2. 病区应如何组织对患者的抢救工作？
3. 此类危重病患常见的护理问题有哪些？应采取哪些支持性护理措施？

抢救危重患者是医疗护理工作中一项重要紧急的任务，也是每一位医护工作者不可推卸的责任。抢救工作强调争分夺秒，积极默契的医护合作，实施有效、正确、及时的抢救措施。因此，护士必须从思想上、组织上、物质上、技术上做好充分准备，常备不懈，遇有急危重症患者，要当机立断，全力以赴地进行抢救。

任务一 抢救工作的组织管理和护理配合

一、抢救室的布局和设备

（一）抢救室的布局

病区抢救室或监护室位于距护士工作站最近的病房。危重病患者安置于抢救室进行抢救。抢救室要求宽敞、整洁、安静、光线充足,空气新鲜,湿度适宜。

(二) 抢救室的设备

1. 抢救床 以能升降的活动床为佳,另备木板一块,作为胸外心脏按压时使用。

2. 抢救车(图 7-1-1) 是医疗机构为救治危急重症患者,预先存放部分急救药品、物品的可移动装置。为了保证抢救工作顺利进行,要求抢救车保持性能良好,停放于指定区域,注意防潮、防晒。车内的抢救药品、物品齐全完好、取用便捷。

(1) 急救药品 具体见表 7-1-1。

(2) 各种无菌急救包:气管插管包、气管切开包、静脉切开包、开胸包、导尿包、各种穿刺包、吸痰包、缝合包等。

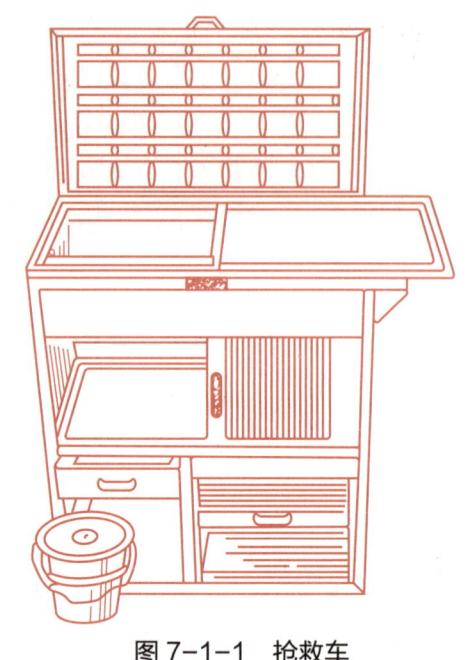

图 7-1-1 抢救车

表 7-1-1 常用急救药品

类别	药物
抗休克血管活性药	盐酸肾上腺素、去甲肾上腺素、异丙肾上腺素、多巴胺、间羟胺等
中枢神经兴奋药	尼可刹米、洛贝林、纳洛酮等
强心药	去乙酰毛花苷
抗心律失常药	利多卡因、胺碘酮、艾司洛尔
血管扩张药	硝酸甘油
利尿剂	呋塞米
脱水剂	20% 甘露醇
抗过敏药	氯苯那敏、苯海拉明、10% 葡萄糖酸钙
解热镇痛药	复方氨林巴比妥注射液
止吐药	盐酸甲氧氯普胺注射液
平喘药	氨茶碱
抗炎药	地塞米松
解毒药	阿托品
解痉药	山莨菪碱、地西泮
止血药	氨甲环酸
糖、盐、酸碱平衡药	50% 葡萄糖注射液、5% 葡萄糖注射液、生理盐水、碳酸氢钠注射液、林格氏液

(3) 无菌用物：各种注射器及针头、输液器及输液针头、输血器及输血针头、留置针及敷贴、无菌手套、各种型号及用途的橡胶或硅胶导管、无菌治疗巾、无菌敷料、皮肤消毒用物等。

(4) 非无菌用物：治疗盘、血压计、听诊器、开口器、压舌板、舌钳、牙垫、手电筒、止血带、玻璃接头、夹板、宽胶布、砂轮、棉签、多头电源插座等。

3. 抢救器械　氧气筒及给氧装置或中心供氧系统、电动吸引器或中心负压吸引装置、电除颤仪、心脏起搏器、心电监护仪、简易呼吸器、呼吸机、电动洗胃机等。

二、抢救工作的组织和管理

1. 成立抢救小组

抢救小组一般可分为全院性和科室（病区）性抢救两种。全院性抢救一般用于大型灾难性突发事件，由院长组织实施，各科室均参与抢救工作。科室性抢救一般由科主任、护士长负责组织实施，各级医护人员必须服从指挥，在抢救过程中要态度认真，动作迅速准确，既要分工明确，又要密切配合。在医生到达前，护士应根据病情需要，予以适当、及时的紧急处理，如吸氧、吸痰、监测生命体征、止血、配血、人工呼吸、胸外心脏按压、建立静脉通道等。医生到达后，立即汇报处理情况，积极配合抢救，正确执行医嘱，密切观察病情动态变化，为医生提供有关资料。

2. 制订抢救方案

护士应参与抢救方案的制订，根据患者病情明确护理诊断与预期目标；根据问题的轻重缓急，明确抢救措施与程序。抢救中责任明确，密切配合，使得危重患者得到及时、迅速的救治，解决患者现存的或潜在的健康问题。

3. 做好核对工作

各种急救药物必须经两人核对，抢救过程中，凡口头医嘱必须向医生复述一遍，双方确定无误后方可执行。抢救完毕后，请医生及时补写医嘱和处方。各种急救药品的空安瓿需经两人核对后方可弃去；输液空瓶、输血空袋等均应集中放置，以便统计查对，核实与医嘱是否相符。

4. 及时、准确做好各项记录

一切抢救工作均应做好记录，抢救记录内容包括：患者和医生到达的时间；抢救措施落实和停止的时间；执行医嘱的内容及病情的动态变化。要求字迹清晰，及时准确，注明执行时间，执行者签全名。因抢救危急患者，未能及时书写病历的，有关医务人员应当在抢救结束后6小时内据实补记，并加以说明。

5. 护士参加医生组织的查房、会诊、病例讨论

熟悉危重患者的病情、重点监测项目及抢救过程，做到心中有数，配合恰当。

6. 抢救器械和药品管理

抢救室内的抢救器械和药品，严格执行"五定"管理制度，即定数量、定点安置、定专人管

理、定期消毒灭菌、定期检查维修，保证抢救时使用；抢救室内物品一律不得外借，值班护士班班交接，并做记录。护士应熟悉抢救器械的性能和使用方法，并能排除一般故障，使急救物品完好率达100%。

7. 抢救用物的日常维护

每次抢救用物使用后应及时清理、消毒和补充，物归原处并保持整齐清洁。传染病患者应按传染病要求进行消毒、处理，严格控制交叉感染。

8. 切实做好交接班工作

认真做好危重患者的各项护理措施的交接工作，保证抢救和护理措施的落实。

任务二 危重患者的支持性护理

危重患者病情重而复杂、变化快，随时可能发生生命危险，护士应全面、仔细、缜密地观察病情，判断疾病转归。危重患者身体极度衰弱，抵抗力低，治疗措施多，易引起并发症。护士不仅要注重危重病的专科护理，也应加强基础护理，预防并发症的发生，促进患者早日康复。

一、危重患者常见的护理问题

危重患者面临的主要健康问题是生理需要不能得到及时的满足。

（一）与呼吸有关的护理问题

1. 误吸的危险　常见的原因有咳嗽及吞咽反射减弱或消失等。
2. 清理呼吸道无效　常见的原因有中枢神经系统功能紊乱，致其咳嗽及吞咽反射减弱等。
3. 气体交换受损　常见的原因有呼吸中枢功能紊乱等。

（二）与交换有关的护理问题

1. 营养失调（消瘦）　常见原因为患者进食少，机体分解代谢增强等。
2. 尿潴留　常见的原因有膀胱逼尿肌无力、缺乏隐蔽环境等。
3. 完全性尿失禁　常见的原因有意识障碍等。
4. 便秘　常见的原因有长期卧床，活动减少，肠蠕动减慢等。
5. 排便失禁　常见的原因有意识障碍、肛门括约肌失控等。

（三）与安全有关的护理问题

1. 受伤的危险　常见的原因有意识障碍等。
2. 皮肤完整性受损的危险　常见原因有长期卧床不能翻身、营养不良等。

(四)与活动有关的护理问题

1. **自理缺陷** 常见的原因有患者体力及耐力下降、意识障碍等。
2. **失用综合征的危险** 常见的原因有长期卧床、不能运动等。
3. **与感觉有关的护理问题** 如焦虑,常见的原因是面临疾病威胁。

二、危重患者的支持性护理措施

(一)密切观察病情变化

危急重症患者病情变化快,随时会危及生命,需要护士通过有目的、有计划认真细致观察,及时、准确掌握或预见病情变化,为患者抢救赢得时间。

1. 生命体征观察

(1) 血压:血压是危重患者重要病情参数。若舒张压持续高于 95 mmHg 或收缩压持续低于 90 mmHg,或血压时高时低均为异常。

(2) 脉搏和心率:心率>140 次/分或<60 次/分,说明病情有变化,监测心率可以及时发现心动过速、过缓、期前收缩和心搏骤停。

(3) 体温:感染、创伤或术后患者,体温多有不同程度升高;休克或极度衰竭患者体温常下降,体温 41℃以上或 35℃以下均提示病情严重。

(4) 呼吸:观察呼吸频率、节律、深浅度,呼吸音调、气味,以及皮肤、肢端发绀情况。呼吸频率>40 次/分或<8 次/分,出现点头样呼吸或潮式呼吸均提示病情严重。

2. 系统监测

(1) 中枢神经系统:密切观察意识、瞳孔、对光反射及脑电图监测、CT 或 MRI 神经影像学检查、经颅多普勒超声检查、颅内压及脑灌注压检测等。

(2) 循环系统:包括中心静脉压(CVP)、肺毛细血管楔压(PAWP)和心电监护等。

(3) 呼吸系统:包括血氧饱和度、血气分析、通气量、呼吸力学监测等,通过监护判断呼吸功能损害程度。

(4) 肾功能:包括尿量、尿比重变化、肌酐、尿素氮、K^+、Na^+、Cl^-、CO_2、CP 测定等。

(二)保持呼吸道通畅

鼓励清醒患者定时做深呼吸或轻拍背部,以助于分泌物咳出;昏迷患者常因咳嗽、吞咽反射减弱或消失,呼吸道分泌物及唾液等积聚喉头,而引起呼吸困难甚至窒息,故应使患者头偏向一侧,及时吸痰与清理呕吐物,保持呼吸道通畅;人工气道者,可每日反复多次进行叩背、气道雾化、吸痰,以改善通气状况,通过深呼吸咳嗽训练、肺部物理治疗、吸痰等措施,预防分泌物淤积、坠积性肺炎及肺不张等。

(三)补充营养及水分

危重患者机体分解代谢增强、消耗大,对营养物质的需要量增加,而患者多因胃纳不佳,消化功能减退而摄入不足。为保证患者有足够营养和水分,维持体液平衡,护士应设法增进患者的食欲,协助自理缺陷的患者进食;对不能进食者,可采用鼻饲或胃肠外营养。对大量引流或额外体液丧失等水分丢失较多的患者,应用相应途径补充足够的水分。

(四) 加强基础护理

1. 五官护理 危重患者眼、口、鼻腔经常存有分泌物,应经常用湿棉球或纱布擦拭,保持清洁。对眼睑不能自行闭合者应注意眼睛护理,可涂眼药膏或覆盖油性纱布,以防角膜溃疡和结膜炎。

2. 口腔护理 危重患者机体防御功能下降,唾液分泌不足,易造成口腔炎症、口腔溃疡、腮腺炎、中耳炎、口臭、吸入性肺炎等。可通过含漱法、机械性擦洗、冲洗法、刷牙等方式有效去除牙菌斑。

3. 皮肤护理 危重患者由于长期卧床、大小便失禁、大量出汗、营养不良等因素,有发生皮肤完整性受损的危险,故应加强皮肤护理,注意交接班,防止皮肤发生感染。

4. 肢体被动锻炼 病情平稳时,应尽早进行被动肢体运动,每日2~3次。方法是将肢体进行伸屈、内收、外展、内旋、外旋等,同时做按摩;其目的是促进血液循环,增加肌肉张力,帮助恢复功能,预防肌腱和韧带退化、肌肉萎缩、关节僵直、静脉血栓形成和足下垂等不良反应的发生。

(五) 确保患者安全

对躁动和意识障碍(谵妄或昏迷)的患者,要加强安全护理,合理使用保护具,防止意外发生。牙关紧闭、抽搐的患者,可用牙垫、开口器等,防止舌咬伤;室内光线宜暗,工作人员动作要轻,避免因外界刺激而引起抽搐;药物治疗过程中,应准确执行医嘱,确保患者的药疗安全。

(六) 做好排泄护理

危重患者自理能力差,应协助患者大小便。如发生尿潴留,可采用诱导排尿的方法,以减轻患者的痛苦,必要时导尿;如留置尿管者,应执行留置尿管护理常规,保持通畅,防止泌尿系感染的发生。便秘者可给予缓泻药物或行灌肠。有大小便失禁者应注意清洗会阴部,保持局部皮肤清洁、干燥,防止压疮的发生。

(七) 加强引流管护理

危重患者可带有多种导管,应注意妥善固定、安全放置;防止扭曲、受压、堵塞、脱落,保持其通畅,发挥其应有的作用;定期更换与消毒引流管及引流瓶,严格执行无菌技术操作,防止逆行感染。

(八) 做好心理护理

危重患者常常表现出各种各样的心理问题:如焦虑、抑郁、否认、绝望、恐惧、孤独、创伤后应激障碍等。因此,在抢救危重患者生命的同时,护理人员还须努力做好心理护理,以配合治疗。

1. 采取科学多样化方式评估患者生理、心理、生活及社会支持方面需求,重视患者家属参与;倾听患者及家属需求与担忧,鼓励其提出想法,在职业允许范围内尊重患者个性化需求并给予及时回应。

2. 建立治疗性沟通模式　对患者心理特征进行识别,根据患者心理特点给予个性化告知,让患者对自身病情、治疗方案充分了解,鼓励倾诉内心对疾病的认知;对于无法进行语言沟通的患者,可采用非语言交流方式如表情、手势、眼神、身体动作等肢体语言判断患者需求,向患者提供图片、写字板、沟通代码卡等进行信息交流与反馈,增强治疗疾病的信心。

3. 尊重患者尊严与隐私　对清醒患者尊重知情权,执行各项操作前介绍方法、目的,以取得配合。进行身体暴露的操作时,减少身体暴露时间和范围,避免无关人员在场。

4. 环境心理护理　主动向患者介绍病房仪器设备,调整病房温湿度、灯光至患者舒适范围。减少听觉、视觉对患者不良刺激,病房内可放适当盆栽,墙壁张贴温馨的壁画和鼓励的标语。

5. 心理疗法护理　可运用宣泄法、呼吸放松法、音乐疗法、联想法等进行情绪疏导。协助满足患者的生活需求及促进舒适。

项目二 氧气吸入疗法

学习目标

1. 掌握吸痰法的概念和目的；对患者正确实施叩背排痰法，操作中严格遵循无菌原则，能指导患者进行有效咳嗽，说出吸痰法的注意事项。
2. 掌握氧气吸入法的概念和指征；能够判断出患者的缺氧程度；熟悉临床常见的供氧设备和方式；正确换算氧浓度和氧流量；能够对氧疗的副作用进行观察和护理；按规范流程和要求实施氧气筒或中心供氧吸氧法，确保用氧安全。
3. 在提供急救技术时注重人文关怀和团队合作，关心、体贴和尊重患者，充分体现以患者为中心的意识。

情境导入

患者，男，64岁，发热咳嗽伴乏力4天，以"重症肺炎、鼻咽癌治疗后"入院。神志清，形体消瘦，呼吸急促，两肺可闻及广泛的痰鸣音和湿啰音，腹平软，双下肢无浮肿，四肢肌力正常，小便失禁，大便未解。T 39.3℃，P 108次/分，R 24次/分，BP 109/67 mmHg，SpO_2 84%。

请思考：
1. 如何判断患者的缺氧程度？
2. 作为护士可以采用何种方式协助患者排除痰液？
3. 如何帮助患者改善缺氧症状？

氧气是生命活动必需的物质。成人在静息状态下，每分钟耗氧量约250 mL；活动时，耗氧量增加。当组织供氧减少或不能充分利用氧，导致组织代谢、功能和形态结构异常变化的病理过程，称为缺氧。最能反映组织缺氧的血氧指标有血氧分压（PaO_2）、血氧容量（CaO_2max）、血氧含量（CaO_2）、血氧饱和度（SaO_2）等（表7-2-1）。

表7-2-1 血氧指标

血氧指标（动脉）	定义	正常值	影响因素
血氧分压（PaO_2）	物理溶解于血液中的氧所产生的张力	80~100 mmHg	取决于吸入气的氧分压和肺通气与弥散功能
血氧容量（CaO_2max）	100 mL 血液中血红蛋白被氧充分饱和时的最大携氧量	20 mL/dl	血红蛋白的含量与质量

续表

血氧指标（动脉）	定义	正常值	影响因素
血氧含量（CaO_2）	100 mL 血液中血红蛋白实际含有的氧量	19 mL/dl	取决于血氧分压和血氧容量
血氧饱和度（SaO_2）	血氧含量 / 血氧容量	95%~98%	取决于血氧分压高低

任务一　保持呼吸道通畅

保持呼吸道通畅是改善患者缺氧状态的首要步骤和重要保证。及时、有效地清除呼吸道分泌物既可以保持呼吸道的通畅，又可以预防和治疗呼吸道及肺部并发症。

一、协助排痰方法

上呼吸道可因气管内积痰积血发生阻塞，以及反射性支气管痉挛，浓稠分泌物阻塞，产生肺炎、肺不张、肺水肿等并发症。护士应协助患者进行翻身叩背，同时鼓励患者有效咳嗽，将气道及深部的痰液及时排出。

（一）有效咳嗽

咳嗽是一种防御性反射，可以排出呼吸道内的异物、分泌物，具有维持呼吸道通畅的功能。教给患者有效咳嗽的方法，可以达到快速清洁呼吸道的作用。指导患者取坐位，双脚着地或盘曲在床上，身体稍前倾，双手环抱一个枕头，进行数次深而缓慢的腹式呼吸，深吸气末屏气，然后缩唇（噘嘴），缓慢呼气，再深吸一口气后屏气 3~5 秒，身体前倾，从胸腔进行 2~3 次短促有力咳嗽，张口咳出痰液，咳嗽时收缩腹肌，或用自己的手按压上腹部，帮助咳嗽。如患者卧床，也可采用侧卧屈膝位，增强咳嗽排痰效果。

（二）叩背排痰

叩背排痰法是通过胸壁震动气道，使附着在肺、支气管内的分泌物脱落，通过体位引流，使分泌物到达细支气管，通过患者咳嗽排出体外。拍背时手五指并拢，手背隆起呈空杯状（图 7-2-1），使用腕关节的力量，用指腹和大小鱼际在需引流的肺叶部位自下而上、由外向内有节奏地轻轻叩击，频率为 40~50 次 / 分，每次 10~15 分钟。同时鼓励患者协助进行有效咳嗽。注意叩击时不可在裸露的皮肤上、肋骨以下、脊柱或乳房上进行，力度也不可使患者感到疼痛，否则易致软组织损伤。患者也可自己拍打前胸，让他人帮其拍叩背部。临床目前多采用机械振动排痰机高频振动排痰法，可有效促进呼吸道黏稠分泌物产生共振、松动、脱落等，解决深部排痰效果差、护士体力消耗大的问题。

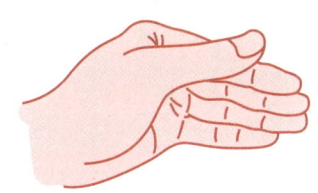

图 7-2-1　叩背排痰手形

> **知识链接**
>
> **无创咳痰机**
>
> 无创咳痰机模拟人体正常生理咳嗽时呼吸系统运动过程和呼出气流的方式作用过程,交替给予正压支持和负压吸引。正压吸气使气管、支气管扩张,增加膈肌运动和肺泡通气,导致痰栓松动;负压呼气时肺泡内压增高,使肺内气流高速排出,同时推动痰栓向大气道移动,使之易于咳出。适用于各种原因引起的咳嗽能力减弱,不仅可用于无人工气道患者,也可用于气管插管或气管切开患者。

二、吸痰法

吸痰法是利用负压吸引的原理,经口、鼻或人工气道将呼吸道分泌物吸出,以保持呼吸道通畅一种治疗方法。适用于危重、昏迷、年老及麻醉后未清醒者。患者因咳嗽无力、咳嗽反射迟钝或会厌功能不全而导致痰液不能有效咳出,或呕吐物误吸入。

(一) 吸痰装置与方法

临床吸痰装置分为中心负压器和电动吸引器两种类型。中心负压吸引器通过中心泵站形成负压,经过密闭的吸引器管道连接到各病房及手术室等,能够24小时保持恒定负压。使用时连接储液瓶、吸痰管,开启开关后即可吸痰。电动吸引器(图7-2-2)主要由负压表、安全瓶、贮液瓶和气体过滤器等结构组成。接上电源后,电动吸引器内部的马达带动偏心轮,从吸气孔吸出瓶内的空气,并由排气孔排出,这样不断地循环转动,使瓶内产生负压,将痰液吸出。在紧急、无吸引器的情况下,可用50~100 mL注射器,连接吸痰导管抽吸出痰液;也可托起患者下颌,使其头向后仰,将患者鼻孔捏住,口对口用力吸出呼吸道内分泌物。

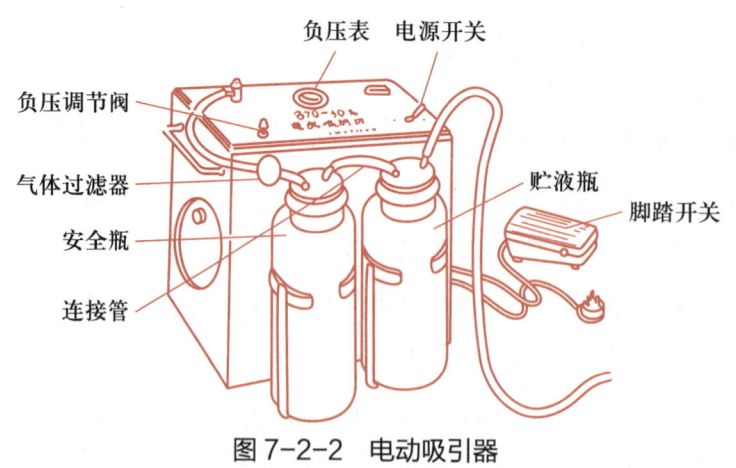

图7-2-2 电动吸引器

（二）操作目的

1. 预防吸入性肺炎、肺不张、窒息等并发症。

2. 取痰标本做痰培养及药敏试验，协助诊断和治疗。

（三）操作程序

1. 评估重点

（1）患者年龄、病情、意识状态、心理反应及合作程度。

（2）呼吸状况、排痰能力、口鼻腔状况、是否有痰鸣音及痰液性状、是否具有人工气道等。

2. 操作准备

（1）环境准备：温湿度适宜、整洁、安静、安全。

（2）患者准备：患者理解吸痰法的目的、方法、配合要点及注意事项，愿意配合；取下活动性义齿，体位舒适，情绪稳定。

（3）护士准备：衣帽整洁，洗手、戴口罩。

（4）用物准备：中心负压吸引装置或电动吸引器（备电源插座，接通电源检查及其性能）；储液瓶置100 mL清水，按吸痰量投放含氯消毒剂；吸痰盘：治疗碗2个、吸痰管数根（一次性）、无菌持物镊（或持物钳）1把、无菌纱布若干、无菌生理盐水、弯盘、压舌板、电筒、注射器，必要时备张口器、舌钳。

3. 实施过程　见表7-2-2。

表7-2-2　吸痰法的实施过程

操作环节	操作步骤	要点说明
核对解释	备齐用物携至患者床边，核对患者信息并解释，以取得配合	确认患者
调节负压	接通电源，打开吸引开关，再次检查吸引器性能，调节负压	一般成人40.0~53.3 kPa(300~400 mmHg)，儿童<40.0 kPa(300 mmHg)
安置体位	协助患者取舒适卧位，头部转向操作者，铺治疗巾	检查口鼻腔，取下活动性义齿；昏迷患者可用压舌板或张口器协助张口
连管试吸	打开并连接吸痰管，试吸少量无菌生理盐水	检查负压及吸痰管是否通畅，润湿吸痰管前端
抽吸痰液	一手折叠吸痰管末端，一手用无菌持物镊持吸痰管经鼻或口腔插入气管，放松吸痰管末端反折处，从深部向上提拉，左右旋转，吸尽痰液；先吸尽口咽部分泌物，再吸气管内分泌物	插管时不可带负压，以免损伤呼吸道黏膜；每次吸痰时间小于15秒，以免造成缺氧；经口腔吸痰：吸痰管插入口咽部10~15 cm；颅底骨折患者禁止经鼻腔吸痰；若气管切开吸痰，需严格无菌操作，先吸气管切开处，再吸口（鼻）部
冲管弃管	退出吸痰管后抽吸生理盐水冲洗	避免分泌物阻塞吸痰管；一根吸痰管只使用一次

续表

操作环节	操作步骤	要点说明
观察情况	气道是否通畅;患者的面色、呼吸、心率等反应;吸出液的颜色、性质及量	动态评估吸痰效果
安置患者	用无菌纱布擦拭患者口鼻喷出的分泌物;协助取舒适卧位;听诊痰鸣音的改变;检查口鼻黏膜有无损伤	使患者舒适
处理用物	吸痰管按一次性用物处理;吸痰毕关上吸引开关,连接管、储液瓶消毒备用	防止交叉感染 吸痰盘根据吸痰频率每班或每日更换 1~2 次
洗手记录	洗手、记录	记录吸痰时间、次数;痰液色、质、量;呼吸改善情况

4. 质量标准

(1) 患者呼吸道的分泌物被及时吸出,缺氧症状得到改善,呼吸平稳,患者未发生呼吸道黏膜损伤。

 气切吸痰

(2) 护患沟通有效,患者有安全感,愿意配合。

5. 注意事项

(1) 执行无菌操作,吸痰盘内用物每天更换 1~2 次,吸痰导管每次更换,加强口腔护理。

(2) 密切观察病情,当发现喉头有痰鸣音或排痰不畅时应及时抽吸。

(3) 如痰液黏稠,可配合叩背、超声雾化吸入等方法,使痰液稀释,便于吸出。

(4) 吸痰前后,根据患者情况吸入高浓度氧;每次吸痰时间小于 15 秒;如痰液未吸尽时,间隔 3~5 分钟后再抽吸,以免影响患者的呼吸。

(5) 为婴幼儿吸痰时,吸痰管要细,负压不可过大,以免损伤黏膜。

(6) 储液瓶内的液体应及时倾倒,不超过瓶内容量的 2/3,做好清洁消毒处理。电动吸引器连续使用时间不超过 2 小时。

知识链接

密闭式吸痰

危重患者救治中机械通气建立的人工气道改变了正常解剖及人的生理状况,导致呼吸道分泌物不能自行清除。常规的开放式吸痰每次都需将人工气道与呼吸机分离,产生血氧过低、气道污染、呼吸机相关性肺炎等。密闭式吸痰不需要脱开或停止机械通气,吸痰管外套有透明薄膜,整个吸痰过程都是在密闭情况下完成,操作者不需要戴无菌手套即可完成操作。

任务二　实施氧气吸入疗法

氧气吸入疗法是通过吸入高于空气氧浓度的气体,以提高动脉血氧分压和动脉血氧饱和度,增加动脉血氧含量,纠正低氧血症的治疗方法,简称氧疗。氧气吸入法常用于因呼吸系统疾病而影响肺活量、心肺功能不全而致呼吸困难、各种中毒引起的呼吸困难、昏迷、某些外科手术前后、大出血休克及分娩时产程过长或胎心音不良等的患者。

一、缺氧的原因及分类

（一）低张性缺氧

由于吸入气体中氧分压过低；肺泡通气不足气体弥散障碍；静脉血分流入动脉而引起缺氧。血气分析可见血氧分压(PaO_2)降低、氧含量(CaO_2)降低、氧饱和度(SaO_2)降低。常见于吸入气体中氧浓度低、慢性阻塞性肺疾病、先天性心脏病等。氧疗对低张性缺氧疗效最好,临床应用广泛。

（二）血液性缺氧

由于血红蛋白数量减少或性质改变而引起的缺氧。血气分析可见血氧分压正常,氧饱和度正常,氧含量降低。常见于严重贫血、一氧化碳中毒、高铁血红蛋白症、输入大量库存血等。通过吸入高浓度的氧或纯氧可增加血浆中溶解的氧量,从而提高向组织的供氧。

（三）循环性缺氧

由于动脉血灌注不足、静脉回流障碍引起的缺氧。血气分析可见血氧分压、氧饱和度、氧含量均正常,而动-静脉血氧含量差增加。常见于心力衰竭、休克、动脉痉挛等。对此型缺氧应加强病因治疗,给予高浓度的氧吸入。

（四）组织性缺氧

由于组织细胞不能充分利用氧而导致用氧障碍性的缺氧。血气分析可见血氧分压(PaO_2)、氧饱和度(SaO_2)、氧含量(CaO_2)均正常,而动静脉含量差减少。常见于氰化物中毒、线粒体损伤、某些微生物缺乏等。此型缺氧可通过氧疗提高血浆和组织之间的氧分压梯度,氧向组织的弥散增加,但疗效有限。

二、缺氧的程度

人体动脉血氧分压的正常值为 10.6~13.3 kPa(80~100 mmHg),血气分析结果是临床用氧的客观指标,当患者 PaO_2 低于 50 mmHg(6.6 kPa)时,应给予吸氧。根据缺氧的临床表现及血气分析检查,可进行缺氧程度判断(表 7-2-3)。

表 7-2-3 缺氧程度

程度	临床表现			血气分析		
	发绀	呼吸困难	神志	血氧分压（kPa）	二氧化碳分压（kPa）	氧饱和度（%）
轻度	无或轻	不明显	清楚	>6.7 kPa (50 mmHg)	>6.7 kPa (50 mmHg)	>80
中度	明显	明显	正常或烦躁	4.0~6.7 kPa (30~50 mmHg)	>9.3 (70 mmHg)	60~80
重度	显著	严重、"三凹征"明显	昏迷或半昏迷	<4.0 kPa (30 mmHg)	>12.0 (90 mmHg)	<60

三、常用供氧设备

（一）氧气管道化装置（中心供氧装置）

医院的氧气可集中由供应站供给，设管道通至各病区、门诊和急诊室，供应站有总开关由专人进行管理。各病区有固定在墙上的设备带氧气插孔，连接专门的流量表，打开流量表即可使用（图7-2-3）。

（二）氧气筒装置

1. 氧气筒　氧气筒是一柱形无缝钢筒，筒内可耐高压达150 kg/cm²（相当于15 MPa），容积为40 L，能容纳氧6 000 L。筒的顶部有一总开关可控制氧气的放出。在氧气筒顶部的侧面，有一气门和氧气表相通，是氧气自筒中输出的途径（图7-2-4）。

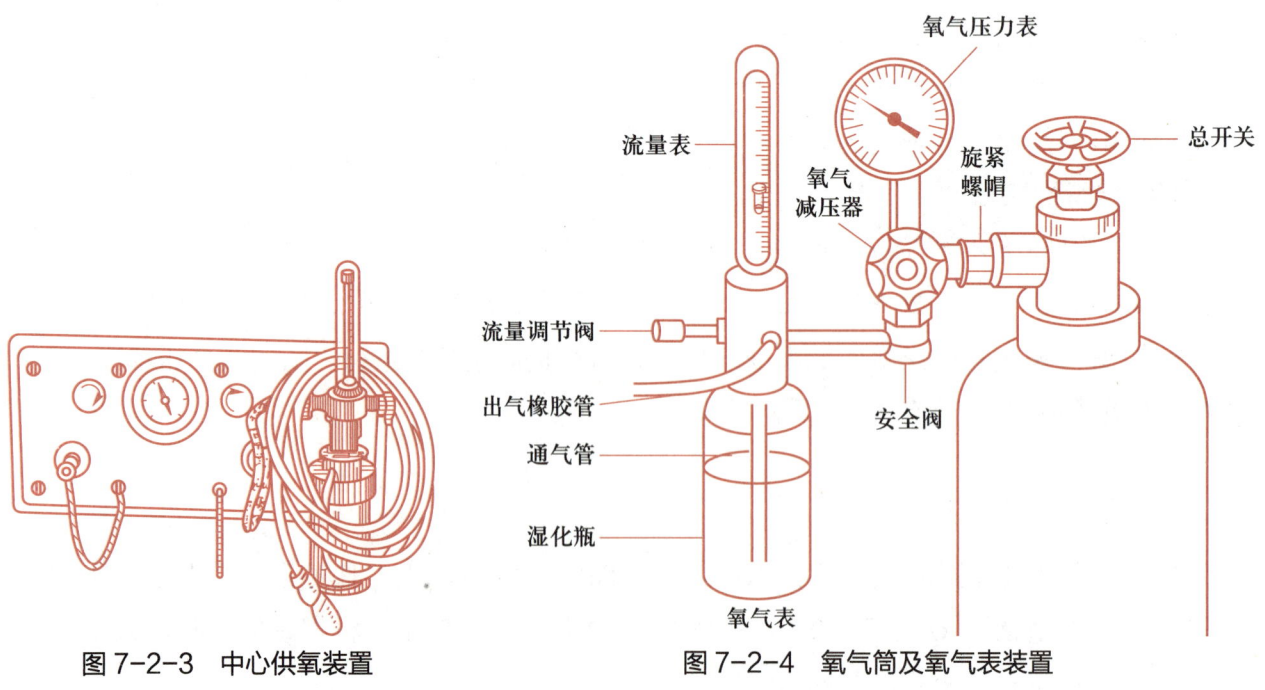

图 7-2-3　中心供氧装置　　　　图 7-2-4　氧气筒及氧气表装置

2. 氧气表 由压力表、减压器、流量表、湿化瓶、安全阀组成(图7-2-4)。① 压力表指针可测知筒内的压力,以 kg/cm^2 或 MPa 为单位;压力越大,说明筒内氧气储存量越多;② 减压器是一种弹簧自动减压装置,将来自筒内的压力减至 2~3 kg/cm^2(0.2~0.3 MPa),使流量平稳,保证用氧安全;③ 流量表用来测量每分钟氧的流出量。流量表内装有浮标,当氧气通过流量表时,即将浮标吹起,从浮标上端平面所指刻度,可以测知每分钟氧气的流出量,用 L/min 表示;流量表下有一开关为调节阀,可调节氧流量大小;④ 湿化瓶具有湿化氧气及观察氧气流量的作用,可使用一次性或内盛 1/3~1/2 的冷开水或蒸馏水的湿化瓶,通气管浸入水中,湿化瓶出口与鼻导管相连,以免呼吸道黏膜被干燥的气体所刺激;⑤ 安全阀用于防止发生意外,当氧流量过大、压力过高时,安全阀的内部活塞即自行上推,使过多的氧气自安全阀门周围溢出,以保证安全。

3. 装卸氧气表法

(1) 装氧气表法:① 吹尘:打开氧气筒上总开关,将总开关向逆时针方向迅速旋转 1/4 周,放出少量氧气,以冲掉气门上的灰尘,立即关好;② 装表:将氧气表向后倾斜 15° 置于氧气筒气门上,用手初步拧紧氧气表上的六角螺母,再用扳手旋紧,使氧气表直立;③ 接瓶:接好湿化瓶;④ 检查:确认氧气表流量调节阀关好后,打开氧气筒总开关,检查氧气装置各个连接处是否漏气,打开流量调节阀,检查氧气流出是否通畅,关闭调节阀备用。

氧气筒内的氧气供应时间可按下列公式进行计算:

$$可供应时间 = \frac{[压力表压力 - 5(kg/m^2)] \times 氧气筒的容积(L)}{1 \; kg/m^2 \times 氧流量(L/分) \times 60 \; min}$$

氧浓度和氧流量的关系为:吸氧浓度(%) = 21 + 4 × 氧流量(L/分)

(2) 卸氧气表法:① 关总开关,待压力表指针降至零,关流量调节阀;② 卸下湿化瓶,用扳手旋松氧气表的螺母,再用手旋开,将氧气表卸下;③ 氧气表消毒处理后放在指定的地方备用。

(三) 氧气枕

为一长方形的橡皮袋,袋的一端连接橡胶管,其上有调节器调节流量(图7-2-5)。在抢救危重患者时或转移患者途中,可用氧气袋暂时代替氧气装置为患者供氧。使用前先将氧气袋内充满氧气,接上湿化瓶、鼻导管或面罩,调节流量即可给氧。可让患者头部枕于氧气袋上,借助重力使氧气流出。新购的氧气袋内有粉尘,充气前应反复用自来水灌洗并揉捏,直至放出的水洁净为止,以防引起吸入性肺炎,甚至窒息。

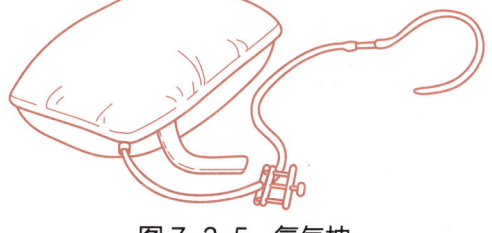

图 7-2-5 氧气枕

四、供氧方式和适用范围

吸氧的方法有经鼻腔吸氧法、漏斗吸氧法、面罩吸氧法和头罩吸氧法等。

（一）经鼻腔吸氧法

1. 鼻导管法

（1）双侧鼻导管法：临床最常用的给氧方法（图 7-2-6），将双侧鼻导管插入鼻孔内约 1 cm，简便舒适，不影响患者咳嗽、咳痰、进食和讲话，适合低流量、低浓度长期吸氧患者。

（2）单侧鼻导管法：临床最传统的吸氧方法之一。将鼻导管末端连接氧气，调节氧流量，湿润鼻导管前端，测量长度（鼻尖至耳垂的 2/3）（图 7-2-7），轻轻插入鼻腔内，患者如无呛咳，用胶布将鼻导管固定于鼻翼及面颊部。此法虽节省氧气，但对鼻黏膜有刺激性，患者不宜耐受。

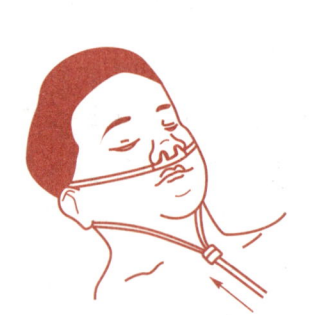

图 7-2-6　双侧鼻导管给氧法

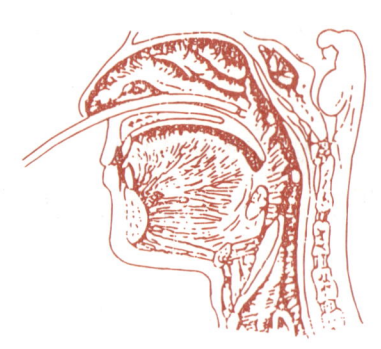

图 7-2-7　鼻导管长度测量法

2. 鼻塞法：是将氧气胶管连接一种用塑料制成的球状物（鼻塞），直接塞入患者一侧鼻孔鼻前庭给氧（图 7-2-8），此法刺激性小，患者较为舒适，且两侧鼻孔可交替使用，适用于长期用氧患者。

（二）面罩吸氧法

将面罩置于患者的口鼻部，用松紧带固定，氧气自下端输入，呼出的气体从面罩两侧孔排出。由于口腔、双侧鼻腔都能吸入氧气，效果较好。适用于病情较重或鼻导管给氧效果不佳，氧分压明显下降者和躁动不安、张口呼吸者，但给氧时必须有足够的氧流量，氧流量为 6~8 L/分。

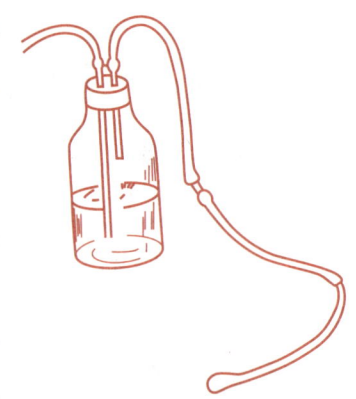

图 7-2-8　鼻塞法

（三）头罩吸氧法

将患者的头部置于氧气头罩内（图 7-2-9），将氧气接于进孔上，可以保证头罩内一定的氧浓度、温度、湿度。此法安全、简单、有效、舒适，透明的头罩易于观察病情变化，可根据病情需要调节罩内的氧浓度，长期给氧时不会产生氧中毒。头罩与颈部之间要保持适当的空隙，防止二氧化碳潴留及重复吸入。此种吸氧法多用于儿童。

（四）漏斗吸氧法

将漏斗置于患者的口鼻部上方 1~3 cm，用绷带或细棉线适当

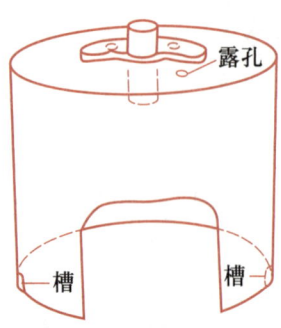

图 7-2-9　氧气头罩

固定,以防移动。此法较简单,且无刺激性,但较浪费氧气,多用于婴幼儿或气管切开术后的患者。

五、吸氧法(以双侧鼻导管为例)

(一) 目的

1. 纠正各种原因造成的缺氧状态,提高 PaO_2、SaO_2 和 CaO_2。
2. 促进组织的新陈代谢,维持机体生命活动。

(二) 吸氧法操作程序

1. 评估重点

(1) 患者年龄、病情、意识状态、心理反应及合作程度。

(2) 患者缺氧程度及鼻腔局部情况。

2. 操作准备

(1) 环境准备:温湿度适宜,避开明火及热源,贴安全用氧标志,备有灭火器。

(2) 患者准备:患者理解吸氧法的目的、方法、配合要点及注意事项,愿意配合;体位舒适,情绪稳定。

(3) 护士准备:着装整洁,洗手、戴口罩。

(4) 用物准备:鼻导管、冷开水、小药杯、棉签、医嘱执行单、用氧记录单、纱布、弯盘、洗手液、氧气表(或流量表)、湿化瓶、治疗盘、扳手、中心供氧装置或设备带。

3. 实施过程 见表 7-2-4。

表 7-2-4 氧气吸入法实施过程

操作环节		操作步骤	要点说明
给氧	核对解释	备齐用物携至患者床边,核对患者信息并解释,以取得配合	确认患者
	装表接瓶	1. 氧气筒:按照一吹尘、二上表、三拧紧、四检查的步骤装好氧气表; 2. 中心供氧装置:拔除封塞,对准接口,插入流量表,接好湿化瓶	采用耳听、手感的方式确保无漏气
	清洁鼻腔	用湿棉签清洁双侧鼻腔	观察鼻腔情况,确保鼻腔无分泌物堵塞或异常
	连接导管	将鼻导管与湿化瓶出口连接	防止滑脱
	调节流量	根据病情调节氧流量	—
	湿润检查	将鼻导管前端放入冷开水中润湿,并检查鼻导管通畅,无漏气	—

续表

操作环节		操作步骤	要点说明
给氧	插管固定	将鼻导管前端插入患者鼻腔 1 cm,两侧环绕耳部并调节松紧度	动作轻柔,避免黏膜损伤;松紧适宜,防止导管太紧引起压力性损伤
	交代事项	再次核对患者床号、姓名,向患者解释用氧安全及注意事项	告知氧流量勿随意调节,防止鼻导管滑脱及用氧四防
	安置患者	协助患者取舒适体位,整理床单元	—
	观察记录	1. 记录给氧时间、氧流量、患者反应; 2. 观察患者缺氧症状、氧气流出是否通畅及有无漏气、血气分析结果、有无氧疗副作用	便于对照,异常情况随时处理
停氧	取鼻导管	取下鼻导管、用纱布擦拭鼻部后包裹鼻导管头端;分离鼻导管放入医疗垃圾桶中,关闭调节阀	防止操作不当,气流过大引起组织损伤
	按序卸表	1. 氧气筒:关闭总开关,打开调节阀放余气后关闭,卸表,消毒备用; 2. 中心供氧:关调节阀,手压固定环,拔出流量表,塞上封塞	卸表口诀:一关(总开关及调节阀)、二扶(氧气表)、三松(下湿化瓶)、四卸(用扳手旋松六角螺母,将氧气表与气门分离)
	处理用物	按医疗废物分类处理	—
	洗手记录	记录停氧时间及患者用氧效果	氧气筒上注明剩余氧气量和使用时间

4. 质量标准

(1) 患者的缺氧状态得到改善,用氧安全。

(2) 护患沟通有效,患者有安全感;患者及家属能说出用氧的目的、用氧期间的安全知识并能配合操作。

5. 注意事项

(1) 严格遵守操作规程,注意安全用氧,切实做好"四防":防震、防火、防油、防热。氧气筒应放在阴凉处,筒的周围严禁烟火和放置易燃物品,离暖气 1 m 以上,离火炉 5 m 以上;筒上应标有"严禁烟火"标志,搬运时避免倾斜撞击;氧气表及螺旋口上勿涂油,也不用带油的手装卸,避免燃烧。

(2) 吸氧时先调节流量然后吸氧(先调后用);停用氧时先拔出鼻导管,再关闭各个开关(先拔后关);中途改变流量时,先将氧气和导管分离,调节好流量后再接上(先分后接),以免一旦关错开关后大量的氧气突然冲入呼吸道而损伤肺组织。

(3) 用氧过程中,观察患者意识、呼吸、脉搏、血压情况及血气分析结果,判断氧疗效果。

(4) 持续鼻导管给氧者,每日更换鼻导管 2 次以上,双侧鼻孔交替插管,并及时清除鼻腔分泌物,防止鼻导管堵塞。使用鼻塞、头罩者每天更换 1 次,使用面罩者 4~8 小时更换 1 次。

(5) 氧气筒内氧气不能用尽,压力表降至 5 kg/cm²(0.5 MPa)即不可再用,以防灰尘进入,再次充气时发生爆炸。

(6) 氧气筒应有"空"或"满"标志,避免急用时搬错。

六、观察和控制氧疗副作用

(一) 氧中毒

当吸入的氧浓度高于60%,持续时间超过24小时,可出现氧中毒。氧中毒特点为肺实质改变,表现为胸骨后灼热感、疼痛、呼吸增快、恶心呕吐、烦躁、进行性呼吸困难、血氧饱和度下降等,此时应立即通知医生,遵医嘱处理。预防措施是避免长时间、高浓度氧疗,并且在氧疗过程中定期监测血气分析,动态观察氧疗的效果。常压下吸氧浓度为40%,是最安全的用氧。

(二) 呼吸抑制

呼吸抑制多见于低氧血症伴有二氧化碳潴留的患者。慢性缺氧者长期二氧化碳分压高,其呼吸主要依靠缺氧刺激外周化学感受器,沿神经上传至呼吸中枢,反射性地引起呼吸。若高浓度给氧,虽然缺氧得到某种程度的矫正,但缺氧对外周化学感受器的刺激减弱,反而会导致呼吸抑制,二氧化碳滞留更加严重,可发生二氧化碳麻醉,甚至呼吸停止。故对缺氧和二氧化碳潴留同时并存的这类患者应给予低浓度、低流量(1~2 L/分)持续给氧,并监测患者的 PaO_2 的变化,维持 PaO_2 在 60 mmHg(8.0 kPa)左右。

(三) 肺不张

吸入高浓度氧气后,肺泡内氮气被大量置换,一旦支气管有堵塞时,堵塞下端的所属肺泡内的氧气被肺循环血液迅速吸收,引起吸入性肺不张。患者表现为烦躁不安、呼吸及心率加快、血压增高,甚至出现呼吸困难、发绀、昏迷。预防措施是控制吸氧浓度,鼓励患者深呼吸、多咳嗽、多翻身、经常更换体位,加强排痰。

(四) 晶状体后纤维组织增生

仅见于新生儿,尤其是早产儿,与吸入氧的浓度高、持续时间长有关。眼球的视网膜血管对高氧分压非常敏感,在早期出现的视网膜血管收缩尚属可逆;如持续数小时,则造成视网膜血管不可逆的阻塞、纤维化,引起晶状体后纤维组织增生,从而导致不同程度的视力丧失或失明。因此,新生儿给氧要控制氧浓度和吸氧时间。

项目三 洗胃方法

学习目标

1. 掌握洗胃法的概念和目的；根据患者病情正确选择洗胃溶液；明确洗胃的适应证和禁忌证；说出洗胃的注意事项。
2. 按规范流程和要求实施自动洗胃机洗胃法，动作敏捷，确保患者安全，在提供急救技术时注重人文关怀和团队合作。

情境导入

患者，女，30岁。因"心情不好饮酒和乐果混合物（量不详）"由家属送医院急诊，神志昏迷，双侧瞳孔等大等圆，直径约2 mm，对光反射迟钝，GCS评分7分。T 36.6℃，P 80次/分，R 17次/分，BP 128/78 mmHg，SpO_2 88%。呼出气体有大蒜味，双肺可闻及湿啰音和哮鸣音。动脉血气分析显示：pH 7.30，PCO_2 40 mmHg，PO_2 70 mmHg，BE 6.7 mmol。呕吐物隐血试验阳性，胆碱酯酶290 U/L。医嘱：洗胃st。

请思考：
1. 应选择何种洗胃溶液给患者洗胃？
2. 洗胃前重点评估哪些内容？
3. 洗胃时应注意哪些问题？

经口服中毒是急诊科常见危重症之一，洗胃是临床最有效、最能清除有害毒物、最大程度减少毒物吸收，达到治疗目的的方法之一，洗胃技术的正确使用影响中毒患者的抢救成功率。

洗胃就是将胃管由口腔或鼻腔插入胃内，反复灌入和吸出一定量的溶液，以冲洗并排除胃内容物，减轻或避免吸收中毒的胃灌洗方法。

一、洗胃目的

1. **解毒** 洗胃可以清除胃内毒物或刺激物，减少毒物的吸收，可利用不同的灌洗液进行中和毒物的毒性，用于急性服毒或食物中毒的患者，通常在服毒后4~6小时内洗胃最佳。

2. **减轻胃黏膜水肿** 用于幽门梗阻的患者饭后滞留所引起的上腹胀满、不适，恶心呕吐等症状，通过胃灌洗，将胃内潴留食物洗出，减少潴留物对胃黏膜的刺激，从而消除或减轻胃黏膜水肿与炎症，减轻患者痛苦。

3. 为某些手术或检查做准备　如胃肠道手术术前。

二、洗胃法操作程序

(一) 评估重点

1. 患者的年龄、病情、意识状态、生命体征、瞳孔变化、心理状态、配合程度等。

2. 中毒情况　如摄入毒物的种类、剂型、浓度、量，中毒时间、途径，来院前的处理措施，是否曾经呕吐及有无洗胃禁忌等。如遇病情危重者，应首先进行维持呼吸循环的抢救，然后再洗胃。适应证：非腐蚀性毒物中毒，如有机磷、安眠药、重金属类与生物碱等，以及食物中毒的患者。禁忌证：强腐蚀性毒物（如强酸、强碱）中毒、肝硬化伴食管胃底静脉曲张、胸主动脉瘤、近期内有上消化道出血及胃穿孔患者禁忌洗胃；上消化道溃疡、癌症患者不宜洗胃。

3. 患者口鼻腔情况、有无活动性义齿、口中有无异味等。

(二) 操作准备

1. 环境准备　温湿度适宜、安静整洁、宽敞明亮，必要时屏风遮挡维护患者自尊。

2. 患者准备　患者理解洗胃目的、方法、配合要点及注意事项，愿意配合；体位舒适，情绪稳定。

3. 护士准备　着装整洁，洗手、戴口罩。

4. 用物准备

(1) 口服催吐法：① 治疗盘：量杯、压舌板、水温计、弯盘、塑料围裙或橡胶单（防水布）、毛巾、必要时备洗漱用物（取自患者处）；② 洗胃溶液：根据毒物性质准备拮抗性洗胃溶液（表7-3-1），毒物性质不明时，可用温开水或1%盐水，量10~20 L，温度25~38℃；③ 其他：水桶2只（一桶盛洗胃液，一桶盛污水）。

表 7-3-1　常用洗胃溶液

毒物种类	灌洗溶液	禁忌药物
酸性物	镁乳、蛋清水[①]、牛奶	强酸药物
碱性物	5% 醋酸、白醋、蛋清水、牛奶	强碱药物
敌敌畏	2%~4% 碳酸氢钠、1% 盐水、1:15 000~1:20 000 高锰酸钾	
1605、1059、4049（乐果）	2%~4% 碳酸氢钠	高锰酸钾[②]
敌百虫	1% 盐水或清水、1:15 000~1:20 000 高锰酸钾	碱性药物[③]
DDT、666	温开水或生理盐水洗胃，50% 硫酸镁导泻	油性泻药
除虫菊酯类	催吐、2% 碳酸氢钠洗胃、活性炭，硫酸镁导泻	
氰化物	饮3% 过氧化氢[④]溶液引吐后，1:15 000~1:20 000 高锰酸钾	

项目三　洗胃方法

续表

毒物种类	灌洗溶液	禁忌药物
巴比妥类(安眠药)	1:15 000~1:20 000 高锰酸钾洗胃,硫酸钠导泻[5]	硫酸镁导泻
异烟肼	1:15 000~1:20 000 高锰酸钾洗胃,硫酸钠导泻	—
苯酚(石炭酸)、煤酚皂	用温开水、植物油洗胃至无酚味为止;洗胃后多次服用牛奶、蛋清保护胃黏膜	液体石蜡
灭鼠药(磷化锌)	1:15 000~1:20 000 高锰酸钾洗胃、0.1% 硫酸铜[6]洗胃、0.5%~1% 硫酸铜溶液每次 10 mL,每 5~10 min 口服 1 次,配合用压舌板等刺激舌根引吐	鸡蛋、牛奶、脂肪及其他油类食物[6]
马铃薯、河鲀毒素等	1% 活性炭悬浮液	—

注:① 蛋清水可黏附于黏膜或创面上,起到保护作用,并可减轻疼痛;② 1605、1059、乐果(4049)等禁用高锰酸钾洗胃,因其能氧化成毒性更强的物质;③ 敌百虫遇碱性药物可分解出毒性更强的敌敌畏,其分解随碱性的增加和温度的升高而加速;④ 氧化剂能将化学性毒物氧化,改变其性能,从而减轻或去除其毒性;⑤ 硫酸钠导泻可阻止肠道水分和参与巴比妥类药物的吸收,促使尽快排出体外;对心血管和神经系统没有抑制作用,不会加重巴比妥类药物毒性;⑥ 硫酸铜可使磷化锌成为无毒的磷化铜沉淀,阻止吸收,并促进其排出体外。磷化锌易溶于油类,应禁用脂肪类食物,以免促进磷的溶解吸收。

(2) 胃管洗胃法:① 治疗盘:无菌洗胃包(内有胃管、镊子、纱布)、塑料围裙或橡胶单、治疗巾、棉签、弯盘、胶布、水温计、液体石蜡、量杯、50 mL 注射器、检验标本容器或试管、毛巾,必要时备无菌压舌板、张口器、牙垫、舌钳放于治疗碗内;② 洗胃溶液:同口服催吐法;③ 洗胃设备:全自动洗胃机法备自动洗胃机;电动吸引器洗胃法备电动吸引器(包括安全瓶及 5 000 mL 容量的储液瓶)、Y 形三通管、调节夹或止血钳、输液架、输液瓶、输液导管;漏斗胃管洗胃法备漏斗洗胃管。

(三) 实施过程　见表 7-3-2 和表 7-3-3。

表 7-3-2　口服催吐法的实施过程

操作环节	操作步骤	要点说明
核对解释	备齐用物携至患者床边,核对患者信息并解释,以取得配合	口服催吐法用于病情较轻、清醒合作者
安置体位	协助患者取坐位,围好塑料围裙,将污水桶置座位前或床旁	如有活动义齿,催吐前取下
饮灌洗液	嘱患者一次饮入 300~500 mL 洗胃液	—
进行催吐	自呕或用压舌板刺激舌根诱发呕吐	—
反复进行	反复自饮、催吐,直至吐出的液体澄清无味为止	表明毒物基本清洗干净
协助漱口	协助患者漱口、洗脸,嘱患者卧床休息	必要时协助患者更换衣服
洗手记录	洗手,记录灌洗液的名称、量,洗出液的性质、颜色、气味、量,以及患者反应	幽门梗阻记录胃内潴留量,胃内潴留量 = 洗出量 - 灌入量

表 7-3-3　胃管洗胃法的实施过程

操作环节	操作步骤	要点说明
核对解释	备齐用物携至患者床边,核对患者信息并解释,以取得配合	确认患者
安置体位	协助患者取舒适卧位,围好围裙或橡胶单,取下活动义齿,弯盘置于口角旁	中毒较轻者,取平卧位;中毒较重者取左侧卧位,因左侧卧位可减慢胃排空,延缓毒物进入十二指肠的速度;昏迷者取平卧位,头偏向一侧
放置胃管	润滑胃管前段,由口腔插入 55~60 cm,证实胃管在胃内后,胶布固定	漏斗胃管洗胃法用漏斗胃管代替胃管
检查安装	1. 全自动洗胃机洗胃法(图 7-3-1) 通电,检查机器性能;将已配好的洗胃液倒入水桶内,将三根橡胶管分别与机器的药管(进液管)、胃管、污管(出液管)相连;将药管的另一端放入洗胃液桶内,污管的另一端放入空水桶内,胃管的另一端与患者胃管相连;调节药量流速。 2. 电动吸引器洗胃机洗胃法(图 7-3-2) 通电,检查机器性能;输液管与 Y 形管主管相连,洗胃管末端和吸引器储液瓶分别与 Y 形管两分支相连;夹紧输液管,检查各连接处有无漏气;将灌洗液倒入输液瓶内,挂于输液架上	能自动、迅速、彻底地清除胃内毒物。利用电磁泵作为动力源,通过自控电路的控制使电磁泵自动转换动作,分别完成向胃内冲洗药液和吸出胃内容物的过程;药管口必须始终浸没于洗胃液面下;能迅速清除毒物,节省人力,并能准确计算洗胃液体量;利用负压吸引作用,吸出胃内容物
先吸再洗	1. 全自动洗胃机洗胃法 按"手吸"键,吸出胃内容物,再按"自动"键,机器即开始对胃进行自动冲洗,直至吸出液澄清无味为止 2. 电动吸引器洗胃机洗胃法 (1) 开动吸引器,调节负压,保持在 13.3 kPa 左右,吸出胃内容物; (2) 关闭吸引器,夹紧储液瓶上的引流管,开放输液管,使溶液流入胃内 300~500 mL; (3) 夹紧输液管,开放储液瓶上的引流管,开动吸引器,吸出灌入的液体; (4) 反复灌洗直至洗出液澄清无味为止 3. 漏斗胃管洗胃法(图 7-3-3) (1) 先将漏斗放置低于胃部的位置,挤压橡胶球,抽尽胃内容物,必要时留取标本送检; (2) 举漏斗高过头部 30~50 cm,将洗胃液缓慢倒入 300~500 mL 于漏斗内;当漏斗内尚余少量溶液时,迅速将漏斗降至低于胃的位置,倒置于污物桶内; (3) 反复灌洗直至洗出液澄清无味为止	当毒物不明时,应将吸出物留取送检;冲洗时"冲"灯亮,吸引时"吸"灯亮;避免压力过高损伤胃黏膜;每次灌入量应保持和吸出量基本相等,否则易造成胃潴留;利用虹吸原理,引出胃内容物。适用于无自动洗胃机或缺乏电源时;引流不畅时,可挤压橡胶球,加压吸引;每次灌入量以 300~500 mL 为宜,过多可加速毒物吸收,导致呛咳、窒息;过少则达不到洗胃目的
观察情况	洗胃过程中随时观察洗出液的性质、颜色、气味、量,出入量是否平衡,以及患者面色、生命体征变化	如患者有腹痛、休克、洗出血性液体,应立即停止洗胃,通知医生,采取相应的急救措施

续表

操作环节	操作步骤	要点说明
反折拔管	洗胃完毕,反折胃管末端,用纱布包裹拔出	防止管内液体误入气管
整理用物	1. 协助患者漱口、擦脸,必要时更换衣裤;取舒适卧位,整理床单位、清理用物 2. 全自动洗胃机三管同时放入清水中,按"清洗"键,清洗各管腔后,将各管取出,待仪器内水完全排尽后,关机	促进患者舒适 防止各管道被污物堵塞
洗手记录	记录灌洗液的名称、量,洗出液的性质、颜色、气味、量,以及患者反应	幽门梗阻者记录胃内潴留量,胃内潴留量 = 洗出量 - 灌入量

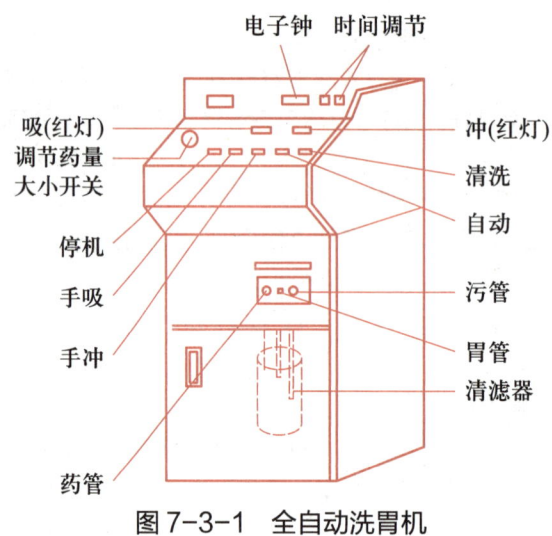

图 7-3-1 全自动洗胃机

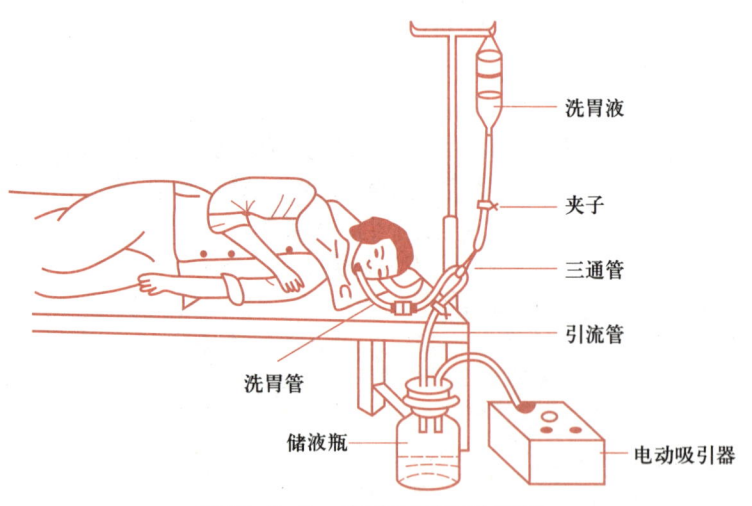

图 7-3-2 电动吸引器洗胃机

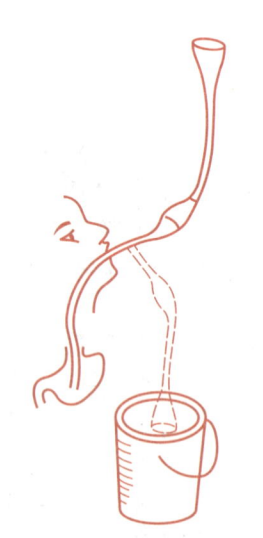

图 7-3-3 漏斗胃管洗胃

(四) 质量标准

1. 患者的胃内毒物被洗出或中和,中毒症状改善。

2. 患者胃内清洁,可进行胃部检查或手术。

3. 患者胃黏膜水肿减轻,幽门梗阻症状缓解。

4. 护患沟通有效,患者及家属能理解洗胃的必要性,能有效地配合洗胃。

5. 患者安全,未发生洗胃并发症。

(五)注意事项

1. 急性中毒患者应迅速采取口服催吐法,以减少毒物吸收,必要时进行插胃管洗胃,不论哪种方法洗胃,都应先吸后洗。

2. 根据毒物性质选用洗胃溶液;中毒物质不明的患者在洗胃前须留取毒物标本进行检验,洗胃溶液可选用温开水或1%盐水。

3. 误服强酸或强碱等腐蚀性药物时,禁忌洗胃,以免造成胃穿孔。可迅速给予牛奶、豆浆、米汤、蛋清水等保护胃黏膜。

4. 患有消化性溃疡、食管梗阻、食管静脉曲张、胃癌等疾病者不宜洗胃。昏迷者谨慎洗胃,必要时去枕平卧,头偏向一侧。

洗胃

5. 洗胃液一次灌入量300~500 mL为宜,不能超过500 mL,并保持灌入量与吸出量平衡,以防灌入量过多,液体可从口鼻腔涌出,引起窒息;或导致胃内压上升致急性胃扩张及毒物快速排入肠道,增加毒物吸收量,或因胃扩张刺激迷走神经兴奋,引起反射性心搏骤停。

6. 幽门梗阻患者洗胃宜在饭后4~6小时或空腹时进行,洗毕需记录胃内潴留量,胃内潴留量=洗出量−灌入量,以了解梗阻情况,为静脉输液提供参考。

7. 洗胃过程中密切观察患者的面色、生命体征、意识、瞳孔变化、口鼻黏膜、口中气味及排出物的情况等。有异常时及时通知医生处理。洗胃后注意患者胃内毒物清除情况,中毒症状是否得到缓解或控制。

知识链接

可视喉镜用于重症急性有机磷农药中毒洗胃

重度急性有机磷农药中毒是急诊常见危急重症,病情凶险,发病早期因肺水肿、呼吸衰竭而死亡,后期因洗胃不彻底、毒物再吸收而增加治疗难度,临床病死率高。采用可视喉镜可清晰辨认咽喉部结构,区别气管入口和食管入口避免盲穿和误穿,缩短插管时间,建立有效人工气道改善氧合和救治呼吸衰竭,且血流动力学更稳定,提高抢救成功率。

模块八
临终关怀

临终关怀又称善终服务、安宁疗护,是为临终患者提供一种全面的医疗与护理照料,它涵盖了人们所有生理、心理、社会文化、精神的需要,使临终患者的生命得到尊重,症状得到控制,生命质量得到提高。

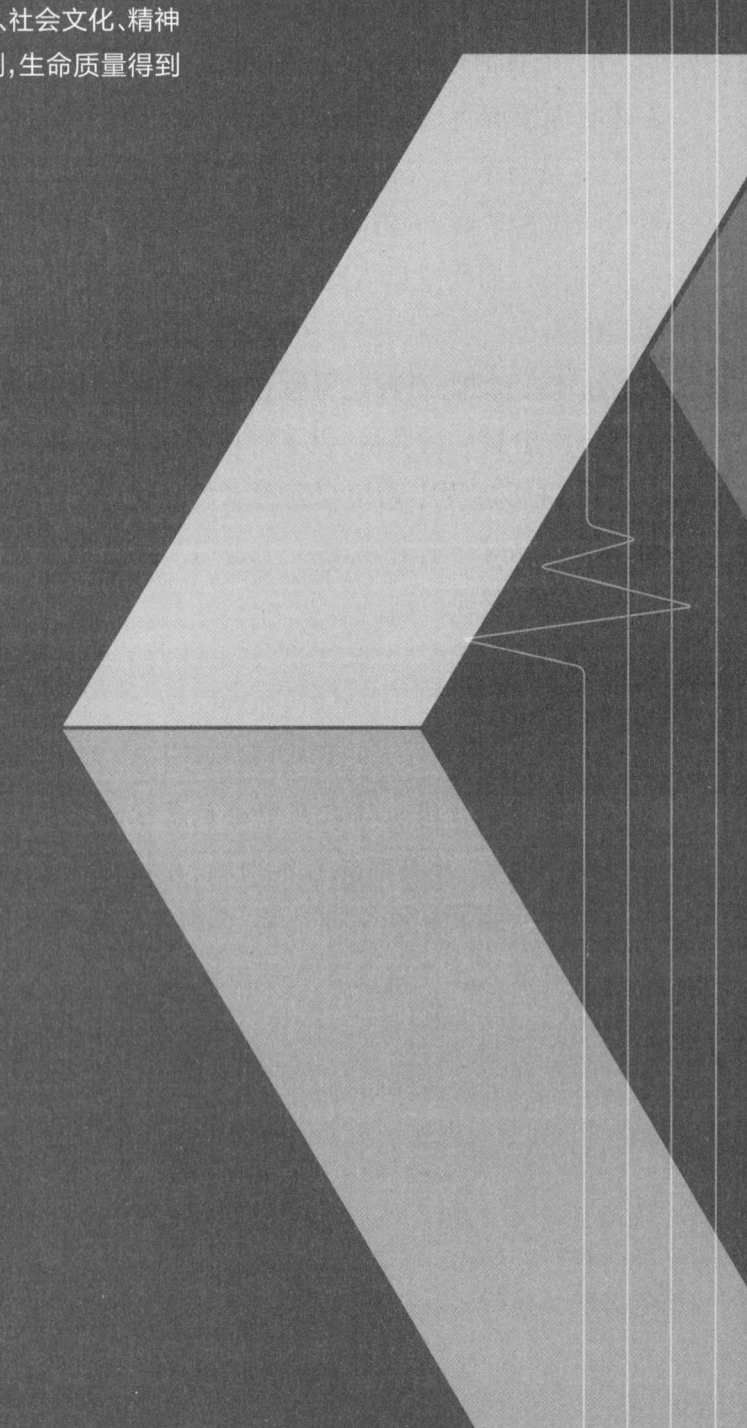

项目一
临终患者及家属的护理

学习目标

1. 掌握临终关怀的概念和基本原则,理解其内涵;熟悉临终关怀的组织形式和内容;掌握临终患者的身心变化及护理措施;了解临终患者家属的需求。
2. 能根据临终患者的身心状态给予恰当的护理措施,提供优质护理,尊重、关心、爱护临终患者,并重视临终患者家属的安抚工作。

情境导入

患者,女,46岁,诊断为肝癌晚期,伴骨转移。生命只剩下两三个月时,她住进了社区卫生服务中心安宁病房。她告诉谢护士长,她对最后的这些日子的要求是,身体上只要不痛就可以,另外就是希望走的时候可以比较安详。按照患者的要求,医护人员在用药上主要是为她减轻痛苦。此外,还经常安排与亲人会面。

请思考:
1. 什么是临终关怀?临终关怀的形式内容和基本原则是什么?
2. 临终患者的身心变化有哪些?如何进行护理?
3. 如何安慰临终患者家属?

临终关怀主要是以安宁护理、缓和医学的方法来实现,指的是人生终末期的医疗保健服务和社会服务;它是指由护士、医生、社会工作者、志愿者,以及政府和慈善团体人士等人员组成的团队向临终患者及家属提供的全面性支持与照护;它不以治愈为目的,而以减轻患者痛苦、提高临终患者的生命质量为宗旨;它是生命全优一体化工程不可缺少的主要内容。

一、临终关怀的组织形式和内容

(一) 临终关怀的组织形式

1. **临终关怀专门机构**　是指不隶属于任何医疗护理机构的独立的临终关怀医院,配备专业的医疗、护理设备和医护专业人员,有一定的娱乐设施,有家庭化的危重病房设置,提供适合临终关怀的陪伴制度,为临终患者提供服务,如上海南汇老年护理医院。

2. **综合医院内的临终关怀病房**　是指在医院、养老院、护理院、社区卫生服务中心等机构中设置的"临终关怀病区""临终关怀病房"等。目前,在综合医院内设立临终关怀病房是我国较为普遍的临终关怀形式。利用医院内现有的物质资源,提供临终患者医疗、护理、生活照顾,如中国医学科学院肿瘤医院的"温馨病房"、天津医科大学肿瘤医院关怀科等。

3. 居家照料　是临终关怀基本服务方式之一,指不愿意离开自己家的临终患者,也可以得到临终关怀服务。医护人员根据临终患者的病情,每日或每周数次探视,提供临终照料。在医护人员的指导下,由患者家属做基本的日常照料,在家里照顾患者,使患者感受到亲人的关心和体贴,从而减轻生理上和心理上的痛苦。

(二) 临终关怀的内容

临终关怀是一门以临终患者的生理和心理特征及其相关的医学、护理、心理、社会、伦理等问题为研究对象,将医护的专业化及科学化知识互相结合的新兴交叉学科。其研究内容包括:① 创造良好的生活环境,满足临终患者生理、心理及社会的需要;② 针对临终患者的病痛及各种症状,给予专业化的姑息治疗和身心全面照顾;③ 帮助患者维持正常的生活方式;④ 对临终患者家属进行心理指导和支持;⑤ 患者死亡后认真做好尸体料理;⑥ 对丧亲者提供心理安慰与支持。

二、临终关怀的基本原则

(一) 护理照顾为主

患者在临终阶段,医务人员的主要任务不是治愈疾病,延长生命,而是控制症状,减轻痛苦,消除焦虑和恐惧。临终患者多有循环和呼吸衰竭,或同时伴有多器官功能障碍综合征、免疫力降低。对于这些患者,已经从过去以治疗为主的观点,转向以照顾为主的观点,提供姑息性治疗,注重舒适护理,使患者在生理、心理、社会、灵性上达到最愉快的状态,或缩短、降低不愉快的时间和程度。护士应为患者勤翻身、拍背,认真做好生活护理,预防压疮、肺炎等并发症。

(二) 注重心理支持

心理护理是临终关怀的重要内容,贯穿于临终护理的全过程。临终患者的心理状态极其复杂,护士要谅解和宽容患者,真诚相待,帮助患者建立起新的心理平衡,减少悲痛,使患者以充分的心理准备配合治疗,珍惜与亲人共同拥有的临终时光。向患者提供良好的临终心理护理,使患者能在生前最后一次看到自己的价值和意义,正确看待生与死,坦然地接受死亡。临终护理的效果与家属的积极配合是分不开的,注重对家属的心理支持,可使他们保持正常的心态,在患者临终阶段的心理和精神方面起到别人所不能替代的作用。

(三) 提高生命质量

临终关怀不以延长生存时间为主,而以丰富患者有限生命、提高其临终阶段生命质量为宗旨,给临终患者提供一个安适、有意义、有尊严、有希望的生活。让患者在有限的时间里,能有清醒的头脑,在可控制的病痛中,接受关怀,享受人生的余晖。临终关怀重视患者生命的质量,充分显示了人类对生命的热爱。

(四)尊重生命尊严

尽管死亡是生命发展的必然过程,但临终患者仍有生活的权利和个人的尊严。临终关怀强调尊重生命的原则,医务人员应注意保持和维护临终患者的权利和尊严,尊重患者的人格和求生欲望,尽量满足他们的合理需求,在临终照料中应允许患者保留原有的生活方式,尊重患者的隐私权利,让患者参与医护方案的制订,使患者获得感情上的抚慰和心理上的舒适。

任务一 护理临终患者

一、临终患者的身心变化

(一)临终患者的生理变化

1. 呼吸系统改变　呼吸功能减退,表现为呼吸频率由快变慢,呼吸深度由深变浅,出现鼻翼呼吸、潮式呼吸、张口呼吸等,最终呼吸停止。由于分泌物在支气管内潴留,出现痰鸣音及鼾声呼吸。

2. 循环系统改变　循环功能减退,表现为皮肤苍白、湿冷、大量出汗,四肢发绀、斑点,脉搏快而弱、不规则或测不出,血压降低或测不出,心尖冲动常最后消失。

3. 消化系统改变　胃肠道蠕动逐渐减弱,表现为恶心、呕吐、食欲不振、腹胀、便秘、脱水、口干。

4. 泌尿系统改变　因肌张力改变表现为大小便失禁、便秘或尿潴留等症状。

5. 肌肉张力改变　肌肉张力丧失,吞咽困难,大小便失禁,无法维持良好舒适的功能体位,肢体软弱无力,不能进行自主躯体活动,脸部外观改变呈希氏面容(面肌消瘦、面部呈铅灰色、眼眶凹陷、双眼半睁半滞、下颌下垂、嘴微张)。

6. 感知觉、意识改变　表现为视觉逐渐减退,由视觉模糊发展到只有光感,最后视力消失,眼睑干燥,分泌物增多。听觉常是人体最后消失的一个感觉。

7. 意识改变　可表现为嗜睡、意识模糊、昏睡、昏迷等。若有疼痛,可表现为烦躁不安,血压及心率改变,呼吸变快或减慢,瞳孔放大,疼痛面容。

(二)临终患者的心理变化

当一个人接近死亡时,其心理反应是十分复杂的。心理学家罗斯博士观察了400位临终患者,提出临终患者通常经历五个心理反应阶段,即否认期、愤怒期、协议期、忧郁期、接受期。

1. 否认期　患者得知自己病重将面临死亡,其第一心理反应是"不,这不会是我,可能弄错了",以此极力否认、拒绝接受事实,他们怀着侥幸心理四处求医,希望是误诊。这些反应是一种防卫机制,它可减少不良信息对患者的刺激,以使患者躲避现实的压迫感,有较多的时间来调整自己,面对死亡。这段时间的长短因人而异,大部分患者能很快停止否认,而有些人甚至会持续地否认直至死亡。

2. 愤怒期　　当否认无法再持续下去时,患者常表现为生气与易激怒,产生"为什么是我,这不公平!"的心理,往往将愤怒的情绪向医护人员、朋友、家属等接近他的人发泄,或对医院的制度、治疗等表示不满,以弥补内心的不平。

3. 协议期　　患者愤怒的心理消失,接受临终的事实。患者为了尽量延长生命,作出许多承诺作为交换条件,出现"请让我好起来,我一定……"的心理。此期患者变得和善,对自己的病情抱有希望,能配合治疗。

4. 忧郁期　　当患者发现身体状况日益恶化,无法阻止死亡来临,便产生很强烈的失落感,"好吧,那就是我的命运",出现悲伤、退缩、情绪低落、沉默、哭泣等反应,要求与亲朋好友见面,希望由他喜爱的人陪伴照顾。

5. 接受期　　这是临终的最后阶段。在一切努力、挣扎之后,患者变得平静,产生"好吧,既然是我,那就去面对吧"的心理,接受即将面临死亡的事实,患者喜欢独处,睡眠时间增加,情感减退,静静地等待死亡的到来。

上述 5 个心理反应阶段,是因人而异的,个体差异很大,有的可以重合,有的可以提前,有的可以推后,即使有些患者 5 种心理状态都存在,但其表现也不一定按照上述顺序进行。

二、临终患者的身心护理措施

(一) 临终患者的躯体护理

1. 控制疼痛　　观察疼痛的性质、部位、程度及持续时间,帮助患者选择减轻疼痛的最有效方法。某些非药物控制方法有一定的镇痛效果,如松弛术、音乐疗法、催眠意象疗法、外周神经阻断术、针灸疗法、生物反馈法等。若患者选择药物止痛,可采用 WHO 推荐的"三阶梯"疗法控制疼痛。注意观察用药后的反应,把握好用药的阶段,选择恰当的剂量和给药方式,达到控制疼痛的目的。护理人员采用同情、安慰、鼓励方法与患者交谈沟通,稳定患者情绪,引导其注意力转移从而减轻疼痛。

2. 改善营养状况　　主动向患者和家属解释恶心、呕吐的原因,以减少焦虑,取得心理支持。注意食物的色、香、味,少量多餐,以减轻恶心,增进食欲。给予流质或半流质饮食,便于患者吞咽。加强监测,观察患者电解质指标及营养状况。必要时采用鼻饲法或完全胃肠外营养(TPN),保证患者营养供给。

3. 改善循环与呼吸功能　　密切观察体温、脉搏、呼吸、血压、皮肤色泽和温度,患者四肢冰冷不适时,应加强保暖,必要时给予热水袋。呼吸困难者可给予氧气吸入,纠正缺氧状态,改善呼吸功能;病情允许时可采用半卧位,或抬高头、肩部,扩大胸腔容量,减少回心血量,改善呼吸困难。意识不清者,采用仰卧位头偏向一侧或侧卧位,防止呼吸道分泌物误入气管引起窒息或肺部并发症,必要时使用吸引器吸出痰液,保持呼吸道通畅。

4. 提高患者的舒适度　保持室内空气新鲜,定时通风换气;保持口腔清洁卫生,晨起、餐后、睡前协助患者漱口;口唇干裂者可涂石蜡油;有溃疡或真菌感染者酌情涂药;保持皮肤清洁、干燥,维持舒适的体位,定时翻身,避免某一部位长期受压;床单位保持清洁、干燥、平整;大小便失禁者,注意会阴、肛门附近皮肤的清洁、干燥,必要时留置导尿管;大量出汗时,应及时擦洗干净并更换衣裤,增进舒适,防止压疮发生。

5. 减轻感知觉改变的影响　环境安静、空气新鲜、通风良好、有一定的保暖设施、适当的照明,避免临终患者因视觉模糊产生恐惧心理,增加其安全感。及时用湿纱布拭去眼部分泌物,如患者眼睑不能闭合,可涂金霉素、红霉素眼膏或覆盖凡士林纱布,以保护角膜,防止角膜干燥发生溃疡或结膜炎。护士应避免在患者周围窃窃私语,以免增加患者的焦虑。可采用触摸患者的非语言交流方式,配合柔软温和的语调、清晰的语言交谈,使临终者感受到,即使在生命的最后时刻,也并不孤独。

(二) 临终患者的心理护理

1. 否认期护理　护理人员应具有真诚、忠实的态度,但不要直接揭穿患者的防卫机制,也不要欺骗患者,要坦诚温和地回答患者对病情的询问,注意医护人员及家属对患者病情的言语保持一致性。在与患者沟通中,护士要主动地表示愿意和患者一起讨论死亡,在交谈中因势利导,循循善诱,使患者逐步面对现实。

2. 愤怒期护理　患者的愤怒是发自内心的恐惧与绝望,护理人员不宜回避,应认真倾听患者的心理感受,并将患者的发怒看成一种有益健康的正常行为,允许患者以发怒、抱怨、不合作行为来宣泄内心的不快,但应注意预防意外事件的发生,同时做好患者家属的工作,给予患者宽容、关爱和理解。

3. 协议期护理　处于这一时期的患者对治疗是积极的,因为其抱有希望,试图通过自己的合作、友善的态度改变命运,延长生命。护理人员应当给予指导和关心,加强护理,尽量满足患者的要求,使患者更好地配合治疗,以减轻痛苦,控制症状。应鼓励患者说出内心的感受,尊重患者的信仰,积极引导,减轻压力。

4. 忧郁期护理　护士应多给予同情和照顾,经常陪伴患者,静静地倾听,允许其用不同方式宣泄情感;善于利用触碰对方、递上纸巾等非语言性沟通技巧,能起到很好的心理支持作用;尽量满足患者的合理要求,安排亲朋好友见面、相聚,鼓励家属陪伴;注意安全,预防患者自杀行为的发生。

5. 接受期护理　护理人员应提供安静、舒适的环境;尊重患者,不要勉强与其交谈,减少外界干扰;保持对患者的关心、支持,加强生活护理;使其安详、平静地离开人间。

任务二　安抚临终患者家属

一、满足家属照顾患者的需要

安排家属与患者的主管医生会谈,使家属正确了解患者的病情进展及预后;与家属共同讨论患者的身心状况的变化,让他们参与制订护理计划;为家属提供与患者单独相处的时间和环境,教会家属为患者做一些基础护理操作,使患者得到心理满足,同时降低家属在失去亲人之后的悲痛。

二、鼓励家属表达情感

与临终患者面临的心理反应一样,家属也同样面临着复杂的心理过程。护理人员要与家属积极沟通,建立良好的关系,取得家属的信任。与家属会谈时,提供安静、隐私的环境,耐心倾听,鼓励家属说出内心的感受和遇到的困难,积极解释临终患者生理、心理变化的原因,减少家属疑虑。

三、注重家属自身需要

注重家属本身的生理和心理需求,提供必要的支持。指导家属在陪伴患者期间的生活、饮食等,提高自身的营养,以维持患者家属生命健康与完好状态,确保自身功能健全以应对临终患者将出现的各种问题。

四、建立社会支持系统,协助维持家庭的完整性

调动亲朋好友、单位同事等社会支持系统,使家属获得支持、理解,为家属分忧并协助解决他们的实际困难,提升其心理调适能力,保持家庭功能完整性。

项目二
死亡患者及家属的护理

学习目标

1. 掌握死亡的标准和死亡过程的分期，脑死亡的概念，丧亲者的心理特征及护理；理解尸体护理的意义。
2. 用严肃、尊重的态度进行尸体护理，感受丧亲者的悲痛，培养爱伤观念。

情境导入

维持治疗3个月后，患者46岁生日那天，谢护士长买了蛋糕送到她病床前，和她的亲人一起陪她过完了最后一个生日。当天下午5点，患者安详地走完了人生。

请思考：
1. 什么是死亡？死亡的进程是怎样的？死亡的标准是什么？
2. 如何为死亡后的患者进行尸体料理？需要注意什么？
3. 对丧亲者如何进行安慰和心理支持？

死亡是指个体生命活动和新陈代谢的永久停止。死亡是渐进的过程，当患者接受姑息性的治疗后，虽然意识清楚，但病情加速恶化，各种迹象显示生命即将终结，这一过程称为濒死期，又称为临终，濒死期是生命活动的最后阶段。

一、死亡的标准

1. **传统死亡标准** 心跳呼吸停止、心电图呈一直线，一直作为判断死亡的标准，但是医学科学的发展使传统的死亡标准受到了冲击。现代医学表明：首先，人体是一个多层次的生命物质系统，心跳停止时，人的大脑、肾、肝并没有死亡，因此死亡是分层次进行的。其次，20世纪50年代以来，人体脏器移植技术广泛开展，1967年人类历史上第一例心脏移植手术在南非获得成功，一个衰亡的心脏可被另一个强壮健康的心脏替换，这就意味着心死不等于人死。再则，心脏功能停止者，可借助药物和机器来维持生命，只要大脑功能保持着完整性，一切生命活动都有恢复的可能。因此，传统的死亡标准已不再构成对人整体死亡的威胁，医学界人士提出新的比较客观的标准，这就是脑死亡标准。

2. **脑死亡标准** 脑死亡即全脑死亡，包括大脑、中脑、小脑和脑干的不可逆死亡，不可逆的脑死亡是生命活动结束的象征。按1968年美国哈佛大学医学院死亡定义审查特别委员会提出的脑死亡标准为:不可逆的深度昏迷;自主呼吸停止;脑干反射消失;脑电波消失。

二、死亡过程的分期

死亡不是骤然发生的,而是一个逐渐进展的过程,一般可分为三期。

1. 濒死期　濒死期又称临终状态,是死亡过程的开始阶段。此期机体各系统的功能发生严重障碍,中枢神经系统脑干以上部位的功能处于深度抑制状态,表现为意识模糊或丧失,各种反射减弱或迟钝,肌张力减退或消失,心跳减弱,血压下降,呼吸微弱或出现潮式呼吸及间断呼吸。濒死期的持续时间可随患者机体状况及死亡原因而异,年轻强壮者、慢性病患者较年老体弱者及急性病患者濒死期长;猝死、严重的颅脑损伤等患者可直接进入临床死亡期。此期生命处于可逆阶段,若得到及时有效的抢救治疗,生命可复苏;反之,则进入临床死亡期。

2. 临床死亡期　临床死亡期是死亡过程的延续。此期中枢神经系统的抑制过程已由大脑皮质扩散到皮质下部位,延髓处于极度抑制状态。表现为心跳、呼吸完全停止,瞳孔散大,各种反射消失,但各种组织细胞仍有微弱而短暂的代谢活动,但持续时间极短,此期一般持续5~6分钟,超过这个时间,大脑将发生不可逆的变化。但在低温条件下,尤其是头部降温脑耗氧量降低时,临床死亡期可延长。临床上对触电、溺水、大出血等致死患者,及时采取积极有效的急救措施仍有复苏的可能,因此此期重要器官的代谢尚未停止。

3. 生物学死亡期　生物学死亡期是死亡过程的最后阶段。此期整个中枢神经系统及各器官的新陈代谢相继停止,并出现不可逆的变化,整个机体已不可能复活。随着此期的进展,相继出现早期尸体现象(尸冷、尸斑、尸僵等)及晚期尸体现象(尸体腐败等)。

(1) 尸冷:指死亡后体温丧失,是死亡后最先发生的改变。死亡后尸体温度的下降有一定的规律,一般死后10小时内尸温下降速度约为每小时1℃,10小时后为0.5℃,大约24小时,尸温与环境温度相同。测量尸温常以直肠温度为标准。

(2) 尸斑:尸体皮肤呈现暗红色斑块或条纹称尸斑。死亡后血液循环停止,由于地心引力的缘故,血液向身体的最低部位坠积而形成尸斑。尸斑的出现时间是死亡后2~4小时。若患者死亡时为侧卧,则应将其转为仰卧,以防脸部颜色改变。

(3) 尸僵:尸体出现肌肉僵硬,关节固定称为尸僵。形成机制主要是ATP酶缺乏,致使肌肉收缩,尸体变硬。尸僵多从小块肌肉开始,由咬肌、颈肌向下至躯干、上肢和下肢。尸僵一般在死后1~3小时开始出现,4~6小时扩展到全身,12~16小时发展至高峰,24小时后开始减弱,肌肉逐渐变软,称为尸僵缓解。

(4) 尸体腐败:死亡后机体组织的蛋白质、脂肪和碳水化合物因腐败细菌的作用而分解的过程称为尸体腐败。常见的表现有尸臭、尸绿等。尸绿一般在死后24小时从右下腹出现,逐渐扩展至全腹,最后波及全身。天气炎热时可提前出现。

任务一 实施尸体护理

一、尸体护理的意义

尸体护理是对一个人实施整体护理的最后步骤,也是临终关怀的重要内容之一。做好尸体护理不仅是对死者人格的尊重,也是对死者家属心灵上的安慰,体现了人道主义精神和崇高的护理职业道德。

尸体护理应在确认患者死亡、医生开具死亡证明后尽快进行,既可防止尸体僵硬,也可避免对其他患者的不良影响。护理人员应以唯物主义死亡观和严肃认真的态度尽心尽职做好尸体护理工作,尊重患者的遗愿,满足家属的合理要求。

尸体护理的目的是使死者保持整洁,姿势良好,易于辨认。既保持死者的尊严,又给予家属心灵上的慰藉。

二、尸体护理的方法

(一) 评估重点

1. 医疗诊断、死亡原因及时间。
2. 尸体清洁程度、有无伤口、引流管等。
3. 死者的宗教信仰、死者家属的要求及对死亡的态度。

(二) 操作准备

1. 护士准备 洗手、戴口罩,必要时穿隔离衣、戴手套,态度严肃认真。
2. 用物准备 平车、尸单、尸体衣裤、大单、水壶内盛47~50℃温水,治疗盘内放梳子、尸体识别卡(表8-2-1)3张、笔、血管钳、未脱脂棉花适量、剪刀、绷带、别针、汽油、棉签、弯盘、松节油,另备脸盆、肥皂、毛巾。按需要备敷料、线、胶布等。

表8-2-1 **尸体识别卡**

姓名	住院号	年龄	性别
病室	床号	籍贯	诊断
住址			
死亡时间　　年　　月　　日　　时　　分			
			护士签名:
			＿＿＿＿＿＿医院

3. 环境准备　安静、肃穆,安排单独房间或屏风遮挡。

(三) 实施过程　见表8-2-2。

表8-2-2　尸体护理实施过程

操作环节	操作步骤	要点说明
备齐用物	填写尸体识别卡,携用物至床旁,屏风或围帘遮挡	物品要齐全,注意维护死者隐私,减少对其他患者的影响
劝慰家属	劝慰家属节哀保重,请其暂时离开病室	若家属不在,应尽快通知家属来院
撤去治疗	撤去一切治疗用物,去除尸体身上的各种导管(如输液管、氧气管、导尿管、气管套管或插管等),移除呼吸机、除颤器等抢救仪器	便于尸体护理,防止受压、皮肤破损
安置体位	将床放平,使尸体仰卧,头下置一枕头,双臂放于身体两侧,留一大单遮盖尸体	防止面部淤血变色,保护死者隐私
整理遗容	洗脸,如有义齿者代为装上,协助闭合口、眼	装上义齿可避免脸型改变,使脸部稍显丰满,口、眼闭合维持尸体外观,符合习俗
填塞孔道	用血管钳将棉花塞于口、鼻、耳、肛门、阴道等孔道	防止体液外溢,棉花勿外露
清洁尸体	脱去衣裤,依次擦洗上肢、胸、腹、背及下肢,更衣梳发。用松节油擦净胶布痕迹	保持身体清洁,无渗液,维持良好尸体外观;有伤口者更换敷料;有引流管应拔出后缝合创口或用蝶形胶布封闭,再用纱布盖上包扎好
包裹尸体	为死者穿上衣裤,将第一张尸体识别卡系在尸体右手腕部,用尸单包裹尸体,在胸部、腰部、踝部用绷带固定,将第二张尸体识别卡系在尸体腰前的尸单上,也可将尸体放入尸袋里	便于尸体的运送与识别
运送尸体	将尸体送往太平间或殡仪馆,置于停尸屉内,将第三张尸体识别卡系于停尸屉外面	便于尸体认领
处理文件	洗手,整理病历(有关医疗文件的处理方法同出院患者),按出院手续办理结账	体温单上记录死亡时间,注销各种执行单;完整的出院护理记录,具有提供法律依据的作用
移交遗物	清理患者遗物交给家属	若家属不在,应由两人清点,将物品列出清单交护士长保管
整理用物	清洁、消毒死者用过的一切物品,处理患者床单位	非传染病患者按一般出院患者处理,传染病患者按传染病患者终末消毒处理

(四) 质量标准

1. 尸体整洁,姿势良好,易于辨认。
2. 家属及同室患者对护士的工作满意。

(五) 注意事项

1. 患者经抢救无效,医生开具死亡证明确定死亡后,方可进行尸体护理。

2. 尸体护理应在死亡后尽快进行,以防尸体僵硬。

3. 应维护隐私权,不可暴露尸体,并安置于自然体位。

4. 态度严肃认真,表示对死者的尊重,满足家属的合理要求。

5. 认真填写《尸体识别卡》,防止尸体被错认。

6. 传染病患者的尸体,用1%氯胺消毒液擦拭,并用浸湿的棉球填塞各孔道,将尸体包裹在不透水的袋子中,并在袋外标记传染标识,以控制院内感染。

任务二 安抚丧亲患者家属

丧亲者即死者家属,主要指失去父母、配偶、子女者(直系亲属)。失去亲人是重大的生活事件,直接影响丧亲者的身心健康,因此对丧亲者做好护理工作是十分重要的。

一、丧亲者的心理特征

1. 接受"失"的事实　当亲人的逝去成为事实时,丧亲者的第一个反应表现为震惊与不相信,这是一种防卫机制,将死亡事件暂时拒之门外,让自己有充分的时间加以调整,丧亲者可表现出"发呆",呈几小时到几天不等,并不能发泄自己的悲伤。

2. 悲哀宣泄　意识到亲人确实死亡,痛苦、无助、空虚、气愤的情绪伴随而来,哭泣常是主要的表现方式,并伴有强烈的思念之情。渴望亲人奇迹般地复原,表现出对亲人遗物的珍爱,对其音容笑貌的思念,有时仿佛看到亲人的身影或听到他的声音,觉得亲人还在身边。

3. 适应失落　随着时间的流逝,丧亲者能理智地承认既成的事实,带着悲痛的情绪着手处理死者的后事,准备丧礼。但由于亲人的逝去而带来常规生活的改变,伴随着无所适从的感觉,对一切事情没有兴趣,对人生产生淡漠、空虚的感觉。

4. 走向恢复　随着时间的流逝,家属能从悲哀中得以解脱,对新生活产生兴趣,将逝者永远怀念。心理反应阶段持续时间不定,丧偶可能需2年或更久,一般约需1年时间。

二、丧亲者的心理护理

1. 做好尸体护理　认真做好死亡患者的尸体护理体现了对死者的尊重,对生者的抚慰。

2. 鼓励宣泄情感　死亡是患者痛苦的结束,而丧亲者则是悲哀的高峰,必将影响其身心健康和生存质量。护理人员应认真倾听其诉说,做全面评估,针对不同心理反应阶段制订相应的护理措施。

3. 给予精神支持　向丧亲者提供有关知识,安慰家属面对现实,使其意识到安排好未来的工作和生活是对亲人最好的悼念。

4. 提供生活指导　为丧亲者家庭提供生活方面的指导,如经济问题、家庭组合、社会支持系统等,使丧亲者感受人世间的情谊。

5. 做好追踪随访　临终关怀机构可采用信件、电话、访视等方法对死者家属进行追踪随访,了解他们的身心状况,以利于开展工作和积累临终关怀的研究资料。

附表

[1] <center>入院护理评估单</center>

姓名:_____ 床号:_____ 科别:_____ 病室:_____ 住院号:_____

一、一般资料

姓名:_____ 性别:_____ 年龄:_____ 民族:_____
联系地址:_____ 联系人:_____ 联系人电话:_____
入院方式:步行☐ 扶行☐ 轮椅☐ 平车☐
卫生处置:沐浴☐ 更衣☐ 剃胡须☐ 剪指甲☐ 未处理☐
入院时间:_____ 入院医疗诊断:_____ 主管医师:_____
入院原因(主诉和简要现病史):_____
既往疾病史(医疗诊断、时间和是否治愈):_____
目前用药情况:无☐ 有☐_____
过敏史:无☐ 有☐(药物_____ 食物_____ 其他_____)
家族史:无☐ 有☐(原发性高血压病☐ 冠心病☐ 糖尿病☐ 肿瘤☐ 哮喘☐ 癫痫☐ 精神病☐ 传染病☐ 其他_____)

二、生活状况及自理程度

1. 饮食形态

基本膳食:普食☐ 软食☐ 半流质☐ 流质☐ 禁食☐ 低盐☐ 低脂☐
进食方式:正常☐ 鼻饲☐ 胃造瘘☐ 肠造瘘☐ TPN☐ 其他_____
食欲:正常☐ 增加☐ 厌食☐ 吞咽困难☐ 其他_____
近期体重变化:无☐ 增加/下降_____kg/月(原因_____) 其他_____

2. 睡眠休息形态

休息后体力是否容易恢复:是☐ 否☐(原因_____)
睡眠:正常☐ 入睡困难☐ 易醒☐ 早醒☐ 多梦☐ 噩梦☐ 失眠☐
辅助睡眠:药物☐ 其他_____

3. 排泄形态

排大便:_____次/日 性状:正常☐ 便秘☐ 腹泻☐ 大便失禁☐ 人工肛门口 其他_____
排尿:正常☐ 尿频☐ 尿急☐ 尿痛☐ 尿失禁☐ 尿潴留☐ 留置导尿☐ 膀胱造瘘☐
_____次/日 颜色:正常☐ 茶色☐ 浑浊☐ 血尿☐ 其他_____

4. 健康感知/健康管理形态

吸烟:无☐ 偶尔吸烟☐ 经常吸烟☐ ___年___支/日 已戒___年
饮酒/酗酒:无☐ 偶尔饮酒☐ 经常饮酒☐ ___年___mL/日 已戒___年
遵循医嘱/健康指导:是☐ 否☐(原因_____)
寻求促进健康的信息:无☐ 有☐(沟通交流☐ 书报刊☐ 广播电视☐ 手机通信☐)

5. 活动/运动形态

自理:全部☐ 障碍☐(进食☐ 沐浴☐ 卫生☐ 穿着☐ 修饰☐ 如厕☐)
活动能力:下床活动☐ 坐椅子☐ 卧床☐(自行翻身☐ 协助翻身☐)

步态：稳□　不稳□（原因_____）

医疗/疾病限制：床上活动□　卧床不起□　偏瘫□　截瘫（高位/低位）　石膏固定□　牵引□　其他_____

辅助工具：无□　轮椅□　拐杖□　手杖□　助行器□　假肢□　其他_____

三、体格检查

T_____℃　P_____次/分钟　R_____次/分　BP_____mmHg　身高_____cm　体重_____kg

1. 神经系统

意识状态：清醒□　模糊□　嗜睡□　昏睡□　谵妄□　昏迷□

定向力：准确□　障碍□（自我、时间、地点、人物）

语言表达：清楚□　含糊□　言语困难□　失语□

2. 皮肤黏膜

皮肤颜色：正常□　潮红□　苍白□　发绀□　黄染□　其他_____

皮肤温度：温□　凉□　热□　冷□　皮肤湿度：正常□　干燥□　潮湿□　多汗□　其他_____

完整性：完整□　皮疹□　出血点□　瘢痕□

压疮：部位_____　级数_____　大小_____×_____×_____cm

伤口：部位_____　大小_____×_____×_____cm

口腔黏膜：正常□　充血□　出血点□　溃疡□　糜烂□　疱疹□　白斑□　其他____

3. 呼吸系统

呼吸方式：自主呼吸□　机械呼吸□

节律：规则□　异常□　频率：_____次/分　深浅度：正常□　深□　浅□

呼吸困难：无□　轻度□　中度□　重度□

咳嗽：无□　偶尔□　经常□　痰：无□　容易咳出□　不易咳出□　吸痰□

痰（颜色_____量_____黏稠度：少□　中□　多□　）其他_____

吸氧：无□　鼻导管□　面罩□　氧流量_____L/分

呼吸音：清晰□　干啰音□　湿啰音□　呼吸音粗□　呼吸音低□　其他_____

4. 循环系统

心律：规则□　心律不齐□　心率_____次/分　脉短绌□

水肿：无□　有□（部位_____　其他_____）

5. 消化系统

胃肠道症状：恶心□　呕吐□（颜色_____性质_____次数_____总量_____）嗳气□　反酸□　烧灼感□

腹胀□　腹痛□（部位/性质_____）

腹部：软□　肌紧张□　压痛□　反跳痛□　可触及包块（部位____性质_____）　腹水□（腹围_____cm）

造瘘口：无□　胃造瘘□　空肠造瘘□　膀胱造瘘□　结肠造瘘□　其他_____

6. 生殖系统

月经：正常□　紊乱□　痛经□　绝经□　月经量：正常□　一般□　过多□　持续时间：_____　其他_____

外阴：正常□　红肿□　毛囊炎□　瘙痒□　其他_____

7. 认知/感受形态

疼痛：无□　有□（部位/性质_____）疼痛指数_____（1~10）

视力：正常□　近视□　弱视□　模糊□　白内障□　失明（左/右/双侧）

听力：正常□　耳鸣□　重听□　耳聋（左/右/双侧）辅助设备：助听器（左/右）

触觉：正常□ 障碍□(部位_____) 嗅觉：正常□ 减弱□ 缺失□

思维过程：正常□ 注意力分散□ 远/近期记忆力下降□ 思维混乱□ 其他_____

四、心理社会方面

1. 情绪状态：镇静□ 易激动□ 焦虑□ 悲哀□ 恐惧□ 孤独□ 无反应□ 其他_____
2. 心理感受：自我否定□ 无能为力□ 负罪感□ 孤独□ 无助感□ 其他_____
3. 就业状态：固定职业□ 丧失劳动力□ 失业□ 待业□
4. 与他人交往：正常□ 较少□ 回避□
5. 医疗费用来源：医疗保险□ 自费□(能支付□ 有困难□) 其他_____
6. 住院顾虑：无□ 有□(经济方面□ 照顾方面□ 家庭方面□ 其他_____)
7. 对疾病的认识：完全明白□ 一知半解□ 不知□

五、入院介绍

入院介绍：已介绍□(_____) 未介绍□

资料来源：患者□ 家属□ 其他_____

负责护士签名_____ 记录日期/时间_____

[2] **护理计划单**

科别：　　　　病室：　　　　床号：　　　　姓名：　　　　住院号：

开始时间	停止时间	护理诊断/问题	护理目标	护理措施	措施落实情况	效果评价		
						时间	结果	评价者

[3] **出院护理评估单**

科别：　　病室：　　床号：　　姓名：　　住院号：　　住院天数：　　出院日期：

(一) 出院小结（护理过程和效果评价）

(二) 出院指导
1. 休息和功能锻炼：
2. 营养：应遵循的膳食：
限制饮食：
3. 药物（药物名称、剂量、服用方法、注意事项）：
4. 自我监测和护理（药物治病、伤口处理、病情观察）：
5. 特殊指导：
如出现下述症状需及时就医：
仍存在的护理诊断/问题及应采取的措施：
6. 复查：
7. 其他：

(三) 护理评价（由护士长负责评价）
1. 入（住）院评估与患者状况符合率：＿＿％
2. 护理诊断符合率：＿＿％
3. 护理措施符合率：＿＿％
4. 护理宣教计划覆盖率：＿＿％
5. 护理文书记录与护理过程符合率：＿＿％
6. 患者评价：　　　　　优□　良□　中□　差□
7. 整体护理效果评价：　优□　良□　中□　差□

护士长签名：　　　　　　　责任护士签名：

[4]. **长期医嘱单**

姓名:　　性别:　　年龄:　　科别:　　病区:　　床号:　　住院号:

开始					停止			
日期	时间	医嘱	医师签名	护士签名	日期	时间	医师签名	护士签名

第　　页

[5] **临时医嘱单**

姓名： 性别： 年龄： 科别： 病区： 床号： 住院号：

日期	时间	临时医嘱	医师签名	执行时间	护士签名	备注

第　页

[6] 一般护理记录单

姓名：　　　科别：　　　病区：　　　床号：　　　住院号（或病案号）：

日期	时间	内容

第　　页

[7] **危重患者护理记录单**

姓名：　　科别：　　病区：　　床号：　　住院号(或病案号)：

日期	时间	体温 ℃	脉搏 次/分	呼吸 次/分	血压 mmHg	SpO₂ %	入量				出量		病情
							药物		食物				
							名称	量 mL	名称	量 mL	名称	量 mL	

第　页

项目二　死亡患者及家属的护理

[8] **手术护理记录单**

姓名： 性别： 年龄： 床号： 住院号： 日期： 手术开始时间：
手术结束时间： 手术名称： 记录者：
术中护理：
静脉通路位置：左上肢、左下肢、右上肢、右下肢、头皮、颈部、其他：
保暖方法：变温毯、棉被、毛巾被、毛毯、其他；
手术体位：仰卧、侧卧（左／右）、俯卧、截石位、坐位、颈过伸位、半侧卧位（头钉）
电极板粘贴部位：左大腿、左小腿、右大腿、右小腿、臀部、其他：

器械名称	术前清点	关腹前核对	关腹后核对	器械名称	术前清点	关腹前核对	关腹后核对
蚊式钳							
直血管钳							
小弯血管钳							
大弯血管钳							
固齿钳							
巾钳							
持针器							
镊子							
阑尾钳							
深部血管钳							
刀柄							
刀片							
剪刀							
缝针							
吸引器头							
拉钩螺丝							
小纱布							
纱布垫							
脑棉片							

术前皮肤情况：完好、破损
术毕皮肤情况：完好、破损：骶部、足跟、耳郭、颜面、电极板处、其他：
术毕带回病房全血： mL，成分血：
术后引流：头、面、颈、胸、腹、会阴、上肢、下肢、胃管、其他：
留置导尿：有／无 植入性产品：
备注：
器械护士： 巡回护士：

第　页

[9] **体温单（举例）**（见彩插）

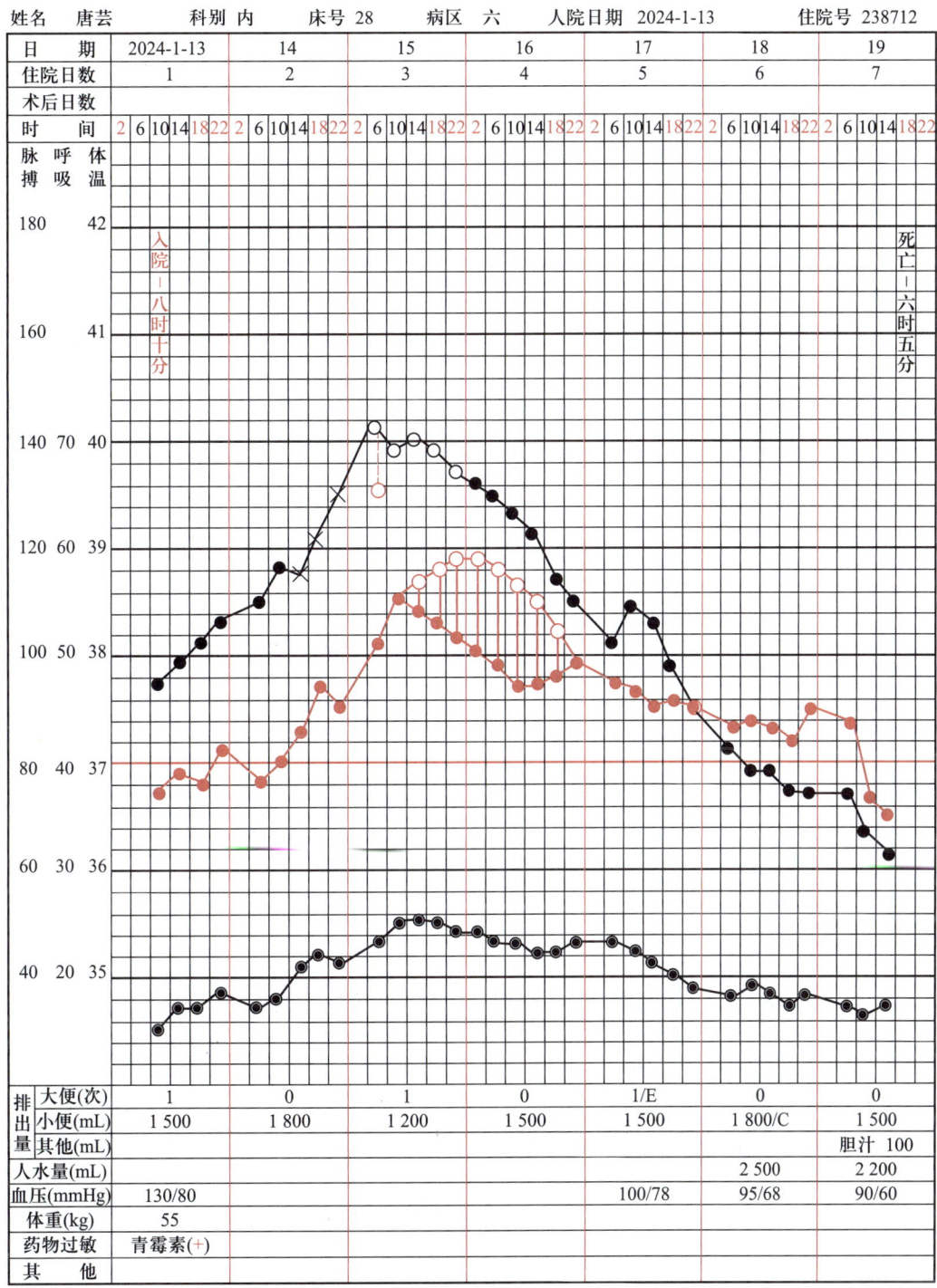

[10] 病区报告本(举例)(见彩插)

病区 9B

班别	原有	出院	转出	死亡	转入	入院	手术	分娩	病危	一级护理	特级护理	现有	备注
日班	50	2	0	1	1	1	1	0	1	9	0	49	
晚班	49	0	0	0	0	0	0	0	1	9	0	49	
夜班	49	0	0	0	0	0	0	0	1	9	0	49	

床号	姓名	诊断	日班	晚班	夜班
1	李某	急性胃穿孔	上午出院		
	出院				
3	王某	肝硬化	转消化内科		
	转科				
10	刘某	急性阑尾炎	T 38.2　P 96　于 16:00	T 38　P 90　于 19:00	T 37.5　P 84 于 6:00
	入院手术		患者转移性右下腹痛 4 h,伴恶心、呕吐;查体见右下腹有压痛、反跳痛及腹肌紧张。查血见白细胞计数 12.0×10⁶/L,中性粒细胞 0.88。由急诊收入院,拟行手术治疗。患者害怕手术、精神较紧张,向其解释并安慰,稳定其情绪。术前准备就绪,于 17:00 送患者进入手术室	患者在硬膜外麻醉下行阑尾切除术,手术顺利,术中输液 1 000 mL,19:00 返回病房。BP 105/67.5 mmHg,P 90 次/分,测 BP 1/4 h,继续输液 1 500 mL。23:45 患者诉伤口疼痛,给予哌替啶 50 mg im,后入睡。现血压平稳,伤口无渗血、渗液,术后小便已解,液体仍在输入。请继续观察	患者夜间血压平稳,为 112.5/67.5 mmHg,液体已输完,伤口无渗血渗液,晨间患者仍诉伤口疼痛,给予安慰和解释,患者表示理解,情绪稳定,晨间护理已做。请继续观察
7	郑某	急性坏死性胰腺炎	T 36.9　P 116　于 14:00	T 不升　P 140　于 18:00	
	病危死亡		患者于 16:30 突然感到胸闷,呼吸急促,面色发绀,手足冰冷,测 BP 86/52.5 mmHg,即给予吸氧 3 L/min,输液,内加多巴胺 60 mg,缓慢滴入。17:00 呼吸急促仍未改善,测 BP 10/6 kPa,P 128 次/分,继续给予高流量吸氧 5 L/min,患者神志清楚,病情危重。已派特别护理,请严密观察病情变化。	患者呼吸极度困难,严重发绀,测 BP 60/38 mmHg,神志恍惚,给予升压、纠正酸中毒、给氧等处理。19:00 患者呈点头样呼吸,血压脉搏均测不出。19:10 心跳呼吸停止,行胸外心脏按压。19:20 心电图示直线,抢救无效死亡	
41	周某某	胃溃疡	明日做胃镜检查,今晚 22:00 后禁食、禁水。已通知患者。	22:00 后禁食、禁水已执行。请明晨督促患者前往检查	患者夜间睡眠好,禁食、禁水已执行,已送患者前去检查
	预检查				

2022 年 12 月 30 日　　　报告者张某某　　　报告者朱某某　　　报告者王某某

参考文献

[1] 李小寒,尚少梅.基础护理学[M].7版.北京:人民卫生出版社,2022.
[2] 姜安丽,钱晓陆.新编护理学基础[M].3版.北京:人民卫生出版社,2018.
[3] 吴丽荣,张春梅.护理学基础[M].3版.北京:人民卫生出版社,2022.
[4] 张连辉,邓翠珍.基础护理技术[M].4版.北京:人民卫生出版社,2021.
[5] 季诚,罗仕蓉.基础护理技术[M].4版.北京:科学出版社,2018.
[6] 周春美,陈焕芬.基础护理技术[M].4版.北京:人民卫生出版社,2016.
[7] 李小妹,冯先琼.护理学导论[M].5版.北京:人民卫生出版社,2021.
[8] 张琳琳,王慧玲.护理学导论[M].2版.北京:人民卫生出版社,2020.
[9] 全国护士执业资格考试用书编写专家委员会.2023全国护士执业资格考试指导[M].北京:人民卫生出版社,2022.
[10] 宋莉娟,杜苗.护士安全与职业防护[M].武汉:华中科技大学出版社,2019.
[11] 霍孝蓉.实用临床护理"三基"应知应会[M].南京:东南大学出版社,2012.

郑重声明

高等教育出版社依法对本书享有专有出版权。任何未经许可的复制、销售行为均违反《中华人民共和国著作权法》，其行为人将承担相应的民事责任和行政责任；构成犯罪的，将被依法追究刑事责任。为了维护市场秩序，保护读者的合法权益，避免读者误用盗版书造成不良后果，我社将配合行政执法部门和司法机关对违法犯罪的单位和个人进行严厉打击。社会各界人士如发现上述侵权行为，希望及时举报，我社将奖励举报有功人员。

反盗版举报电话　　(010)58581999　58582371

反盗版举报邮箱　　dd@hep.com.cn

通信地址　　北京市西城区德外大街4号　高等教育出版社知识产权与法律事务部

邮政编码　　100120

读者意见反馈

为收集对教材的意见建议，进一步完善教材编写并做好服务工作，读者可将对本教材的意见建议通过如下渠道反馈至我社。

咨询电话　　400-810-0598

反馈邮箱　　zz_dzyj@pub.hep.cn

通信地址　　北京市朝阳区惠新东街4号富盛大厦1座
　　　　　　高等教育出版社总编辑办公室

邮政编码　　100029

防伪查询说明

用户购书后刮开封底防伪涂层，使用手机微信等软件扫描二维码，会跳转至防伪查询网页，获得所购图书详细信息。

防伪客服电话　　(010)58582300

学习卡账号使用说明

一、注册/登录

访问https://abooks.hep.com.cn，点击"注册/登录"，在注册页面可以通过邮箱注册或者短信验证码两种方式进行注册。已注册的用户直接输入用户名加密码或者手机号加验证码的方式登录。

二、课程绑定

登录之后，点击页面右上角的个人头像展开子菜单，进入"个人中心"，点击"绑定防伪码"按钮，输入图书封底防伪码(20位密码，刮开涂层可见)，完成课程绑定。

三、访问课程

在"个人中心"→"我的图书"中选择本书，开始学习。

如有账号问题，请发邮件至：4a_admin_zz@pub.hep.cn。

体温单（举例）

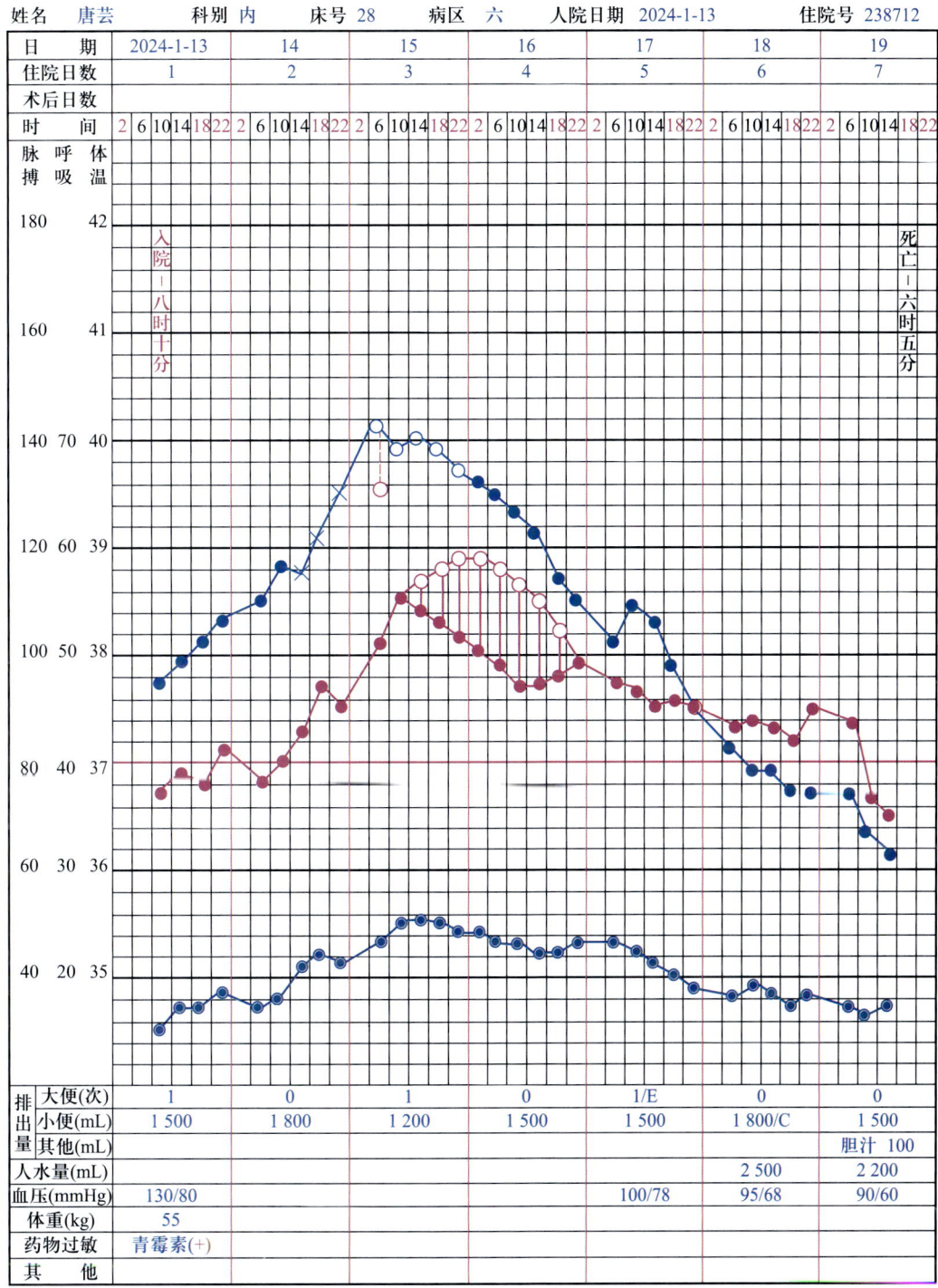

病区报告本（举例）

病区 9B

班别	原有	出院	转出	死亡	转入	入院	手术	分娩	病危	一级护理	特级护理	现有	备注
日班	50	2	0	1	1	1	1	0	1	9	0	49	
晚班	49	0	0	0	0	0	0	0	1	9	0	49	
夜班	49	0	0	0	0	0	0	0	1	9	0	49	

床号	姓名	诊断	日班	晚班	夜班
1	李某	急性胃穿孔 出院	上午出院		
3	王某	肝硬化 转科	转消化内科		
10	刘某	急性阑尾炎 入院 手术	T 38.2　P 96　于 16：00 患者转移性右下腹痛 4 h，伴恶心、呕吐；查体见右下腹有压痛、反跳痛及腹肌紧张。查血见白细胞计数 12.0×10^6/L，中性粒细胞 0.88。由急诊收入院，拟行手术治疗。患者害怕手术、精神较紧张，向其解释并安慰，稳定其情绪。术前准备就绪，于 17：00 送患者进入手术室	T 38　P 90　于 19：00 患者在硬膜外麻醉下行阑尾切除术，手术顺利，术中输液 1 000 mL，19：00 返回病房。BP 105/67.5 mmHg，P 90 次/分，测 BP 1/4 h，继续输液 1 500 mL。23：45 患者诉伤口疼痛，给予哌替啶 50 mg im，后入睡。现血压平稳，伤口无渗血、渗液，术后小便已解，液体仍在输入。请继续观察	T 37.5　P 84 于 6：00 患者夜间血压平稳，为 112.5/67.5 mmHg，液体已输完，伤口无渗血渗液，晨间患者仍诉伤口疼痛，给予安慰和解释，患者表示理解，情绪稳定，晨间护理已做。请继续观察
7	郑某	急性坏死性胰腺炎 病危 死亡	T 36.9　P 116　于 14：00 患者于 16：30 突然感到胸闷，呼吸急促，面色发绀，手足冰冷，测 BP 86/52.5 mmHg，即给予吸氧 3 L/min，输液，内加多巴胺 60 mg，缓慢滴入。17：00 呼吸急促仍未改善，测 BP 10/6 kPa，P 128 次/分，继续给予高流量吸氧 5 L/min，患者神志清楚，病情危重。已派特别护理，请严密观察病情变化。	T 不升　P 140　于 18：00 患者呼吸极度困难，严重发绀，测 BP 60/38 mmHg，神志恍惚，给予升压、纠正酸中毒、给氧等处理。19：00 患者呈点头样呼吸，血压脉搏均测不出。19：10 心跳呼吸停止，行胸外心脏按压。19：20 心电图示直线，抢救无效死亡	
41	周某某	胃溃疡 预检查	明日做胃镜检查，今晚 22：00 后禁食、禁水。已通知患者。	22：00 后禁食、禁水已执行。请明晨督促患者前往检查	患者夜间睡眠好，禁食、禁水已执行，已送患者前去检查

2022 年 12 月 30 日　　　报告者 张某某　　　报告者 朱某某　　　报告者 王某某